U0211200

盆底功能障碍性疾病诊治与康复系列

丛书主编　李建华

盆底功能障碍性疾病诊治与康复：

妇产分册

主　编　张广美　谢臻蔚　孙秀丽　李香娟

副主编　高建华　张　珂　王玉娟　柳英兰　李　环

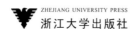
浙江大学出版社

《盆底功能障碍性疾病诊治与康复系列》
丛书编委会

主　　编：李建华

副 主 编（按姓氏拼音字母顺序排序）：

李香娟　　吕坚伟　　孙秀丽　　王　达

王于领　　文　伟　　谢臻蔚　　徐　栋

张朝军　　张广美　　张正望　　庄　競

编　　委（按姓氏拼音字母顺序排序）：

杜金林　浙江省金华市中心医院

高建华　哈尔滨医科大学附属第一医院

胡　青　浙江中医药大学附属第二医院

李　环　北京大学深圳医院

李建华　浙江大学医学院附属邵逸夫医院

李香娟　杭州市妇产科医院

李旭红　中南大学湘雅三医院康复医学科

刘宏亮　陆军军医大学第一附属医院

刘智勇　杭州市第三人民医院

柳英兰　哈尔滨医科大学附属第一医院

吕坚伟　上海交通大学医学院附属仁济医院

沈建法　浙江省荣军医院

施国伟　复旦大学附属上海市第五人民医院

孙秀丽　北京大学人民医院

王楚怀　中山大学附属第一医院

王　达　浙江大学医学院附属邵逸夫医院

王于领　中山大学附属第六医院

王玉娟　贵州省人民医院

文　伟　上海交通大学医学院附属第一人民医院

谢臻蔚　浙江大学医学院附属妇产科医院

徐　栋　浙江大学医学院附属第二医院

杨剑辉　宁波市鄞州区第二医院

张朝军　解放军总医院第六医学中心

张广美　哈尔滨医科大学附属第一医院

张　珂　浙江大学医学院附属妇产科医院

张锡朋　天津市人民医院

张正望　复旦大学附属华东医院

庄　竞　河南省肿瘤医院

《盆底功能障碍性疾病诊治与康复——妇产分册》
编委会名单

主　　编　张广美　谢臻蔚　孙秀丽　李香娟
副 主 编　高建华　张　珂　王玉娟　柳英兰　李　环
学术秘书　张　珂　程　岩　王　青
编 委 会　（按姓氏笔画排序）

王　妍　哈尔滨医科大学附属第一医院

王　青　北京大学人民医院

王玉娟　贵州省人民医院

王世言　北京大学人民医院

牛　荔　哈尔滨医科大学附属第一医院

刘　娟　广州医科大学附属第三医院

曲延峻　哈尔滨医科大学附属第一医院

安　方　北京大学人民医院

孙秀丽　北京大学人民医院

严　婷　贵州省人民医院

李　环　北京大学深圳医院

李香娟　杭州市妇产科医院

杨　欣　北京大学人民医院

杨春波　浙江大学医学院附属妇产科医院

吴　迪　杭州市妇产科医院

吴氢凯　上海交通大学附属第六人民医院

吴桂珠　同济大学附属第一妇婴保健院

邹春芳　北京市房山区妇幼保健院

应佳薇　浙江中医药大学附属第二医院

张　珂　浙江大学医学院附属妇产科医院

张广美　哈尔滨医科大学附属第一医院

张红萍　温州市人民医院

张惠民　贵州省人民医院

陈涓涓　杭州市妇产科医院

金丽华　浙江中医药大学附属第二医院

金杭美　浙江大学医学院附属妇产科医院

周　勇　浙江大学医学院附属妇产科医院

周静怡　北京大学人民医院

郑丹丹　浙江中医药大学附属第二医院

郑利弟　杭州市妇产科医院

赵淑萍　青岛大学附属青岛市妇女儿童医院

柳英兰　哈尔滨医科大学附属第一医院

耿　京　北京大学人民医院

夏志军　中国医科大学附属盛京医院

顾一鸣　浙江中医药大学附属第二医院

倪笑玲　杭州市妇产科医院

徐峻苗　杭州市妇产科医院

高建华　哈尔滨医科大学附属第一医院

谈　诚　北京大学人民医院

黄　琼　浙江大学医学院附属妇产科医院

黄飞翔　杭州市妇产科医院

黄程胜　上海交通大学附属第六人民医院

黄燕明　湖北省妇幼保健院

盛少琴　浙江中医药大学附属第二医院

梁开如　四川省妇幼保健院

梁峰冰　浙江大学医学院附属邵逸夫医院

蒋秀婵　杭州市妇产科医院

韩　晗　哈尔滨医科大学附属第一医院

程　岩　哈尔滨医科大学附属第一医院

谢　冰　北京大学人民医院

谢臻蔚　浙江大学医学院附属妇产科医院

裘轶超　绍兴市妇幼保健院

戴莺莺　杭州市妇产科医院

随着我国社会经济发展水平的不断提高，人们对健康的需求也逐渐增加，从以往关注疾病本身以及疾病所导致的功能障碍层面，逐渐提高到关注功能障碍所导致的日常生活水平受限和生活质量下降层面。人们对提高社会参与程度和生活质量的需求进一步增加。2017年，党的十九大报告明确提出"实施健康中国战略"，将维护人民健康提升到国家战略的高度，以人民为中心，全面实施健康中国战略。

盆底功能障碍性疾病是由盆底支持结构缺陷、损伤及功能障碍而引起的盆腔器官位置或功能异常，其主要包括盆腔器官脱垂、大小便控制障碍、性生活障碍及慢性盆腔疼痛等。盆底功能障碍性疾病是影响人类生活质量的五大疾病之一。在社会交往中，患者常因大小便障碍所导致的身体异味而产生恐惧和抑郁心理，故盆底功能障碍性疾病也常被称为"社交癌"。然而，受传统观念和人们对疾病认识程度不足等因素的影响，许多患者存在"诊治延迟"和"讳疾忌医"的情况。

就尿失禁而言，50%以上的经产妇存在不同程度的盆底功能障碍性疾病，50%以上的老年妇女会有不同程度的尿失禁症状。由此可见，盆底功能障碍性疾病患者是一个不可忽视的群体。因此，适时地对盆底功能进行评估，及早发现异常，及时进行康复治疗，是预防和治疗盆底功能障碍性疾病，提高患者生活质量的关键。

当患者存在盆底功能障碍性疾病时，不仅要忍受疾病本身所带来的痛苦，而且要经历后续坎坷的就诊过程。盆底功能障碍性疾病所涉及的疾病种类较多，诊治过程复杂，常常需要多学科协作诊治。因此，患者常常在泌尿科、肛肠科、妇产科等科室反复就诊，却得不到有针对性的诊断和治疗。

为此，丛书主编召集国内从事盆底功能障碍性疾病诊断、治疗和康复工作的专家们编写了该丛书，针对性地解决目前盆底功能障碍性疾病诊治过程中的难点和重点问题，完善盆底功能障碍性疾病的诊治体系，为践行健康中国战略助力。

众所周知，盆底肌评估不仅包括常规的症状问卷、生活质量问卷，以及体格检查、盆底肌肌力徒手测量等常规检查，而且包括较为专业化的尿动力学检查、阴道测压、肛管直肠测压、盆底超声检查、盆底动态磁共振检查、盆底肌表面肌电图检查、盆底诱发电位、排粪造影、尿路造影检查、尿垫试验、结肠传输试验等。不同的检查归属于不同的科室，而各个科室对相同检查结果的解读和看法也存在专业倾向。故本丛书试着将各个评估手段综合于一体，简洁、易懂又专业。

目前，虽然大多数盆底功能障碍性疾病的指南推荐将保守治疗作为首要的治疗手段，但仍有较多的专科医师并不了解保守治疗的手段和方法。单纯的电刺激或生物反馈治疗已经无法满足盆底功能障碍性疾病患者日益提高的康复需求。因此，本丛书专门设置了盆底功能障碍性疾病的泌尿分册、肛肠分册、妇产分册和康复分册。各个分册分别重点阐述，各有侧重。并且，本丛书罗列分析了康复医学专业的声、光电、热、磁等理疗手段，加入了盆底肌康复训练手段（如Kegel训练、家庭功能康复器、腹部核心肌群训练、人工手法按摩、关节紊乱复位、姿势矫正训练、牵伸训练、控制训练、局部问题处理、呼吸训练、有氧训练、肌内效贴等），同时结合中医针灸、中药熏蒸等手段，系统又完整地介绍了盆底功能障碍性疾病康复治疗的范围，充分拓展了除手术治疗、骶神经调控、电刺激治疗以外的盆底功能障碍性疾病治疗范围。

随着时代的发展，以生存为核心的医学模式已经转变为以生活质量为核心的医学模式。人们的思想正在逐步开放，盆底功能障碍性疾病的诊断率大大上升。本丛书可以为盆底功能障碍性疾病的早发现、早诊断、早治疗和早康复提供坚实的基础，值得从事盆底功能障碍性疾病诊治与康复的相关专业人员阅读和参考。

江苏省人民医院康复医学科主任

美国国家医学科学院外籍院士

序

随着中国人口的老龄化、二孩政策的全面放开和对生活质量要求的提高，女性盆底功能障碍性疾病的发病率逐年增加。女性盆底功能障碍性疾病是20世纪90年代以来影响人类健康的五大疾病之一，包括女性压力性尿失禁、粪失禁、盆腔脏器脱垂、慢性盆腔疼痛、女性性功能障碍、围产期盆底功能障碍等在内的问题已成为危害妇女身心健康及生活质量的严重的公共卫生问题和社会问题。女性盆底功能障碍性疾病容易使患者自卑，食欲、性欲低下，长此以往，使患者产生社交障碍，被称为"社交癌"。然而，目前广大的患者及部分医护人员对女性盆底功能障碍性疾病的了解和重视不够，患者由于涉及隐私与缺乏此方面的相关知识而延误病情，仅有1/3的发病患者认为这是一种需要诊治的疾病。同时缺乏专业的盆底医生，使得盆底知识宣教指导工作任重而道远，提高盆底专业医护人员的业务能力迫在眉睫。

自2004年12月在广州成立了中华医学会妇产科分会女性盆底学组至今，盆底功能障碍性疾病诊治在全国范围内的情势已一片大好，各地纷纷涌现出一批具备丰富的基础理论知识与临床实践经验的专家，甚至可以与国际接轨。本书从妇产科角度出发，围绕盆底的解剖结构及生理，盆底功能评估及检测，围产期盆底功能障碍的相关问题，盆腔脏器脱垂，下尿路功能障碍，性功能障碍，生殖道损伤性疾病，慢性盆腔疼痛及排便功能障碍等方面展开，包含了对这些盆底疾病的定义、流行病学、发病机制、诊断与评估、治疗、病例分享的最新介绍以及对国内外最新研究进展与展望的阐述。同时，女性盆底功能障碍性疾病的防治工作目标与2016年中国颁布的《"健康中国2030"规划纲要》的主题相吻合，预防为主，推行健康的生活方式，争取实现全民健康。

女性盆底学毕竟是一个新的亚学科，从事者要求具备多学科的知识和技能，培养和成长周期较长。此外，有关理论尚待深入研究，临床技术的实施和效果也需循证和改进。鉴于此，本书的不足或可难免，欢迎妇科同道们批评指正，我们将在今后不断完善。

王建六

北京大学人民医院

女性盆底功能障碍性疾病是女性的常见病，包括一组盆腔支持结构缺陷或退化、损伤及功能障碍造成的疾病，其中以盆腔脏器脱垂、女性压力性尿失禁和生殖道损伤最为常见。该疾病虽不致命，但却能够严重影响患者的身心健康和生活质量。伴随着医学技术的发展、人口平均寿命的延长、人口老龄化，人们对生活质量的要求越来越高。近年来，盆底功能障碍性疾病逐渐成为国内外妇产科领域的研究热点之一。随着研究的深入，越来越多的新理论、新技术、新材料逐渐被广大妇产科同仁所接受和应用，盆底功能障碍性疾病的预防及诊疗技术趋向完善。然而，在临床工作中仍然存在着一些困扰一线医生的问题，如：如何更规范和全面地评估盆底功能障碍性疾病的病情，如何更科学地选择手术方式及植入材料，如何开展盆底功能障碍性疾病术后康复治疗等。

《盆底功能障碍性疾病诊治与康复——妇产分册》是一本面向临床、实用性强的女性盆底功能障碍性疾病诊治与康复的综合性参考书。本书全面叙述了盆底功能障碍性疾病的常用临床诊疗方法，而且还阐述了近年开展的新技术和新方法。本书的50多位编者来自全国多家知名医院，均为临床一线医生。作为本领域的权威专家，编者们将自己丰富的临床经验和研究成果融入其中，图文并茂，语言精练，方便读者理解与参阅。

全书共分为十一章，条目清晰，插图丰富，并配有视频二维码，图文并茂。全书内容包括概论、女性盆底解剖及生理、盆底功能评估及检测、围产期盆底功能障碍的相关问题、盆腔脏器脱垂、下尿路功能障碍、性功能障碍、生殖道损伤性疾病、慢性盆腔疼痛、排便异常、治疗进展及展望。本书的最后一部分集中列举了大量盆底功能障碍评估的问卷或量表。本书可以作为工具书供临床医生参考，希望能为读者的临床工作提供便利。

该书能够帮助广大妇产科同仁更好地理解和掌握女性盆底功能障碍性疾病的诊治及康复，是该领域中非常难能可贵的学术著作。盆底功能障碍性疾病基础医学的研究仍处于初级阶段，通过收集国人的数据进行总结，使治疗规范化、科学化、有效化，并将治疗的副反应及费用降至最低。本书可能会存在一些不足之处，敬请广大妇产科同仁批评指正。

张广美

哈尔滨医科大学附属第一医院

目 录

第一章 概 论

第一节 概 述

盆底功能障碍（pelvic floor dysfunction，PFD），主要是指盆底相关肌肉的松弛或紧张，或腰部、骶尾部或髋关节病变导致盆底肌肉损伤从而导致肌肉功能下降，即构成盆底的肌肉功能障碍和盆底支持结构改变、损伤所引起的一系列症状，并非盆腔脏器损伤所致的功能障碍。女性盆底功能障碍（female pelvic floor dysfunction，FPFD）旨在研究对由盆底支持结构的缺陷、损伤及功能障碍造成的疾患的诊断和处理，其主要问题是女性压力性尿失禁（stress urinary incontinence，SUI）、盆腔脏器脱垂（pelvic organ prolapse，POP）、粪失禁（fecal incontinence，FI）、女性性功能障碍（female sexual dysfunction，FSD）、慢性盆腔疼痛（chronic pelvic pain，CPP）等疾病。这些问题已成为危害妇女身心健康及生活质量的一个重要公共卫生问题，它是 20 世纪 90 年代以来影响人类健康的五大疾病之一。随着我国人口的老龄化、二胎政策的全面放开和对生活质量要求的提高，FPFD 的发病率逐年增加。

对世界范围内临床流行病学资料进行分析得出，在全球范围内约有2800 万女性患有盆底疾病，并且这一数字将于未来的 40 年中升至 4400万。大部分盆底功能障碍性疾病都集中在中老年妇女，患病率高达 40%。我国人口基数大，则患者数目十分大。在美国，POP 的患病率为 13%，随着老龄化社会的到来，预计到 2050 年，患 POP 的妇女将会达到 50%。25%～45% 老年女性经历尿失禁，尿失禁的发病率并不一定随年龄增加而增加，但病情的严重程度会随年龄增加而加重。国内流行病学调查女性性功能障碍的总发病率高达 53.3%。英国一项大样本研究发现，15～64 岁年龄段的女性的大便失控率为 0.17%。在美国，盆底疼痛患病率为 4%～16%，约占所有转诊至妇科门诊患者的 10%。各年龄段盆底功能障碍性疾病的发病率随着妇女年龄的增加而增加，随着我国进入人口老龄化社会，中老年女性的盆底功能障碍性疾病已成为严重影响中老年妇女健康及生活质量的医疗问题及社会问题，是困扰中老年女性的常见病和多发病。

女性盆底功能障碍对妇女的健康危害很大，虽然它不像心血管疾病、癌症等严重威胁人们的健康和生命，但却影响着生活和人际交往，容易使患者自卑与沮丧，食欲、性欲低下，生活质量严重下降。长此以往，会造成社交障碍，严重影响生活和工作，甚至丧失劳动力，从心理影响角度称之为"社交癌"，这类人更容易患抑郁症。随着年龄的增长，身体生理功能下降，相应的并发症会越来越严重，而最后只能通过外科手术进行治疗，不但医疗费用增加，而且治疗效果也不理想。即便如此，现状是盆底疾病作为一类常见但又未被充分认识的疾病，仅有 1/3 的发病患者认为这是一种需要诊治的疾病，对该类疾病的认识相对缺乏。尤其是轻度盆底功能障碍性疾病患者，由于症状轻，对生活和心理影响不大，社会关注度不够，缺乏知识普及，或者由于羞怯等原因，患者的就诊率很低；甚至一部分医疗人员缺乏对此类疾病的认识，对其重要性的重视程度不够，很多患者错过了最佳的康复治疗时机，导致病情进一步加重。而中重度患者，由于文化程度、社会因素及医疗条件等相关因素的存在，或者不愿暴露自己的隐私，导致病情延误。因此，盆底康复的宣教指导工作任重而道远。

第二节　盆底功能障碍诊断与康复的发展史

人类对女性盆底功能障碍性疾病的认识经历了漫长的历史发展过程。公元前 200 年，古埃及就已经有了关于女性尿瘘的记载。在有记载的医学史上，最早期的医生就已经开始致力于盆腔脏器脱垂、尿失禁及泌尿生殖道瘘的研究。历经多年，进入 20 世纪，盆底相关的妇科手术和妇科泌尿学才有了飞速的发展，特别是近一二十年，推出了新观念、新理论及新术式。在盆底功能障碍的治疗研究中，最重要的里程碑式理论是进入 20 世纪90 年代后，Delancey 提出的吊床假说、阴道支持结构的三水平理论，以及Petros 的整体理论（Integral Theory）。这些理论成为盆底功能障碍性疾病诊治的基础，即通过解剖的恢复达到功能的恢复。"整体理论"认为，盆底是一个相互关联的有机整体而并非各部分的简单叠加，是一个平衡的、相互关联的、由肌肉、结缔组织及神经组成的有机整体。用整体理论修复盆底功能障碍，主要强调加固盆底的重要受力结构，即重要的肌肉、神经及结缔组织。

我国妇产科医生和泌尿科医生在妇科泌尿学、盆底器官脱垂的诊断治疗方面也做出了巨大的贡献，专家队伍日渐形成，并进行了大量的流行病学、基础与临床研究和实践，积累了较为丰富的经验：20世纪中叶开展"两病"（生殖道瘘和子宫脱垂）的防治；1978年进行普查和普治；1979年末，柯应夔医生的《子宫脱垂》一书出版，继而针对脱垂的手术治疗——阴式全子宫切除及阴道前后壁修补手术，我国内地普及到了基层二级医院和县级医院，阴道封闭和半封闭手术也较早地被写入了妇科手术学中，并被妇产科医生所掌握，使我国盆底脏器脱垂手术有了非常大的进步。近十年来，盆底重建外科学和妇科泌尿学作为新兴的亚学科在我国尚属年轻，但发展迅速。2004年4月在福州召开了第一次全国女性盆底学术会议，2005年12月24日在广州成立了中华医学会妇产科分会女性盆底专业学组，2007年4月召开了第二次会议，展示了我国对女性盆底功能障碍性疾病从基础到临床的深入研究和快速发展。2009年中华预防医学会开展了中国妇女盆底功能障碍防治项目，并在全国进行推广，对广大妇女开展生殖健康知识普及，旨在提高广大妇女的保健意识和健康水平。2015年由《中国实用妇科与产科杂志》牵头，妇科盆底学组组长朱兰教授等制定产后盆底康复流程。该流程创造性地做了一个特别合理的顶层设计，建立起康复医学、预防医学、临床医学有机结合的模式；用康复医学的方法，在理想的干预时机落实开展群体性的盆底功能障碍性疾病的防治措施，解决临床医学面临的常见问题。

第三节 盆底功能障碍诊断与康复的意义

一、盆底康复治疗的概述

目前，女性盆底功能障碍性疾病的诊断及治疗还缺乏统一的规范及循证医学的支持，个体化、针对性强、规范化的手术方案的选择有难度、有分歧，但多学科的发展为盆底疾病的诊治开拓了广阔的应用前景。分子生物学、基因学、心理学、药理学、功能性影像学的发展，阐明了肠道、盆底、肠神经系统的互动及与中枢神经系统的关系。目前，盆底疾病学科的发展已经进入到多模式、多层次、多学科和中西医结合的阶段，已从分析性研究向整体性研究发展。整体医学模式下盆底疾病诊治更重要的目的是提高生活质量。现今是妇科泌尿学和盆底重建外科学发展的新时期，多学科认为盆底任何一组器官的功能障碍均不是孤立的，而是相互关联的。盆底康复需要妇科、产科、泌尿科、肛肠科、物理医学康复科等诸多学科专家的共同协作。世界各国盆底中心、失禁中心及盆底康复中心等的建立，充分说明了盆底疾病不再是单一学科所能解决的问题，而需要不同领域医生的共同协作。

女性盆底康复治疗（pelvic floor rehabilitation，PFR）是指在整体理论的指导下，利用物理康复治疗手段实施盆底支持结构的训练、加强及功能恢复，并针对性地治疗女性常见的盆底功能障碍性疾病。盆底康复治疗是目前业内公认有效并且作为一线推荐的盆底功能障碍性疾病防治措施。PFR的意义有三个方面：①预防盆底支持结构的缺陷与损伤；②改善与治疗压力性尿失禁，亦可治疗膀胱过度活动症及盆腔疼痛等；③有巩固手术治疗或其他治疗的疗效。盆底整体防治康复治疗的措施有些是传统的，有些是现代的，主要有宣教、手法辅助、盆底肌锻炼、盆底肌肉康复器辅助训练、生物反馈、电刺激、综合盆底电生理治疗技术、骶神经调节、人工括约肌及盆底重建术、盆底补片手术、中医药、针灸、心理治疗等用于盆底功能障碍性疾病的治疗。中医对盆底功能障碍性疾病的病因、病机有较深入的认识，现代中医学者将历代医家关于盆底功能障碍性疾病的病因、病机的阐述主要分为气虚下陷、肾虚不固和湿热下注。根据盆底功能障碍性疾病的病因、病机，中医多采用内治与外治结合的方法。盆底康复治疗有助于改善盆底肌肉的损伤程度，可增强盆底肌张力和耐力，使衰弱、松弛的盆底肌恢复肌力，达到随意控制盆底肌肉收缩、延长盆底肌收缩持续时间的目的。

不同的治疗方法有不同的适应证和适用人群。根据评估结果，制定个性化的治疗方案，才能达到最好的治疗效果。

二、女性盆底康复治疗的意义

女性盆底功能障碍防治是一项利国利民的项目。2016年我国颁布了《"健康中国2030"规划纲要》，核心是以人民健康为中心，预防为主，中西医并重，将生活行为方式与个人的积极性相结合，推动人人参与、人人尽力、人人享有，推行健康的生活方式，减少疾病发生，强化早诊断、早治疗、早康复的概念，实现全民健康。对于此，女性盆底功能障碍性疾病的防治工作目标与该主题相吻合。对于女性盆底功能障碍性疾病的防治，我们不能仅仅限于几种新的手术方法，而应对病情进行全面分析和评估，采用规范化、个体化及人性化的诊治原则并且坚持预防为主的方针，鼓励养成维护盆底功能健康的良好生活习惯，并持续终生。

我们将继续推行公众教育与康复基本方法的普及，对更多盆底疾病高危患者人群进行切实有效的管理，逐步落实女性的盆底知识普及和盆底功能筛查，将建设健康中国的工作落到实处，降低盆底疾病整体的发生率及严重盆底疾病的发生率，降低手术干预率，提高女性的生活质量。

（王玉娟　严　婷）

参考文献

Wu JM, Matthews CA, Conover MM, et al. Lifetime risk of stress urinary incontinence or pelvic organ prolapse surgery. Obstet Gynecol, 2014, 123 (6): 1201-1206.

Wu JM, Vaughan CP, Goode PS, et al. Prevalence and trends of symptomatic pelvic floor disorders in U.S. women. Obstet Gynecol, 2014, 123 (1): 141-148.

夏志军. 女性泌尿盆底疾病临床诊治. 北京: 人民卫生出版社, 2016: 392.

朱兰, 郎景和. 女性盆底学. 2版. 北京: 人民卫生出版社, 2014: 242.

马乐, 刘娟, 李环, 等. 产后盆底康复流程第一部分——产后盆底康复意义及基本原则. 中国实用妇科与产科杂志, 2015, 31 (4): 314-321.

张珂, 胡青, 谢臻蔚. 女性盆底康复的方法及技术. 实用妇产科杂志, 2017, 33 (7): 482-485.

Abrams P, Cardozo L, Wein A. Fourth international consultation on incontinence-research society 2013. Neurourol Urodyn, 2014, 33 (5): 571-572.

Lippman SA, Warner M, Samuels S, et al. Uterine fibroids and gynecologic pain symptoms in a population-based study. Fertility & Sterility, 2003, 80 (6): 1488-1494.

朱兰, 孙之星, 娄文佳. 女性性功能障碍诊治中的注意事项. 中国实用妇科与产科杂志, 2012 (10): 790-792.

Lopes MH, Costa JN, Lima JL, et al. Pelvic floor rehabilitation program: report of 10 years of experience. Rev Bras Enferm, 2017, 70 (1): 231-235.

第二章　女性盆底解剖及生理

第一节　女性盆底解剖

一、盆底的骨性解剖

（一）骨盆的整体观

骨盆位于躯干的下部，是由后方的骶骨和尾骨，两侧的髋骨（包括髂骨、耻骨和坐骨）和前方的耻骨联合共同围绕的环状骨性结构。封闭骨盆下方开口的多层肌肉、筋膜及韧带等组成的盆膈，即为盆底组织。

站立时髂前上棘和耻骨联合处于同一垂直平面（图 2-1），意味着腹盆腔脏器的压力是朝向骨盆而非盆底肌肉和韧带，耻骨联合后下约 2 ~ 3 cm 水平位置即为坐骨棘，两点之间的连线几乎保持水平，这对盆腔脏器的支持具有重大意义。

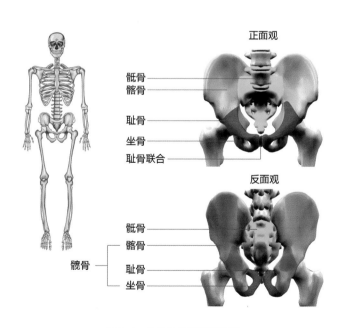

正面观

骶骨
髂骨

耻骨

坐骨

耻骨联合

反面观

骶骨

髂骨

耻骨

坐骨

髋骨

图 2-1　骨盆骨性解剖整体观

（二）骨盆的重要指示点

以下指示点对女性骨盆的解剖辨析和手术操作有重要的指导意义。

1. 坐骨棘

妇科检查时容易经阴道、直肠触及坐骨棘（图 2-2），可将其作为指示点描述其他解剖结构的相对位置，指导治疗盆腔脏器脱垂的盆底修复手术。

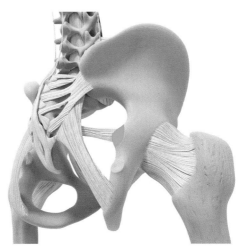

图 2-2　坐骨棘

2. 骶棘韧带

骶棘韧带（图 2-3）起自骶骨、尾骨侧缘，呈扇形止于坐骨棘，与坐骨大切迹围成坐骨大孔，其内有梨状肌和支配臀大肌与大腿后侧的所有血管神经穿过；骶棘韧带与骶结节韧带和坐骨小切迹围成坐骨小孔，其内有闭孔神经、阴部神经血管、肌腱通过。

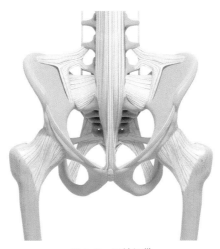

图 2-3　骶棘韧带

3. 髂前上棘

髂前上棘（图 2-4）位于髂骨前方，其上段位于回肠前外侧，可作为腹腔镜切口选择的等位点。

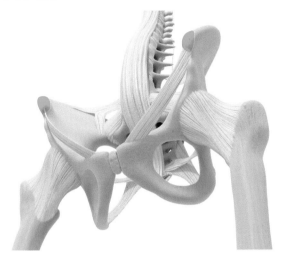

图 2-4　髂前上棘

二、盆底的肌性弹力系统

骨盆出口为由多层肌肉及筋膜构成的盆底肌性弹力系统所封闭，并支撑及保证盆腔脏器处于正常位置。骨盆的肌性弹力系统由外向内可分为三层。

（一）外层（图 2-5 和图 2-6）

骨盆出口大致呈菱形，前为耻骨联合，后为尾骨尖，两侧为坐骨结节，前外侧以股沟和股部分界，后外侧以臀大肌下缘和臀部分界。中间有横向走行的会阴中心腱将其前后分为两个三角形区域。前部三角形区域为尿生殖区，内有尿道和阴道，其周围由会阴浅筋膜及其深面的三对肌肉（球海绵体肌、坐骨海绵体肌、会阴浅横肌）及一对括约肌（肛门外括约肌）组成。球海绵体肌收缩时能紧缩阴道，又称阴道括约肌。后部三角形区域为肛区，内有肛管。

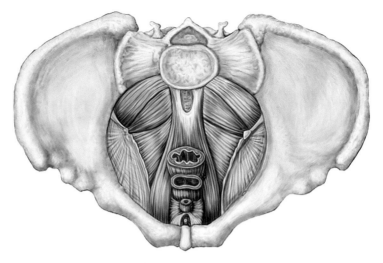

图 2-5　外层盆底肌层示意图（整体观）

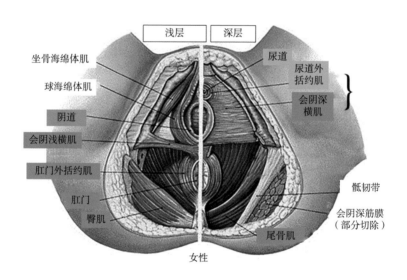

| 浅层 | 深层 |

坐骨海绵体肌
球海绵体肌
阴道
会阴浅横肌
肛门外括约肌
肛门
臀肌

尿道
尿道外括约肌
会阴深横肌
骶韧带
会阴深筋膜（部分切除）
尾骨肌

女性

图 2-6　外层盆底肌层分布图

（二）中间层（图 2-7）

中间层由上下两层筋膜及其间会阴深横肌和尿道括约肌（环绕尿道，控制排尿）组成，其中有尿道和阴道穿过。

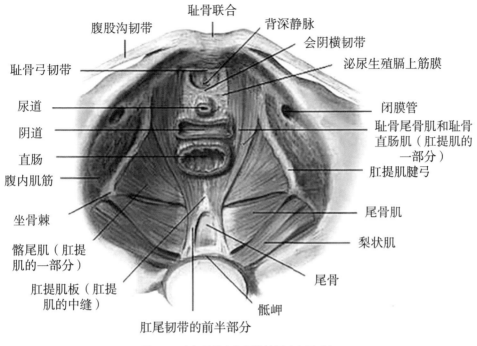

图 2-7　中间层盆底肌层整体图（上面观）

腹股沟韧带
耻骨联合
背深静脉
会阴横韧带
泌尿生殖膈上筋膜
耻骨弓韧带
尿道
阴道
直肠
腹内肌筋
坐骨棘
髂尾肌（肛提肌的一部分）
肛提肌板（肛提肌的中缝）
肛尾韧带的前半部分
骶岬
尾骨
梨状肌
尾骨肌
肛提肌腱弓
耻骨尾骨肌和耻骨直肠肌（肛提肌的一部分）
闭膜管

（三）内层（图 2-8）

　　内层为盆腔内筋膜层（假筋膜），由覆盖盆底的空腔脏器（膀胱、子宫、直肠）表面覆盖的一层筋膜组成。这些筋膜层的拉伸及撕裂可影响盆腔脏器的固定，其受损可导致盆腔脏器的脱垂。肛提肌构成骨盆底的大部分，每侧肛提肌自前内向后外由耻尾肌、髂尾肌和坐尾肌三部分组成。肛提肌起最重要的支持作用。因肌纤维在阴道和直肠周围交织，有加强肛门和阴道括约肌的作用。膀胱、子宫和直肠表面的盆腔筋膜与盆膈上方的筋膜相连，包括闭孔筋膜、髂筋膜和腹横筋膜。其直接或间接维持子宫位置的结构，包括腹膜、韧带、纤维组织和纤维肌性组织。在这些组织中最重要的是主韧带和盆膈及其上方的盆腔内筋膜。

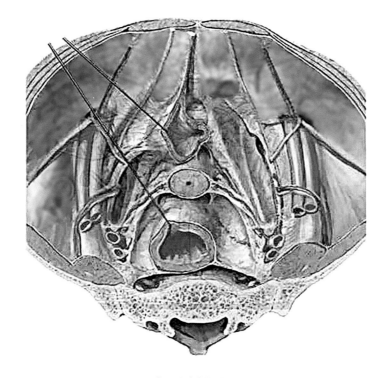

图 2-8　内层盆腔内筋膜（上面观）

三、盆底的间隙

盆筋膜围绕膀胱、子宫、阴道及直肠周围，形成 7 个大小不等的间隙（图 2-9）。根据其临近组织，分别称之为：①膀胱前间隙（Retzius 间隙）；②膀胱旁间隙；③膀胱阴道间隙（膀胱子宫颈间隙）；④直肠阴道间隙；⑤直肠旁间隙；⑥直肠后间隙；⑦骶骨前间隙。其中，Retzius 间隙位于耻骨和膀胱之间，由腹膜外脂肪组织填充。

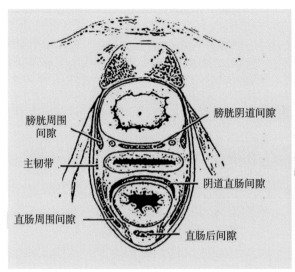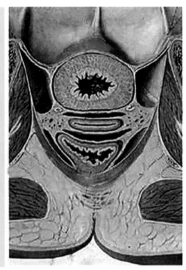

膀胱周围间隙

膀胱阴道间隙

主韧带

阴道直肠间隙

直肠周围间隙

直肠后间隙

图 2-9　盆底的 7 个间隙

四、盆底的血管、神经和淋巴

（一）盆底的血管

盆腔脏器及会阴的主要血液供应来源于髂内动脉。髂内动脉的分支模式差别很大，因此最好根据动脉的结构来命名动脉。引流相应结构的静脉也同样被识别和命名。这些静脉汇整入髂内静脉和两侧的髂总静脉。女性的盆腔动脉包括①臀上动脉；②闭孔动脉；③脐动脉（开放部）；④阴部内动脉；⑤臀下动脉；⑥子宫动脉；⑦直肠下动脉；⑧膀胱上动脉；⑨脐动脉（闭塞部位）；⑩髂内动脉；⑪右髂总动脉。其中，女性生殖器官的血液供应主要来源于卵巢动脉、子宫动脉、阴道动脉及阴部内动脉。其中，阴部内动脉又分出 4 支，分别是痔下动脉、会阴动脉、阴唇动脉和阴蒂动脉。各盆腔静脉均与同名动脉伴行，但数目比其动脉多，并在相应器官及其周围形成静脉丛，互相吻合，故盆腔静脉的感染容易蔓延。

图 2-10 为盆底的动静脉分布整体。图 2-11 为盆底的动脉分布。

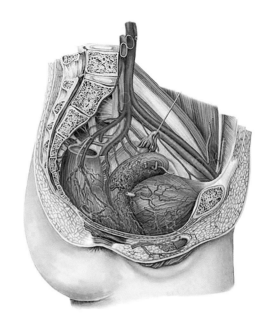

图 2-10 盆底的动静脉分布整体

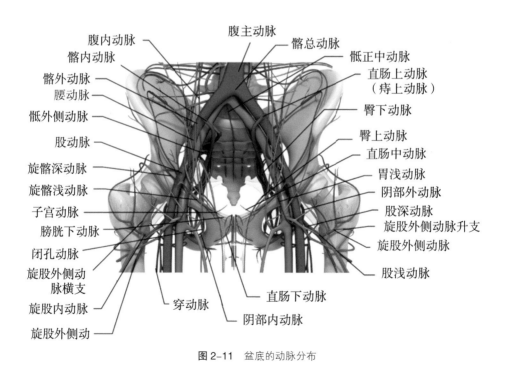

腹内动脉
髂内动脉
髂外动脉
腰动脉
骶外侧动脉
股动脉
旋髂深动脉
旋髂浅动脉
子宫动脉
膀胱下动脉
闭孔动脉
旋股外侧动脉横支
旋股内动脉
旋股外侧动

腹主动脉
髂总动脉
骶正中动脉
直肠上动脉（痔上动脉）
臀下动脉
臀上动脉
直肠中动脉
胃浅动脉
阴部外动脉
股深动脉
旋股外侧动脉升支
旋股外侧动脉
股浅动脉

穿动脉
阴部内动脉
直肠下动脉

图 2-11 盆底的动脉分布

（二）盆底的神经

盆腔脏器主要由自主神经系统支配。自主神经系统的交感神经起源于脊髓的胸腰部，而交感神经节位于中枢神经系统旁。相比之下，副交感神经起源于脑神经和脊髓中间的三个骶骨的节段，其神经节位于内脏器官附近。盆骶部交感神经起源于T5-L2脊髓水平，支配尿道和肛门括约肌收缩，从而使膀胱和直肠松弛。盆腔脏器的副交感神经支配起源于第二、第三、第四骶神经。骶神经丛由神经根L4、L5、S1-S4组成，位于梨状肌前、盆腔后外侧壁。其发出的坐骨神经和臀上神经分支支配下肢和臀部，其他分支包括阴部神经（S2-S4）、肛尾神经，支配肛提肌（S3、S4）、梨状肌和闭孔的内侧神经、盆内脏神经和皮神经等。

图2-12为盆底的神经分布。图2-13为盆底脏器的神经分布。

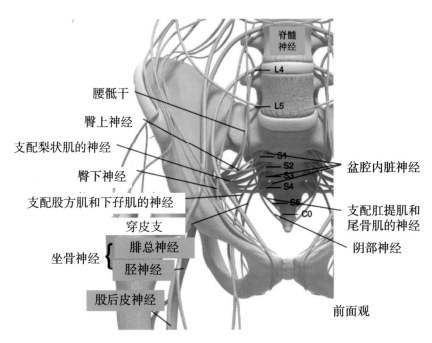

图2-12　盆底的神经分布

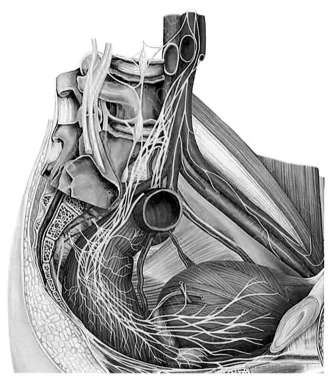

图 2-13 盆底脏器的神经分布

（三）盆底的淋巴

盆底淋巴结的数量和位置都不是固定的，只有一定数量的淋巴结能在以下位置被找到，包括髂内和髂外血管交汇处、闭孔窝内靠近闭孔血管和神经处（闭孔淋巴结）、阔韧带基底紧邻宫颈输尿管走行于子宫动脉下方（输尿管淋巴结）。骶正中淋巴结（骶岬淋巴结）沿骶正中血管旁走行。骶外侧淋巴结可在骶骨的孔洞内骶外侧血管旁被找到。髂内淋巴结接收来自髂外淋巴结、子宫、阴道、膀胱、直肠下部、输卵管和卵巢的部分血管的淋巴回流，其淋巴液将流入髂总和腹主动脉旁淋巴结。

髂总淋巴结位于髂总血管的中间和外侧，正好在主动脉分叉的下方。大部分的髂总淋巴结位于血管的侧方。除引流上述淋巴结内的淋巴液外，髂总淋巴结还接收宫颈和阴道上部的淋巴液。另外，髂内、髂外、臀上、臀下淋巴结也回流入髂总淋巴结。髂总淋巴结的引流液上行汇入腹主动脉旁淋巴结。

腹主动脉旁的淋巴结成串走行于主动脉的前方和侧方。这些淋巴液上行进入腰淋巴干，最终汇入乳糜池。腹主动脉旁淋巴结接收髂淋巴结、腹盆腔脏器、卵巢和输卵管以及腹壁深层的淋巴液。

　　髂外淋巴结位于髂外血管的上方和下方，可分为两组：一组位于髂外血管的外侧；另一组位于腰大肌后方。后组淋巴结的远端被包裹于股鞘内。这些淋巴结接收股淋巴结、外生殖器、腹壁深部、子宫和髂内动脉的淋巴液。髂外淋巴结的一些淋巴液可流入髂内淋巴结，但大部分向上进入髂总和腹主动脉旁淋巴结。大部分汇入髂外淋巴结的淋巴引流道都来自外阴，但也有来自宫颈和子宫下方的引流道。髂外淋巴结还接收来自股淋巴结和髂内淋巴结的引流液。髂内淋巴结贴附于髂内静脉。髂内淋巴结位于一个解剖学三角内，其三条边分别为髂外动脉、髂内动脉和侧盆壁。该区域内的淋巴结在临床上具有重要的意义，包括股管内的淋巴结、闭孔淋巴结和与髂外血管相邻的淋巴结。这些淋巴结接收来自盆腔所有脏器的淋巴液以及外阴（包括阴蒂和尿道）的淋巴液。

　　图2-14为盆底浅层及深层淋巴结分布。图2-15为盆底脏器淋巴结分布。

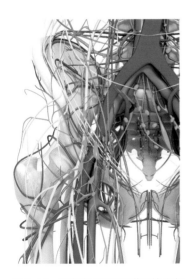

图2-14　盆底浅层及深层淋巴结分布

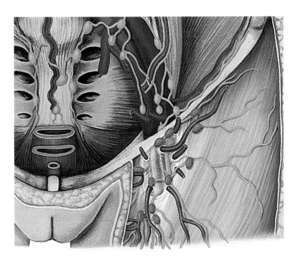

图2-15　盆底脏器淋巴结分布

五、盆底的器官

盆底的脏器从前至后，包括膀胱、尿道和输尿管，子宫和宫颈，以及结直肠。

（一）膀胱、尿道和输尿管

膀胱位于耻骨联合后方，子宫和阴道前方。膀胱底与阴道前壁直接相接。膀胱颈位于尿生殖膈上面，与尿道相连。膀胱上面被腹膜覆盖，并与前屈位的子宫宫体和宫底相接触。女性尿道长约 4cm，内层为内折的黏膜上皮，外层为肌性和胶原纤维的包膜，肌肉包括与膀胱三角区浅层肌肉相连的平滑肌和位于尿道中 1/3 的横纹肌。内外两层之间是海绵状黏膜下层。海绵状黏膜下层由疏松的网状结缔组织、丰富的血管丛和散在的平滑肌肌肉束组成，使得尿道黏膜富有弹性并提供足够的尿道关闭压来抵抗膀胱内的压力。完整的平滑肌和胶原纤维的包膜保持向心性收缩力，增加尿道的内压。海绵状黏膜下层与平滑肌和胶原纤维的包膜对正常情况下尿道的关闭起最重要的作用。在膀胱压突然增加时，尿道的横纹肌会反射性和自主性收缩，提高尿道的阻力，防止尿失禁。对于女性来说，尿控功能由膀胱颈、近端尿道平滑肌（尿道近端的 2/3）、膀胱底部和尿道的支持结构、尿道中部的横纹肌共同完成。女性膀胱颈对尿控功能的作用仍有争议，尿道近端的 2/3 是维持尿道内压的关键部位。输尿管跨过髂总动脉的前方进入真骨盆，并沿侧盆壁向下到达盆底。在坐骨棘水平，输尿管向中前方走行；在阔韧带下方，经子宫动脉和阴道动脉之间到达阴道穹隆侧方。在该水平，输尿管距离子宫大约 2 cm，此处为子宫切除时输尿管容易受损的部位。

图 2-16 为女性膀胱及尿道。

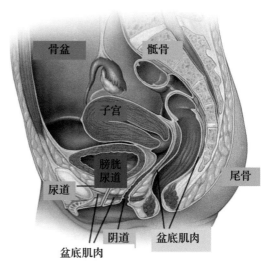

图 2-16 女性膀胱及尿道

（二）子宫和宫颈

子宫位于盆腔下方正中，前后稍扁，为倒置的梨形。宫底上方通常是外凸并朝前的。子宫前壁是平的，看起来向前向下卧于膀胱上。在子宫前方覆盖的腹膜在峡部反折覆盖于膀胱上方从而构成膀胱子宫陷凹。子宫后壁也是外凸的，与结肠和直肠相邻。后壁腹膜覆盖宫体和宫颈上部，之后延伸覆盖后穹隆到达直肠从而构成直肠子宫陷凹，也就是道格拉斯窝。腹膜于子宫侧方形成阔韧带前后叶。子宫借由 4 对韧带（阔韧带、圆韧带、主韧带和子宫骶韧带）、阴道、尿生殖膈和盆底肌等维持正常的解剖位置。其中，最重要的是主韧带和盆膈及其上方的盆腔内筋膜。膀胱腹膜反折和直肠子宫腹膜反折通常被认为是子宫前后方的韧带。但它们并不是真正的韧带，而且对子宫的支持作用有限。圆韧带是一个扁平的纤维肌性组织，它和脏腹膜一起从子宫前壁外侧向外下方走行，再经腹股沟管前行至大阴唇。宫骶韧带是真性的肌纤维性韧带结构，从宫颈上方发出向侧后方走行至骶骨侧方。宫骶韧带的子宫端与主韧带侧后方以及盆腔内筋膜管相融合。阔韧带由翅膀样的双层反折腹膜组成，从子宫侧壁延伸至盆侧壁。阔韧带上界包绕着输卵管和圆韧带，向侧上方延续形成骨盆漏斗韧带。阔韧带下方包绕着含鞘子宫血管和主韧带。阔韧带的两层腹膜里有疏松结缔组织、脂肪、输卵管、圆韧带、卵巢固有韧带、宫旁组织、卵巢冠、卵巢旁体、Gartner 管（卵巢冠综管）、子宫与卵巢血管、淋巴与神经。

宫颈向下后方靠近阴道后壁。宫颈后方只有上 1/2 被腹膜覆盖。宫颈外口位于耻骨联合上缘水平面，冠状面上位于坐骨棘平面。

（三）结直肠

盆腔结肠周围被腹膜覆盖，通过结肠系膜连接于左侧腰大肌中线以及骶骨，向下至第三骶椎。直肠从第三骶椎开始向下延伸至尾骨尖端。其上 1/3 的前面和两侧被腹膜覆盖，中 1/3 的前方有腹膜覆盖，而下 1/3 无腹膜覆盖。在妊娠期，子宫和乙状结肠之间的空间变小，会导致或加重便秘。

（刘　娟）

第二节 女性盆底生理和病理

一、女性盆底主要的生理功能

女性盆底肌，像吊床一样承托和支持着膀胱、子宫、直肠等盆腔脏器，主要有三大生理功能（图 2-17）。

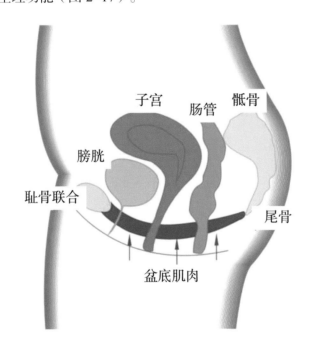

图 2-17 盆底的排尿、排便和性活动功能

（一）括约功能

1. 控尿的生理机制

正常女性控尿机制是由膀胱、尿道、盆底肌肉群、结缔组织和神经系统之间复杂的相互作用完成的，是结构和功能协调关系的体现，其中任何

环节异常都会影响整个系统的功能状态。正常控尿机制主要由以下几方面维持。

（1）尿道黏膜的闭合作用在尿控中起重要作用。正常情况下丰富的尿道黏膜及黏膜下血管使尿道成皱褶状，保持尿道体积，能封闭尿道。

（2）膀胱颈肌肉和尿道括约肌收缩产生的张力作用。女性尿道由两层肌肉覆盖，即内层的平滑肌（尿道内括约肌）和外层的横纹肌（尿道外括约肌）。该系统主要由交感神经和副交感神经支配，还有部分由躯体神经支配，大脑皮层和脑干等排尿反射高位中枢对储尿和排尿起调节作用。交感神经起源于脊髓胸腰段，经腹下神经与肾上腺素能神经元相突触，通过α受体对膀胱三角区和尿道内括约肌起收缩作用。副交感神经起始于骶髓，经盆神经与节后胆碱能神经元相突触，广泛支配膀胱逼尿肌，主要通过刺激毒蕈碱受体使膀胱收缩。

（3）控尿的解剖机制，即膀胱颈后尿道周围的支持结构。其包括尿道耻骨韧带和尿道骨盆韧带，均为盆内筋膜的一部分，对尿道起支持和固定作用，将之锚定于耻骨后较高的位置上，对排尿和控尿均有重要意义。如果支持结构正常，膀胱颈和后尿道位于正常水平，则腹压增加可传至膀胱颈和后尿道，使该水平的尿道内压同时增加，尿液不会流出。此外，膀胱底在腹压增高时位置下降，与相对固定的膀胱颈和后尿道能形成一个扭曲的角度，也有利于控尿。

（4）女性阴道提供了对膀胱和尿道的稳固支持。阴道本身通过阴道旁结缔组织与肛提肌腱弓或盆筋膜腱弓相延续，从而与侧盆壁相连，因此盆底肌肉对膀胱颈起间接支持作用。

综上所述，在静息状态下，平滑肌和横纹肌的活动，尿道壁纤维弹力组织的张力以及黏膜下血管床提供了足够的尿道张力，避免了尿失禁的发生，其中主要的尿道阻力来源于中段平滑肌和横纹肌成分。腹压增加时，尿道内压力上升部分来源于腹压的直接传导，但大部分压力的增加是通过反射性尿道横纹肌和盆底肌肉的收缩完成，以此主动增加尿道阻力，从而维持了尿自禁功能（图2-18）。

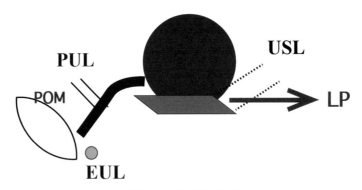

图 2-18　尿道关闭机制

2. 排便和自控

正常排便控制包含反射活动和自主控制。排便自控是复杂的，需要多个肌肉协调作用的活动。肛门内括约肌是直肠圆形平滑肌的末端，受自主神经控制。肛门内括约肌近端由耻骨直肠肌包绕，远端到肛门外括约肌。肛门外括约肌的条纹肌受阴部神经的下直肠静脉分支支配，因此受躯体神经支配；纤维侧面和前面融合成会阴体。肛门外括约肌在前方与会阴体相融合。因此，肛门内外括约肌是控制排便的主要部分。

（二）盆底支持功能

盆底是一个非常复杂的异质性结构，它既协调支持阴道，对盆腔脏器可以起到支持作用，也在一些特定的情况下调节盆底结构的功能，例如分娩、剧烈运动。还不确定盆底对阴道提供支持的精确生理学原理，目前已知骨盆由骨骼肌、结缔组织和骨骼组成。这些在一起为维持盆腔内子宫、宫颈、阴道、膀胱、尿道和肛门直肠的位置和方向起到了支持作用。骨盆底肌肉组织主要由骨骼肌、横纹肌组成。主导肌肉群是肛提肌，它包括髂尾肌、耻尾肌和耻骨直肠肌。盆底形成了一个空腔的底部，向前延伸至腹壁，向后延伸到背部和脊柱。

（三）性功能

女性性兴奋的生理途径是一个尚未被充分理解的复杂的神经生物学过程。女性的性解剖包括阴阜、外阴和内生殖器。外阴包括大阴唇、小阴唇、阴唇间隙和阴蒂；内生殖器包括前庭、尿道周围腺体、阴蒂头和阴道、子宫、输卵管与卵巢。性兴奋循环开始于生殖道血管充血。外阴肿胀后露出阴道口；阴道延长和扩张；阴道的外 1/3 收缩；阴蒂增长和扩张；子宫提起提肌板。盆腔神经的刺激诱导平滑肌松弛并且降低动脉内的阻力，致使阴蒂血流增加。血流量改变源自激活窦状小管血管空间的神经性扩张，这导致阴蒂海绵体充血，阴蒂逐渐变得更加突出。

二、女性盆底结缔组织的作用

骨盆主要由骨骼和结缔组织构成。结缔组织由韧带和筋膜组成。结缔组织的主要成分是胶原和弹性蛋白，此两者都随妊娠、分娩和年龄情况的变化而变化。这些变化可以削弱韧带和筋膜，从而影响盆底结构的完整性，引起盆腔脏器脱垂，并影响器官的功能。盆底的主要韧带有尿道外韧带（位于会阴隔膜前方）、耻骨尿道韧带（位于会阴隔膜"尿生殖膈"后方）、盆腱弓筋膜、主韧带、子宫骶骨韧带和耻骨膀胱韧带。所有这些悬吊韧带和筋膜的组成成分是相似的。韧带中神经、平滑肌和血管的存在表明韧带是能主动收缩的结构，就像器官的筋膜层一样。会阴体还含有横纹肌。关于结缔组织的物理学和生物力学的基本知识是理解盆底功能、判断功能障碍、诊断程序和手术的前提条件。结缔组织是一种复合结构，黏多糖是其基本成分，弹性蛋白纤维储存能量，胶原使结构具有一定的强度。

（一）盆底结缔组织的结构

1. 耻骨尿道韧带

耻骨尿道韧带起源于耻骨联合后面的下端，呈扇形下降，其中间部分附着在尿道中段，侧方附着在耻骨尾骨肌和阴道壁。尿道外韧带将尿道外口锚定在耻骨降支的前面，向上延伸到阴蒂，向下至耻骨尿道韧带。

2. 尿道外韧带

尿道外韧带将尿道外口锚定在耻骨降支的前面，向上延伸至阴蒂，向下至耻骨尿道韧带。

3. 盆腱弓筋膜

盆腱弓筋膜是一对水平韧带，起源于耻骨联合处的耻骨尿道韧带的正上方，止于坐骨棘。阴道由其筋膜悬吊在盆腱弓筋膜上，很像晾晒在两根晾衣绳上的一条床单。提肌板的肌力和邻近肌肉使盆腱弓筋膜和阴道本身获得张力。

4. 子宫骶骨韧带

子宫骶骨韧带悬吊阴道顶部，并且是肛门纵肌向下肌力的有力附着点。子宫骶骨韧带起自骶椎 S2、S3、S4，止于子宫颈环的后面。其主要的血液供应来自子宫动脉下行支。

5. 耻骨膀胱韧带

耻骨膀胱韧带是膀胱前壁的主要支持结构，是膀胱前壁的一种无弹性的纤维肌肉结构。耻骨膀胱韧带使膀胱前壁具有一定的强度。

6. 耻骨宫颈筋膜

耻骨宫颈筋膜从侧沟伸展到前面的子宫颈环，前面的子宫颈环再与主韧带融合。该筋膜与子宫颈环分离可致高位膀胱膨出，甚至发生前面的肠膨出。

7. 直肠阴道筋膜

直肠阴道筋膜，从下方的会阴体到上方的提肌板在直肠侧柱之间呈片状延伸。该筋膜附着于子宫骶韧带，围绕在子宫颈的筋膜上。

8. 子宫颈环

子宫颈环围绕着子宫颈，是主韧带、子宫骶韧带的附着点，同样也是耻骨宫颈筋膜和直肠筋膜的附着点，其主要成分为胶原。环绕子宫颈环的耻骨宫颈筋膜和直肠阴道筋膜作为附属结构支持阴道壁的上部。阴道壁上部塌陷是子宫阴道脱垂发病机制中的主要因素。因此，简单地加固子宫骶骨韧带并不能充分修复脱垂。为重建阴道侧壁的张力，需要把侧方移位的筋膜的下面和侧面与子宫骶韧带的下面接合在一起，并将其上面和侧面与主韧带的上面接合在一起。

9. 会阴体

会阴体是球海绵体肌和肛门外括约肌收缩时的关键锚定点。会阴深横肌将会阴体的上部与坐骨结节锚定，是一种强有力的肌肉，从侧方稳定会阴体。

（二）盆底结缔组织的功能

1. 在阴道传导肌力中的作用

阴道几乎没有内在强度，其强度来自筋膜层。正常人的韧带附着部位是最强壮的，如阴道的顶端。阴道的伸展为尿道开合传递肌力。关闭尿道所需的肌力需要由充分绷紧的结缔组织才能执行。"帆船模拟图"是这种观点的简单图解。只有帆和固定帆的绳索都坚固，风力才能被传导，使船前进。若绳索（韧带）松弛，船帆（阴道）只能在微风中打转，就像一条没有拉紧帆的船无法前进一样，松弛的阴道也无法向前伸展从而关闭尿道或支持膀胱的牵拉感受器。

2. 在维持形态（结构）和功能中的作用

正常的结构具有形态、功能和平衡。功能障碍是指伴随结构损伤而出现的异常症状。受损或失衡的结构丧失了形态，因此也丧失了正常的健康功能。功能障碍与生物力学不同，因为不是所有结构损伤的患者都有症状；功能障碍与解剖学上的脱垂也不同，因为症状可能仅由非常小的、几乎不能察觉的解剖学异常引起。

3. 在盆底肌力平衡和失衡中的作用：对排尿和关闭的影响（见图 2-19）

膀胱的正常开合需要健康的结缔组织。盆底的正常功能依赖于 3 种定向肌（耻骨尾骨肌、提肌板和肛门纵肌）力的平衡。任何肌肉的薄弱均影响这个平衡，从而引起尿道开放或关闭功能的障碍。静息关闭是内在弹性和慢颤肌收缩的结果。阴道的膀胱颈区域必须具有弹性才能使前后肌力各自发挥功能。正常的排尿也需要健康的结缔组织。前部的耻骨尾骨肌松弛，后部肌肉则向后伸展，关闭系统直到组织弹性的极限为止，流出道向后扩张，因此尿道内阻力下降，尿液流出。排尿末，组织回弹，关闭尿道。

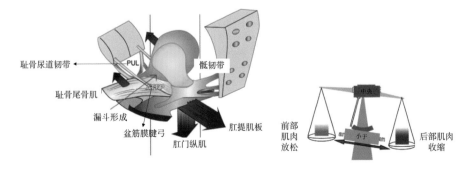

图 2-19　结缔组织在盆底肌力平衡和失衡中的作用

4. 在肛门直肠开合中的作用

肛门是内在强度很小的软组织结构，它必须被牢固地固定才能使肛门直肠开放和闭合。尿道、阴道和肛门下的 2 ～ 3 cm 由致密的纤维肌性组织围绕。会阴体是阴道和肛门末端的关键锚定点。会阴隔膜的肌肉和肛门外括约肌收缩锚定肛门末端，会阴深横肌协助将会阴体上部锚定在耻骨降支上。

三、女性盆底功能障碍的病理

（一）压力性尿失禁的病理机制

压力性尿失禁是储尿期功能障碍，因尿道控尿机制异常，腹压增加时膀胱内压大于尿道内压而使尿液不自主流出。临床上将之简单分为两型：①解剖型，也称尿道高活动性压力性尿失禁，由盆底肌肉松弛、膀胱尿道下移所致；②尿道内括约肌功能障碍型，由尿道括约肌张力减弱所致，逼尿肌静止时膀胱颈处于开放状态。临床上 90% 的压力性尿失禁是解剖型。

1. 发病机制学说

（1）压力传导理论。该理论认为控尿正常的妇女尿道始终位于正常腹腔压力带内。盆底支持不足时，膀胱颈和近端尿道向下后方移位，并出现过度活动的症状，有类似排尿动作初期的表现。腹压增加时压力只传到膀胱，膀胱压力迅速增加，压力不能同时有效地传至尿道，尿道阻力不足以对抗膀胱的压力而导致尿外流，即诱发不自主排尿（图 2-20）。

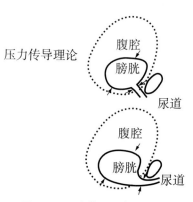

图 2-20　压力传导理论

（2）吊床假说。1994年DeLancey提出了吊床假说。该假说将近端尿道和膀胱颈的周围组织结构、耻骨尿道韧带、耻尾肌、阴道前壁及连接各个部分的结缔组织，称为支持尿道的"吊床"。腹压增加时，耻尾肌收缩向前牵拉阴道，拉紧"吊床"结构，位于阴道和耻骨联合之间的尿道被压扁，尿道内压能有效抵抗升高的腹内压。如果起支持作用的"吊床"结构松弛，膀胱尿道产生过度活动，腹压增加时尿道不能正常闭合而增加抗力，就会发生尿失禁（图2-21）。

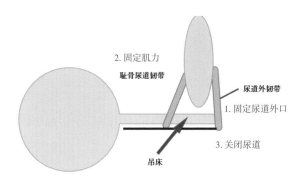

图2-21 尿道关闭三部曲

（3）整体理论：1990年由Petros和Ulmsten提出的整体理论，即不同腔室、不同阴道支持轴水平共同构成一个解剖和功能相互关联的有机整体，是由肌肉、结缔组织和神经等组成的平衡体，削弱任何结构都会导致整体功能失衡。盆底韧带和筋膜等构成盆底吊桥结构，支持阴道膀胱，其张力受盆底肌肉收缩舒张的调节。只要肌肉保持一定的张力，耻骨尿道韧带就不会松懈，即所谓的"水"和"缆绳"的比喻（图2-22和图2-23）。

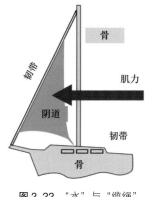

图2-22 "水"与"缆绳"

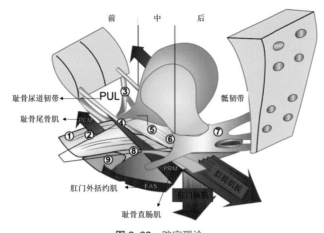

图 2-23 腔室理论

2. 内括约肌功能障碍型尿失禁

内括约肌功能障碍型尿失禁主要是由膀胱颈和尿道括约肌关闭功能不全引起的。绝经后妇女尿道黏膜及黏膜下层变薄，以及手术或机械创伤对括约肌系统及其支配神经的直接破坏，均可使尿道本身的自禁机制丧失。

（二）盆腔脏器脱垂的病理生理

当盆底肌和筋膜以及子宫韧带因损伤而发生撕裂，或其他原因导致其张力减低时，可发生子宫及其相邻的膀胱、直肠的移位，即盆腔脏器脱垂。整体理论认为盆底是一个相互关联的有机整体而并非各部分的简单叠加，不同腔室、不同阴道支持轴水平共同构成一个解剖和功能整体。任何轻微损伤都会打破这种平衡，而由该系统的其他结构代偿，超出一定的代偿范围后就会引起症状。不同腔室和水平的脱垂之间相对独立。产生盆腔脏器脱垂的病因是多方面的。阴道分娩及难产是重要的危险因素，具体机制有分娩对盆底软组织的直接损伤，以及可能引起迟发性盆底功能障碍的神经损伤等。盆底的结构和功能非常复杂，共同维持排尿和支持功能。盆底支持结构的损伤原因可能是多方面的，对于每个患者各有不同，深入理解其病理生理机制可以更加有效地预防疾病和修复缺陷。

（三）粪失禁与排便功能紊乱

排便是一个复杂的过程，牵涉到肛门的功能和感觉、直肠的容受性、大便的硬度与体积、结肠的传输和精神改变等诸多复杂的相互作用因素。排便的控制在很大程度上依赖肛门括约肌复合体的功能。该复合体包括肛门内括约肌、肛门外括约肌和耻骨直肠肌。括约肌复合体解剖完整性的破坏或者由于神经因素导致的功能障碍是大便失禁的常见病因之一。常见的病因有产妇阴道分娩会损伤肛门括约肌复合体。除了分娩损伤，慢性便秘者在排便时过度用力、老年性盆底支持结构松弛也被认为是导致尿失禁和大便失禁的可能原因。

（吴桂珠）

参考文献

Petros PP. 女性骨盆底. 罗来敏，主译. 上海：上海交通大学出版社，2007.

马乐，朱兰. 妇科泌尿学. 北京：科技出版社，2009.

DeLancey JO. Structural support of the urethra as it relates to stress urinary incontinence：the hammock hypothesis. Am J Obstet Gynecol，1994，170（6）：1720-1723.

Petros，Peter EP，Ulmsten，UI.An integral theory of female urinary incontinence. Acta Obst et Gynecol Scand，2015，69（S153）：7-31.

Mark DW，Mickey MK.妇科泌尿学与盆底重建外科.王建六，译.北京：人民卫生出版社，2008.

Feil P，Sora MC. A 3D reconstruction model of the female pelvic floor by using plastinated cross sections.Austin J Anat，2014，1（5）：4.

Ruiz-Zapata AM，Feola AJ，Heesakkers J，et al. Biomechanical properties of the pelvic floor and its relation to pelvic floor disorders.European Urology Supplements. 2018，17（3）：80-90.

Arenholt LT，Pedersen BG，Glavind K，et al. Paravaginal defect：anatomy，clinical findings，and imaging. International Urogynecology Journal. 2017，28（5）：1-13.

Herschorn S. Female pelvic floor anatomy：the pelvic floor，supporting structures，and pelvic organs. Reviews in Urology. 2004，5（5）：S2-S10.

郎景和，张晓东. 妇产科临床解剖学. 济南：山东科学技术出版社，2010.

Geppert B，Lönnerfors C，Bollino M，et al. A study on uterine lymphatic anatomy for standardization of pelvic sentinel lymph node detection in endometrial cancer. Gynecologic Oncology. 2017，145（2）：256-261.

Ishibe A, Ota M, Watanabe J, et al. Prediction of lateral pelvic lymph-node metastasis in low rectal cancer by magnetic resonance imaging. World Journal of Surgery, 2015, 40（4）: 1-7.

Maldonado PA, Wai CY. Pelvic Organ Prolapse: New Concepts in Pelvic Floor Anatomy. Obstetrics & Gynecology Clinics of North America, 2016, 43（1）: 15-26.

Ashton-Miller JA, DeLancey JOL. Functional anatomy of the female pelvic floor. Ann N Y Acad Sci, 2010, 1101（1）: 266-296.

第三章　盆底功能评估及检测

第一节　盆底生物动力学

一、腹盆腔生物动力学概念

女性盆底功能障碍是以盆腔脏器脱垂、排尿排便异常、慢性盆腔疼痛、性功能异常等为主要病症的一组妇科常见病。其主要病因是盆底韧带、肌肉等支持组织薄弱，进而盆腔脏器移位引起盆腔脏器位置或功能异常。女性盆底器官有尿道、膀胱、子宫、阴道和直肠。这些器官缺乏自身固有的形态和强度，而由盆底韧带、肌肉和筋膜组成的肌性弹力系统相互协调、支撑，以赋予其特有的形态、强度和功能。医用生物力学是研究力学与发病机制、病理生理、临床诊断、治疗及康复过程关系的交叉学科。掌握腹盆腔生物动力学，对加强盆底功能障碍的认识并采取正确的治疗方案非常重要。

（一）基本结构

腹盆腔生物动力学是针对腹盆腔内器官的静态和动态功能的研究。腹腔器官位于有限的空间内，上方为胸膈，下方为下腹部和骨盆，两侧面及前方为腹肌，主要是腹部的横行肌肉，后方主要是腰椎和骶骨。盆腔的支持组织分为主动支持系统（由盆底骨骼肌构成）、被动支持系统（由筋膜组织构成）和混合支持系统（由骨骼和韧带构成）。腹盆腔动力学的功能是使腹盆腔脏器功能无论是在静息状态还是在活动状态下都能保持协调。盆底的肛提肌在支持系统中发挥主要作用，其在收缩时可以压缩尿道、缩窄阴道，保护消化道的末端部分，会阴中心腱向上、向前移动，牵引阴道和尿道壁向上，关闭尿道并抵抗腹腔压力对尿道的向下挤压。盆腔的整个主动支持系统（肛提肌）发挥作用时，盆腔脏器向上、向前移动；当被动支持系统伸缩性（器官受挤压）发挥作用时，盆腔脏器向下、向后移动，使盆腔压力传到骶骨，避免盆底肌肉受力发生损伤。

（二）压力性尿失禁的动力学理论

正常控尿的妇女尿道位于正常腹腔压力带内。当盆底障碍性疾病导致盆底支持不足时，膀胱颈及近端尿道会出现过度活动的症状。当其位置下移超出腹腔压力带范围，腹压增加传到膀胱时，膀胱压力迅速增加，而尿道压力不能相应增加，膀胱压力大于尿道压力，由此出现尿失禁。

二、盆底肌电生理与腹盆腔动力学

女性盆底是由骨骼肌、筋膜、神经及血管等组织构成的复杂的盆底支持系统。盆底骨骼肌群在腹盆腔动力学及盆底功能中扮演了重要的角色。盆底骨骼肌细胞在收缩运动时会产生生物电，当肌细胞受损时，首先发生的是生物化学改变及细胞电生理特性改变；当肌群受损时，将发生组织生物力学变化，然后产生腹盆腔动力学改变，引起机体生理功能改变及盆腔脏器解剖位置变化，从而产生女性盆底紊乱（female pelvic floor disorder，FPFD）的临床症状。因此，在 FPFD 发病早期阶段，首先表现为盆底骨骼肌细胞电生理特性改变，通过对盆底骨骼肌生物电信号的采集及分析，可以了解盆底骨骼肌功能状况，进而对盆底功能做出综合评估。

三、盆底生物力学研究进展

在女性的一生中，盆底组织要承担重力、妊娠、分娩、咳嗽、排便等各种力的作用，健康成人在平卧位时，其腹压在 5～7mmHg（1mmHg ≈ 0.133kPa）之间，站立、日常活动、体力劳动、举重练习时腹压增大，当腹压增大超过盆底肌肉收缩产生的张力时，间断或持续增大的腹压会引发症状，如器官脱垂、疼痛。从微观角度上来讲，盆底组织细胞承受细胞之间、细胞与细胞外基质之间、血液流动的相互作用。盆底组织每时每刻都承受力的作用，属于盆底组织细胞生存的环境因素之一，异常的力学作用与组织细胞的病理过程相关。国内外学者对盆底生物动力学在 FPFD 发病机制中的作用进行了研究，包括组织力学、细胞力学及蛋白质力学。

（一）盆底组织力学的特性研究

首先明确一下应力与应变的概念。物体在应力的作用下，将发生变形，产生应变。将导致应变的力称为应力。由于肛提肌受损，其收缩的张力不足以对抗腹压（应力），部分腹压由阴道顶端及周围组织承担，阴道顶端及周围组织为承担腹压而产生很大的应变，一旦超过其能承受的极限，组织受损变形，则不能恢复原来的位置而引起脱垂。

盆底肌成为预防 FPFD 发生的第一道防线，盆底结缔组织是预防 FPFD 发生的第二道防线。若由于先天或遗传因素、妊娠、分娩等原因造成肛提肌受损，承载盆腔脏器的角色落到第二道防线——盆底结缔组织上，结缔组织发生应力方向上的变形、伸长，表现为盆腔脏器脱垂和压力性尿失禁。宋红芳等研究了分娩对于盆底肌组织的影响，发现分娩组与未分娩组盆底肌组织生物力学特性存在明显的差异，分娩组闭孔内肌（相当于人体肛提肌）刚度增大，分娩组的闭孔内肌在应变小于 6%、未分娩组在应变小于 18% 时应力与应变呈很好的指数关系。未分娩组的孖肌肌腱（相当于人体孖肌）松弛和蠕变速度大于分娩组，松弛和蠕变都更充分。对于人体盆底肌的研究仅限于肛提肌成分的改变和磁共振等影像学发现。FPFD 患者盆底肌组织中 II 型快纤维比例降低，肛提肌缺陷及结构扭曲，生殖裂孔增大。肛提肌成分和结构的改变是其生物力学性能发生改变的基础。以上研究提示 FPFD 患者盆底支持系统的第一道防线受到破坏。

1. 盆底组织力学的离体研究及动物试验

Goh 利用一种新的物理方法测量阴道组织的黏弹性，并设计了专门的牵拉装置。选取绝经后和绝经前 POP 患者的阴道前壁组织进行拉伸试验，通过极限应力强度和弹性模量的数值评价组织的力学性能，发现绝经后妇女患者的阴道前壁弹性度小于绝经前妇女，并且僵硬度增加。Cosson 等研究发现每例患者拉伸和压缩试验结果的变异度很大，认为同样采用阴道组织作为补片进行修补后患者疗效差异的原因与其自身组织的生物力学性质有关。Lei 等将绝经前和绝经后 POP 患者分别与绝经前和绝经后非 POP 患者进行比较，取水平方向阴道前壁穹隆处 50 mm×25 mm 大小组织条进行拉伸试验，比较阴道壁组织的弹性模量、泊松比、最大伸长量和极限应力强度，发现绝经前 POP 患者的生物力学性能明显低于绝经前正常妇女。同样，绝经后 POP 患者的生物力学性能明显低于绝经后正常妇女，并且该数据在轻度脱垂患者与中重度脱垂患者之间也有显著差异。这提示盆底支持组织力学性能的降低可能是导致 POP 的原因。

在动物试验的基础上，Rubod 等对 5 例 POP 患者标本和 5 例非 POP 尸体标本进行了单轴拉伸试验，描绘出了标本的拉力与形变量的连续变化曲线图，指出拉力与形变量之间是非线性的关系，提出阴道组织是一种超弹性组织，具有很大的形变量；其进一步指出在盆底修复替代材料的应用中应充分考虑阴道组织的超弹性特征。从拉伸试验中可以看出，FPFD 盆底结缔组织的最大载荷、最大应力均低于对照组，而最大应变则明显高于对照组，说明 FPFD 患者的盆底结缔组织比正常人的更容易发生变形，具有较低的承载能力。

2. FPFD 患者力学特性的在体研究

虽然在离体试验条件下，整个试样上的应变场较容易控制，而且组织的厚度和静息时应力及应变的测量也得到较好解决，但由于离体时血液和血压、淋巴管液、机体的新陈代谢及神经和激素的控制已经不存在，以至于无法评价它们的作用，而且皮下组织对皮肤的作用也没办法进行评价。因此，研究者对 FPFD 患者做了在体研究。Epstein 等利用一个 Cu tometer MPA580 和 Derma Lab 皮肤探针对 25 例 POP 患者和 23 例非 POP 患者阴道局部皮肤和系统皮肤（包括手掌、前臂皮肤）进行了在体研究。这两种仪器均是利用负压吸引的原理，根据皮肤的形变量与负压值的关系，评价皮肤（尤其是富含胶原纤维和弹性蛋白的真皮层）的力学性能。结果显示，POP 患者和非 POP 患者系统皮肤力学参数差异无统计学意义。POP 患者阴道局部组织虹吸负压值和硬度指数均低于对照组，且与脱垂程度呈线性关系，即随脱垂程度的增加，虹吸负压值和硬度指数下降。该研究认为 FPFD 的发生是由阴道局部力学性能的下降造成的。

（二）盆底细胞力学的研究

1. 成纤维细胞的功能

成纤维细胞属于结缔组织中主要的功能细胞，负责对化学和物理刺激（力学刺激）做出应答。成纤维细胞能够合成和分泌细胞外基质（extracellular matrix，ECM）。细胞外基质成分包括不同类型的胶原、非胶原糖蛋白、弹性蛋白、氨基聚糖和蛋白聚糖。细胞外基质中的各种成分主要由成纤维细胞的基因型及基因的表达所控制；细胞外基质的组装与降解也是在成纤维细胞的严密控制下进行的。成纤维细胞还能够合成分泌多种激素、多种生长因子、细胞素、基质金属蛋白酶及其抑制剂，调控细胞外基质及自身的合成与分解平衡，在细胞新陈代谢和组织重塑中起到重要作用。

2. 力学因素对成纤维细胞功能的影响

结缔组织毕生受力，细胞力学特性的改变是组织力学特性发生改变的基础。近年来，力与干细胞的分化、细胞迁移、生长发育、凋亡衰老等生理过程密切相关已广为人知。细胞的力学特性在肺组织、骨与软骨组织、口腔医学等领域的研究较多，在妇科盆底领域的研究起步较晚。有学者对体外培养的阴道壁成纤维细胞施加应力，测定胶原及酶的表达水平，发现盆底组织在适宜应力条件下，胶原合成最活跃；低于或高于此适宜应力，胶原合成减低。我们推测不同个体的适宜应力不同，超负荷的应力会对细胞产生损伤。妊娠、分娩、腹压等情况下应力如果超过个体的最大应力负荷，那么会影响盆底成纤维细胞合成与分泌功能，引起细胞外基质的成分和含量改变，以及基质重塑。这可能是 FPFD 发生细胞水平变化的原因。

3. 力的信号转导

细胞表面存在机械力敏感性受体，机械力可以通过各种机制将力转化为生物化学信号，引起细胞内骨架重构，通过调控基因表达、蛋白质合成，从而产生结构和功能上的应答。如改变细胞外基质的成分和结构，从而使组织产生一定的生物力学反应，抗衡来自外界的压力。Ewies 等比较了机械力与雷洛昔酚对盆底成纤维细胞的作用，发现两者对细胞骨架的作用相似。机械力引起机械敏感性基因的改变，突出的是细胞骨架肌动蛋白调节蛋白的编码基因，及由此而引起的细胞表型的改变。

4. FPFD 与蛋白质相关力学

（1）蛋白质力学与细胞力学和组织力学的关系。组织的力学特性归根结底是由蛋白质的力学特性决定的，并由细胞的力学特性所调控，蛋白质力学是研究组织力学和细胞力学的基础。细胞外基质成分中胶原蛋白产生的抗张性、弹性蛋白提供的弹性、氨基聚糖（一种多糖）和蛋白聚糖产生的抗压性及非胶原糖蛋白产生的黏附性构成了盆底结缔组织复杂的生物力学性质。

（2）FPFD与胶原蛋白力学。胶原蛋白具有抗张性，组成细胞外基质中的骨架结构，盆底组织中主要有Ⅰ型胶原和Ⅲ型胶原，Ⅰ型胶原的抗张强度超过钢材。典型的胶原分子结构是由3条多肽链紧绕而成的三股超螺旋结构。胶原纤维是一种韧性材料，在没有受力时，胶原纤维以弯曲的波浪形式存在，在施加载荷时纤维被拉紧。加载之初，胶原纤维稍有伸长，但随着载荷量的增加，它的强度迅速增加，这时被拉直的纤维在生理允许的范围内承受着载荷，过了屈服点之后就产生非弹性变形，直至被破坏。正常胶原纤维的变形范围为6%～8%，破坏时的最大应变约为10%～15%。胶原的力学性能：①与胶原的排列方式有关，与加载方向一致的纤维数目越多，且这些纤维越宽厚，则胶原组织的强度就越大。在肌腱和韧带中，胶原呈平行排列；在皮肤中呈二维和三维的网状排列；而在血管、肠和女性生殖系统里胶原的排列更复杂。②与交联有关，交联键越多，则抗张强度越大。交联随年龄的增长日益增多，组织变得僵硬，成为老化的一个重要方面。如果交联受到抑制，则胶原纤维的抗张强度大大降低，结缔组织变脆，易于撕裂。③与周围的基质成分有关。以上是关于胶原的基础研究，关于盆底结缔组织胶原纤维的蛋白质力学研究尚未见报道。许多研究都证明FPFD盆底的结缔组织中胶原含量减少，胶原排列紊乱，胶原种类、含量发生变化，胶原降解频繁，胶原交联结构减少。所有这些变化都可以使胶原的力学性能发生改变，是导致FPFD的部分原因。

（3）FPFD与弹性蛋白力学。弹性蛋白赋予组织弹性，其是由约750个氨基酸残基构成的高度疏水性蛋白质，呈无规则卷曲。弹性蛋白的无规则卷曲及高度交联，使弹性纤维网可以像橡皮条一样伸长与回缩，限制组织的伸展程度，防止组织撕裂。在肌腱等领域的研究发现弹性纤维是一种脆性材料，施加低载荷即可产生很大的伸长变形；随着载荷量的增加，弹性纤维的强度突然增加并且突然破裂。弹性纤维的力学性能小于胶原纤维，但其产生的弹性在去除应力后，对于使组织恢复原来的形态有重要作用。对FPFD组织的研究发现，FPFD盆底结缔组织中弹性蛋白减少，这不利于组织形态的维持。

（4）FPFD与氨基聚糖和蛋白聚糖力学。氨基聚糖和蛋白聚糖具有抗压性、黏弹性等特性。氨基聚糖和蛋白聚糖含量的改变不仅会影响组织的抗压性、黏弹性，某些核心蛋白聚糖还会影响胶原合成的速度和胶原的结构。其他领域的研究还证明细胞外被的蛋白聚糖中的氨基聚糖是力感受器。力学刺激就是通过细胞外基质传导到细胞，继而发生力的细胞内信号转导，引起一系列细胞结构与功能的改变。黏附力也是盆底生物力学的重要组成部分，主要由纤连蛋白和层连蛋白提供，参与细胞间的黏合及细胞在基质上的黏附并调节细胞的形态与功能。纤连蛋白和层连蛋白在相同的力学环境下作用不同。研究发现，培养在层粘连蛋白或弹性蛋白上的肺成纤维细胞，在机械刺激下表达Ⅰ型前胶原，而培养在纤维连接蛋白上的肺成纤维细胞受同样刺激后不表达Ⅰ型前胶原。盆底结缔组织在周围的力学环境下发生着活跃的重塑行为，关于纤连蛋白和层连蛋白在其中的作用研究甚少。

第二节　女性静态盆底和动态盆底的功能

正常女性盆底功能包括人体静态和动态时的功能，由盆底组织维持盆腔脏器处于正常解剖位置并协调完成生理功能。当盆底组织遇到解剖或功能受损时，如妊娠、分娩、肥胖、衰老、盆腔手术及放射治疗等，出现盆腔脏器位置异常或功能异常，最终导致 FPFD 发生。

一、静态盆底功能

人体保持静止状态时，盆底主要起支持功能。完整的盆底组织整体支持前盆腔的膀胱和尿道、盆腔的子宫和阴道以及后盆腔的直肠和肛门。盆底整体支持功能取决于盆底肌肉的肌力、静息状态的张力和盆底筋膜的完整性。盆底肌肉属于骨骼肌，骨骼肌由骨骼肌纤维组成，分为快肌纤维和慢肌纤维。快肌纤维亦称为Ⅱ类肌纤维，慢肌纤维亦称为Ⅰ类肌纤维。静息状态时主要是慢肌纤维（Ⅰ类肌纤维）在持续收缩，维持盆底器官的正常解剖位置；其产生的张力，受盆底神经控制，并受激素水平的影响。盆底支持功能异常时，临床表现以盆腔脏器脱垂为主。

二、动态盆底功能

动态盆底功能包括控尿、控便、性功能及盆底组织与盆腔脏器协调功能等。人体在运动状态下，盆底肌肉的收缩支持功能和括约功能显得非常重要。运动状态下，腹腔向盆底组织传导的压力增加，这时盆底骨骼肌快肌纤维（Ⅱ类肌纤维）开始收缩，使会阴部发生向心性运动和盆底器官向上运动，对抗腹腔增加的压力。这种收缩包括两种不同的类型：随意收缩和反射性收缩。这两种收缩不仅维持对盆底器官的支持，而且可以关闭尿道、肛门和阴道，避免尿液或粪便溢出。盆底动态功能异常，临床主要表现为尿失禁、粪失禁及性功能障碍等。

第三节　女性盆底功能评估方法

一、筛查人群

随着生活水平的不断提高及医疗卫生知识的普及，人们对自身健康的关注程度及对生活质量的追求越来越高，女性盆底健康问题越来越引起广大妇女及医务工作者的重视。医务工作者对 FPFD 的认识、治疗理念发生了较大改变，正逐步从单一的治疗解剖器官结构的异常发展为以患者的主观评估以及生活质量的改善来评价盆底疾病的治疗效果。女性盆底功能障碍性疾病以 SUI、POP 为主，约 80％ SUI 患者合并 POP，POP 患者则有50％伴有 SUI，而且很多患者诊治延迟，尤其是尿失禁患者。广大女性朋友对妇科疾病如阴道炎、盆腔炎、子宫肌瘤等较为了解，而对盆底疾病如尿失禁、阴道膨出等了解很少。大部分妇女认为尿失禁是一种随人体老化而出现的正常现象，全球仅有 8％的尿失禁女性就诊，可见就诊延迟是普遍存在的。这样就导致一部分人只能通过手术得到治疗，而盆底手术并发症较多，风险较大，对医生的专业化程度要求较高，而术后仍可能复发。因此，在临床工作中要积极宣传盆底功能障碍性疾病的危害，强调早发现、早干预的重要性。临床工作的多年实践，证实症状问卷调查表是检测疾病影响患者日常活动与健康最有效的方法，如盆底功能影响问卷简表（pelvic floor impact questionnaire-short form 7，PFIQ-7）和盆腔脏器脱垂及尿失禁性生活问卷（pelvic organ prolapse-urinary incontinence sexual questionnaire，PISQ-12）。在门诊要对以下妇女进行排查，必要时行盆底功能检测，以早期发现问题并治疗。排查人群包括产科恶露干净的产妇，有 PFD 症状和体征（阴道松弛、子宫脱垂、阴道前后壁膨出、尿失禁等）的妇科患者，围绝经期妇女，人流术后妇女，盆腔术后 3 个月妇女。

二、评估方法

（一）症状评估

盆底障碍性疾病伴有的临床症状是医生界定患者是否需要进行治疗干预的重要依据。盆底功能障碍疾病是一组疾病综合征，其临床症状具有多样性、非特异性，涉及多个学科，患者可以就诊于内科、外科。故临床上需要对患者症状进行量化以了解症状的严重程度以及对患者生活的影响，同时了解和评估各种治疗前后患者症状和生活质量的改变，从而间接判断某种治疗方法的效果。

1. 评估脱垂可能产生的症状

患者主诉阴道松弛或在洗澡、下蹲时阴道口有肿物脱出或堵塞，伴随盆腔压迫感、腰骶坠胀感、腰背痛。脱垂组织出现疼痛、糜烂、出血，随脱垂程度增加，盆腔不适和自觉阴道有明显突出物也会加重。

2. 评估排尿、排便的相关症状

（1）主要的排尿症状：可以表现为各种类型的尿失禁、尿频、尿急；尿排空困难，如排尿延迟或尿不尽，甚至出现尿潴留；排尿困难症状晨起最轻，活动后逐渐加重；需要用手还纳阴道口脱出物以减轻排尿困难。下尿路症状的出现与解剖的改变以及神经肌肉功能受损有关。患者夜间休息时脱垂减轻，脱垂对膀胱底部的拉伸减轻从而排尿困难、尿频、尿急症状随之缓解。膀胱过度活动症发生的机制是由于膀胱出口梗阻导致膀胱去神经，脊髓排尿反射改变，逼尿肌功能改变，从而导致逼尿肌过度反应。

盆腔脏器脱垂患者常合并压力性尿失禁，但因脱垂造成尿道梗阻，导致尿道功能异常而表现为能控尿，尿失禁症状被掩盖，一旦解除膀胱排空梗阻情况，患者将出现压力性尿失禁症状，即为隐匿性尿失禁。文献报道隐匿性尿失禁的发生率差异较大，为36%～80%。有多种方法帮助隐匿性尿失禁的诊断，包括用棉棒、窥器、子宫托等，以预测手术后发生尿失禁的可能性，并在术前与患者讨论抗尿失禁手术问题。

（2）主要的排便症状：便秘及用力过度，为排便需要而减轻脱垂程度或增加腹部、阴道或直肠压力。女性盆底功能障碍疾病患者的慢性便秘患病率达28.9%，明显高于其他流行病学调查中成年女性慢性便秘的患病率。POP患者的便秘属于功能性便秘。阴道后壁脱垂患者在排便时经常会出现用力过度，排便不尽感，伴有直肠疼痛、阴道突出和阴道脱垂。

（3）既往盆腔腹腔手术史也是症状评估的重要部分。在性生活满意度方面要询问患者有无性高潮、性欲低下、性交痛情况。

（二）妇科查体

嘱患者取膀胱截石位，观察其在放松状态下以及屏气用力状态下的盆底情况。观察外阴形态，有无溃疡和感染，必要时需做活检；观察外阴的萎缩情况。双合诊检查泌尿生殖裂隙宽松情况及肛提肌受损和松弛程度；注意子宫颈的长短，做宫颈细胞学检查；若为子宫脱垂，要将其还纳，检查宫旁有无包块；脱垂组织还纳后，嘱患者在膀胱充盈时咳嗽，观察有无溢尿情况，对压力性尿失禁诱发试验阳性的患者行膀胱颈抬高试验及棉签试验。直肠指检评估末端直肠膨出、直肠黏膜的感觉刺激敏感性和直肠黏膜皮肤的脱垂情况。直肠指检还用来评估肛门外括约肌的整体性，尤其是对性功能不满意的患者，会阴体缺陷表现在阴道口后壁边缘与肛门前面之间的距离缩短。最后，在患者用力的情况下，确认阴道口松弛的最大程度。检查时还需注意组织缺陷部位的确认。

1. 前盆腔缺陷

前盆腔缺陷可发生在阴道下段，即膀胱输尿管间嵴的远端，叫前膀胱膨出（尿道膨出）；也可发生在阴道上段，即输尿管间嵴的近端，又叫后膀胱膨出。临床上两种类型的膨出常同时存在。前膀胱膨出与压力性尿失禁密切相关；后膀胱膨出为真性膀胱膨出，与压力性尿失禁无关，与排尿困难、尿潴留等有关。尿道在阴道前壁下段 3 ～ 4 cm 处与膀胱相连，用力屏气时阴道前壁下段膨出于处女膜缘处，即为尿道膨出。真性膀胱膨出者的缺陷发生在以下三个部位。

（1）侧向缺陷。缺陷发生在耻骨宫颈筋膜附着于盆筋膜腱弓处，即阴道旁缺陷。阴道前壁膨出者的阴道旁缺陷患病率为 79%～ 80%，但在临床上常被忽略或未被充分评价。

（2）中央缺陷。缺陷发生在阴道两侧缘之间，紧贴阴道黏膜的前方，即耻骨宫颈筋膜的缺陷导致膀胱疝从该平面膨出。

（3）横向缺陷。发生在宫颈前方耻骨宫颈筋膜融入宫旁肌纤维处，或在子宫全切除术后的阴道残端处。当评价阴道前壁膨出时，应当把注意力集中到盆腔脏器的各个支撑结构上，评估损伤发生的不同部位，决定阴道前壁修复的不同方法，最终达到恢复解剖结构和功能的目的。

2. 中盆腔缺陷及子宫脱垂和子宫切除后的阴道穹隆脱垂

通常用宫颈的位置判断子宫脱垂的程度，但宫颈延长在脱垂的患者中比较常见，需要加以鉴别。子宫切除后的患者发生脱垂，需要注意是否为穹隆脱垂，可推开阴道前后壁，暴露穹隆。嘱患者用力屏气，观察穹隆的位置。

3. 后盆腔缺陷

后盆腔缺陷包括直肠膨出、肠疝、乙状结肠膨出、会阴疝。在检查阴道后壁膨出时，需要注意两个问题：真性直肠脱垂还是假性脱垂？是否合并肠疝？肠疝是由于子宫直肠窝扩张，腹压加大时组织自阴道后壁上段膨出而形成。可以和脱垂合并存在，但阴道顶端位置通常正常。由于直肠阴道筋膜薄弱或某处裂伤致直肠前壁和阴道后壁突出至处女膜缘外，为直肠脱垂。如果直肠前壁脱垂伴有囊袋形成，屏气时囊袋增大，而大便集聚，则导致排便困难。由于会阴体支撑缺乏而导致阴道后壁脱垂，即为假性直肠脱垂，此种情况下直肠前壁是正常的。推开阴道前壁，暴露阴道后壁，患者屏气时观察有无肠疝形成。

神经系统检查主要包括会阴部感觉以及球海绵体肌反射、肛门反射等，还应判定盆底肌的功能。

（三）POP-Q

通过病史和盆腔检查以及必要的辅助检查即可获得盆底障碍性疾病的诊断。其中对于盆腔脏器脱垂性疾病，可以应用盆腔脏器脱垂定量分期法（pelvic organ prolapse quantitation，POP-Q）进行客观、部位特异性的描述。POP-Q 是 1995 年美国妇产科学会制定的盆底器官脱垂的评价系统，经论证有良好的可靠性和重复性，分别在 1995 年、1996 年被国际尿控协会以及美国妇科泌尿学协会和妇科医生协会认可、接纳并推荐在临床、科研中使用，至今已成为国外应用最广泛的脱垂评价体系。

POP-Q 以处女膜为参照，设为 0 点。以阴道前壁、后壁和顶部的 6 个点为指示点：前壁两点 Aa、Ba；后壁两点 Ap、Bp；顶部两点 C、D。这 6 点以相对于处女膜的位置变化为尺度，指示点位于处女膜缘内侧的，记为负数；位于处女膜缘外侧的，记为正数。对脱垂做出量化。同时，记录阴道全长（total vaginal length，tvl）、生殖道裂孔长度（genital hiatus，gh）及会阴体长度（perineal body，pb）。POP-Q 评估指示点及范围见表 3-1。

表 3-1 POP-Q 评估指示点及范围

参照点	解剖描述	正常定位范围（cm）
Aa	阴道前壁中线距处女膜缘 3 cm 处，对应"膀胱尿道皱折"处	3
Ba	阴道前穹隆的反摺或阴道残端（子宫切除者）距离 Aa 点最远处	3
Ap	阴道后壁中线距处女膜缘 3 cm 处	3
Bp	阴道后穹隆的反摺或阴道残端（子宫切除者）距离 Ap 点最远处	3
C	子宫完整者，代表宫颈外口最远处；子宫切除者则相当于阴道残端	− tvl ～ −（tvl − 2）
D	阴道后穹隆或直肠子宫陷凹的位置，解剖学上相当于宫骶韧带附着于宫颈水平处。对子宫切除术后无宫颈者 D 点无法测量。D 点用于鉴别宫颈延长	− tvl ～ −（tvl − 2）
gh	尿道外口到阴唇后联合中点的距离	

参照点	解剖描述	正常定位范围（cm）
pb	阴唇后联合到肛门开口中点的距离	
tvl	当 C、D 在正常位置时阴道顶部至处女膜缘的总长度	

注：①除 tvl 外，各指标要在加腹压情况下测量；②将处女膜缘定为 0。

以 POP-Q 为评价标准，将盆腔脏器脱垂性疾病分为四度，见表 3-2。在临床工作中，往往以简易的九格表对盆底 POP-Q 评估进行记录，见表 3-3。

表 3-2　POP-Q 分度标准

POP-Q 分度	具体标准	
	解剖描述	定位描述
0	无脱垂	Aa、Ap、Ba、Bp 均在 3 cm 处，C 点或 D 点位置在 - tvl ～ - （tvl - 2）cm 处
I	范围大于 0 度，脱垂的最远端在处女膜缘内侧，距处女膜缘大于 1 cm	脱垂的最远端定位于 1 cm 以上
II	脱垂的最远端在处女膜缘或外侧距处女膜缘 1 cm 以内	脱垂的最远端定位于 - 1 ～ +1 cm
III	脱垂的最远端在处女膜缘外侧距处女膜缘大于 1 cm，但小于（tvl - 2）cm	脱垂的最远端定位于 +1 ～ （tvl - 2）cm
IV	全部脱出。脱垂的最远端超过处女膜缘大于（tvl - 2）cm	脱垂的最远端定位于 （tvl - 2）cm

表 3-3　记录 POP-Q 的九格表

Aa	Ba	C
gh	pb	tvl
Ap	Bp	D

应用 POP-Q 的注意事项：美国首创 POP-Q 的 Bump 教授认为行 POP-Q 评价的前提是使患者在检查时处于最大脱垂状态（maxium prolapse）。最大脱垂状态的判定必须符合以下一项或多项情况：①屏气时脱垂物收缩。②牵引膨出物时并不能导致脱垂程度进一步加重。③检查时膨出物的大小、紧张度应与患者病史中的最大膨出程度相似。必要时使用一面小镜子以便使患者清楚观察膨出的情况。④屏气时采取站立位是确保脱垂处于最大状态的方法。

（四）盆底肌功能评估

1. 盆底肌肌力评估

手检肌力检测：患者取截石位，检查者的左手掌轻压患者腹部，避免检查时腹肌收缩，右手中指及示指缓慢进入阴道，置于阴道后壁 5 点和 7 点处，开始检测。

一类纤维：用口令使患者收缩阴道，以收缩持续时间和连续完成次数来分级。0 级：手指感觉不到肌肉的收缩动作，但不能区分是完全无收缩力，还是患者不懂收缩。1 级：能感觉到肌肉轻微收缩（蠕动），但不能持续。2 级：能明显感觉肌肉收缩，但仅能持续 2 s，并能完成两次。3 级：肌肉收缩能使手指向上向前运动，持续时间可达到 3 s，能完成三次。4 级：肌肉收缩有力，能抵抗手指的压力，持续时间可达 4 s，能完成四次。5 级：肌肉收缩有力，能持续对抗手指压力达 5 s 或以上，能完成五次以上。

二类纤维：让患者以最大力和最快速度收缩和放松阴道，按照在 6 s 工作时间内所能收缩的次数和持续完成次数分级。

二类纤维肌力分级见表 3-4。

表 3-4　二类纤维肌力分级

测试（有疲劳）	收缩质量	保持时间（s）	收缩次数
0	无	0	0
1	颤动	1	1
2	不完全收缩	2	2
3	完全收缩，没有对抗	3	3

测试（有疲劳）	收缩质量	保持时间（s）	收缩次数
4	完全收缩，具有轻微对抗	4	4
5	完全收缩，具有持续对抗	5	≥5

2. 盆底肌肌电评估

肌电是肌肉微弱电信号的集合，肌肉早期的功能障碍表现为肌电信号的异常，故盆底肌肌电可作为 FPFD 早期筛查的指标。盆底肌肌电评估通过放置在阴道内的肌电探头采集盆底肌肉运动电位，以此来了解肌纤维的募集功能，检测到的肌电位值和参与盆底收缩肌纤维的数量呈正比。盆底肌肉最大肌电位正常不低于 20 μV，肌电位下降代表参与盆底收缩运动的肌纤维数量减少，盆底肌肉做功能力下降。同时，通过盆底肌肉收缩曲线图可以得到参与运动肌纤维类型及肌力曲线，当患者运用最大肌电压 40%～60% 力量收缩时，参与运动的是Ⅰ类肌纤维，其收缩维持秒数代表Ⅰ类肌纤维肌力。Ⅰ类肌纤维的肌力及疲劳度，持续 1 s，肌力为Ⅰ级；持续 2 s，肌力为Ⅱ级；持续 3 s，肌力为Ⅲ级；持续 4 s，肌力为Ⅳ级；持续 5 s，肌力为Ⅴ级。起点的最高点到 6 s 终点的最高点之间的下降比率的百分比为疲劳度，正常为0%。Ⅰ类肌纤维肌力下降表现为盆腔脏器脱垂、持续漏尿。

运用最大肌电位 60%～100% 力量收缩时，参与运动的是Ⅱ类肌纤维，能在规定时间内连续完成的次数代表Ⅱ类肌纤维肌力。Ⅱ类肌纤维的肌力及疲劳度检测如下所示：持续 1 次，肌力为Ⅰ级；持续 2 次，肌力为Ⅱ级；持续 3 次，肌力为Ⅲ级；持续 4 次，肌力为Ⅳ级；持续 5 次，肌力为Ⅴ级。Ⅱ类肌纤维肌力下降表现为控尿能力下降和性功能障碍。通过该收缩曲线下降的面积比还可以得到参与盆底收缩的肌纤维疲劳度，当疲劳度下降时，表示盆底肌肉做功的维持能力会下降。同时，放置阴道肌电探头和腹部表面电极，还可以同时检测盆底肌肉和腹部肌肉收缩的曲线图，判断盆腔腹部肌肉收缩的协调性。正常情况下，盆底肌肉收缩时，腹部肌肉应该处于放松状态。

3. 盆底肌压力功能评估

盆底肌压力功能评估的压力在物理学中是指垂直作用在物体表面的

力。阴道是一个空腔器官，盆底肌肉收缩时会对阴道腔隙产生一定的压力。盆底肌压力功能评估即通过在阴道内放置含有一定体积的气囊，了解盆底肌肉在静息状态及收缩状态下所产生的压力。盆底肌静息压力正常值应在 10 cmH$_2$O（1 cmH$_2$O ≈ 0.098 kPa）以上，盆底肌肉收缩时产生的压力值为阴道动态压力，正常值范围为 80 ～ 150 cmH$_2$O。静息压力与动态压力的差值与盆底肌肉收缩的力量成正比。盆底肌压力反映盆底肌肉的做功能力及盆底肌与盆腔脏器间的动态协调功能。盆底肌肉收缩产生的压力曲线图同样可以反映肌纤维的类型、肌力及疲劳度。盆底压力检测正常者为综合肌力 5 级，肌肉疲劳度为 0%，阴道动态压力为 80 ～ 150 cmH$_2$O，静态压力为 10 cmH$_2$O，腹部肌肉与盆底肌肉收缩协调，A3 反射正常，生物场景反射良好，膀胱生物反射正常。

4. 盆底肌张力功能评估

张力是指弹性物体拉长时产生的应力。盆底肌肉和周围筋膜结缔组织本身就存在一定的张力，这样才能维持盆腔脏器及尿道的位置，即使在人体保持静止状态下，这种张力也存在，即静态张力。当人体运动时腹压增加，对盆底压迫增加，盆底肌肉及周围筋膜结缔组织张力需进一步增加来对抗压迫，此时的张力称为动态张力，动态张力会随腹压增加而增加，两者保持平衡，运动时盆腔脏器才不会下移，保持尿道的关闭状态。盆底肌张力功能通过放置在阴道内的电子张力计检测评估，主要检测指标包括静态张力、动态张力、肌伸张反射及盆底肌肉收缩闭合力。盆底 I 类肌纤维及其周围韧带和结缔组织在无负重状态时形成静态张力，正常值为 221 ～ 295 g/cm^2；在静态张力的基础上，由盆底 II 类肌纤维反射性收缩形成动态张力，卵泡期的正常值 > 450 g/cm^2，排卵期的正常值 > 600 g/cm^2；如检测得到的张力数值低于正常范围，则诊断盆底肌肉肌张力低下。在静息状态或运动状态下，盆腔脏器可能出现下移，尿道活动度过大，可能产生盆腔脏器脱垂或尿失禁。正常 I 类肌纤维与 II 类肌纤维的曲线转折点出现在 5°，如 II 类肌纤维反射性收缩的转折点后移，则诊断肌伸张反射延迟，提示 II 类肌纤维不能及时参与盆底肌肉收缩，不能及时有效关闭尿道或阴道。盆底肌肉收缩闭合力，也就是盆底肌肉收缩时阴道的关闭度，该指标表示盆底肌主动收缩能力主要体现为 II 类肌纤维收缩能力。

（五）盆底手术后疗效评估

由于手术器械的改进以及修补材料的发明和应用，盆底修复和重建手术有了突破性的进展。医患双方对手术满意与否多建立在解剖学改善情况及是否需要再次手术的基础上。但这种评价越来越受到质疑，在判断手术成功或失败的标准上，全球范围内都存在诸多的模糊地带，尚无统一的标准定义。总体而言，我们不应局限于对某种手术的掌握，而应明确其治疗对患者生命质量的确实效果。FPFD 主要是影响患者的健康和整体生命质量，疾病治疗的目标是改善生活质量，这是我们在治疗抉择中始终都应重视的问题。

FPFD 的治疗理念和模式已有较大改变，尤其是盆腔脏器膨出的治疗已由切除膨出的组织和器官转为加强盆底支持结构的手术。临床技术的现代策略体现了这几个特点：①以整体理论、吊床理论为基础，从完成解剖结构的恢复到实现功能的恢复（restoration of form leads to restoration of function），即"2RF"；②以盆腔前、中、后划分单位，充分进行术前论证，以 POP 为例，国际妇科泌尿学会（IUGA）/国际尿控协会（ICS）在 2014年细化了 POP 手术后的评价要求，提出所有的盆腔脏器脱垂手术应该完整报告手术中如下方面的结果。

（1）围手术期数据：失血量、手术时间、住院时间、恢复正常活动时间以及并发症。

（2）主观结局：患者报告阴道脱出物的症状存在或者消失。可以用有效的问卷评估患者的满意度和生活质量，问卷应涵盖脱垂、排尿、肠道和性功能。

（3）客观结局：使用 POP-Q 分期，并且应该使用绝对值及百分比制成表格，以方便其他的研究对比结果。

（4）并发症：描述下尿路症状、压力性尿失禁或肠道及性功能障碍。

（5）手术类型及手术部位。①初次手术：表明治疗任何部位的盆腔脏器脱垂所需要的第一步处理。②再次手术：表明与初次手术相关的任何后续手术处理。手术可细分为在不同（或新的）部位或腔室的初次手术；因 POP 复发而在相同部位或腔室实施的再次手术；因网片暴露、疼痛、感染或出血等并发症进行的手术；因非 POP 问题导致的尿失禁或粪失禁的手术。

记录手术后并发症主要指的是针对 POP 植入网片合成材料、移植物、自体组织和直接相关的女性盆底重建手术并发症，需要按照 IUGA/ICS 的并发症分类系统进行分类，CTS 分类系统包括 C（并发症的种类）、T（与初次手术有关的并发症被诊断的时间）、S（并发症存在的部位）。有别于肿瘤手术的是，POP 手术的并发症（尤其指植入移植物的 POP 手术），可以远期发生并持续存在而影响患者的生活质量。所以，记录并长期随诊影响患者术后生活质量的重要内容，追踪 POP 手术的不良事件包括泌尿生殖道损伤、胃肠道损伤、失血量大于 500 mL、手术时间、网片侵蚀，持续时间超过 6 周的新发下肢痛及阴道痛、瘘形成、新发性交痛或较前加重和持续性神经损伤等症状是衡量手术临床结局的重要部分。

关于客观 POP 术后评价指标，目前较为认可的诊断标准为 POP-Q 分度方法。解剖学失败的定义为 POP 术后需要再治疗或者 POP-Q 测定阴道顶端下降超过阴道下 1/3 或阴道前后壁膨出超过处女膜缘。儿童健康与人类发育研究所等研究诊断标准为 POP-Q Ⅱ度有症状及任何 POP-Q Ⅲ度以上。

因 POP 是非致命性的疾病，术后生活质量的改善才是手术追求的最终目标。手术成功与否以患者的感觉最重要，所以解决以患者为主导的主观症状是另一个重要评价指标，手术并不强调解剖完全恢复。POP 术后主观评价内容，主要包括脱垂涉及的泌尿道、肠道、阴道功能的患者的主观症状改善和患者的满意度。目前国际公认的主观评价标准是患者自填问卷评估。总之，对于盆底修复手术，术者均应了解这类影响生活质量的疾病对术后临床结局的评估不仅限于解剖复位，还需清楚评估与患者生活质量相关的主客观结局和手术并发症。

图 3-1 为重度子宫脱垂。

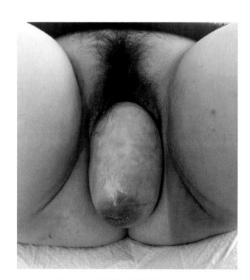

图 3-1　重度子宫脱垂

第四节　盆底功能评估及检测的辅助检查

女性盆底功能障碍性疾病（female pelvic floor disorder，FPFD）是常见的女性疾病，各种辅助检查方法对 FPFD 的病情评估及疗效评判非常重要。根据患者的症状不同，目前常用的辅助检查方法有尿动力学检查、肛肠动力学检查、盆底影像学检查等，规范应用上述辅助检查方法、科学评价临床价值显得尤为重要。

一、尿动力学检查

尿动力学检查（urine dynamics test，UDT）是根据流体力学和电生理学的基本原理和方法，检测下尿路膀胱尿道各部位的压力、流率，从而了解下尿路储尿、排尿的功能及机制，以及排尿异常的病理生理学变化，评估储尿期和排尿期膀胱、尿道、盆底和括约肌的功能状态，将患者下尿路功能状况用客观数字和图表表现出来。尿动力学检查一般包括自由尿流率测定、压力容积／压力流率／肌电图联合测定（膀胱初尿意容量、最大膀胱压测定容量、膀胱顺应性、逼尿肌的稳定性、排尿期最大逼尿肌压、最大尿流率时逼尿肌压力、腹漏尿点压）及尿道压测定，可详细评价下尿路的功能（详见第六章）。其中，自由尿流率测定是无创的，其余均为有创检查。

目前，尿动力在盆底功能障碍性疾病患者中的应用指征不甚明确，有些医院应用过度，对所有 PFD 患者术前均行 UDT 检查。由于尿动力学检查为有创检查，价格又较昂贵，过度应用将增加患者的医疗费用及感染概率。反之，有些医院由于没有相关设备及技术人员，又几乎不做该项检查，因此可能影响评估病情的准确度。

1. 尿动力在尿失禁诊治中的应用

尿失禁是指客观可证实的不自主的尿液流出。UDT 在尿失禁的诊治中有非常重要的价值。其有助于明确尿失禁的原因及类型。但是否所有的尿失禁均需要行 UDT 检查，这个问题尚有争议。

2. 尿动力在盆底脏器脱垂（POP）中的应用

POP 患者常合并各种下尿路症状（lower urinary tract symptoms，LUTS），其在尿动力学检查中主要表现为压力性尿失禁、膀胱过度活动症、尿路梗阻和尿潴留。POP 术后新发尿失禁是困扰临床医生的问题。研究表明，POP 术后新发尿失禁概率可高达 11%～22%。一般认为其与术前存在的隐匿性尿失禁有关。UDT 有助于发现隐匿性尿失禁，对是否需要在盆底重建手术的同时行抗尿失禁手术有指导意义。对于 POP 中已明确合并 SUI 症状的患者，术后持续 SUI 或 SUI 加重的风险高，推荐同时行抗尿失禁手术。

二、肛肠动力学检查

肛肠动力学检查可提供肛管直肠功能状态的信息，是评估括约肌功能、直肠反射和感觉功能的首选评估方法，可作为药物治疗、生物反馈治疗及手术治疗疗效评价的客观指标。临床常采用多通道水灌注间接测压或高分辨率固态测压设备。肛肠动力学的主要检查指标包括肛管静息压、肛管收缩压、直肠肛门反射、排便弛缓反射和直肠感觉功能。

POP 患者尤其是后盆腔脱垂者可能出现不同程度的直肠脱垂甚至小肠疝。患者由于生产时损伤肛门括约肌，长期盆底松弛失代偿而出现便失禁。对于上述症状明显且严重影响生活质量的 POP 患者，单靠临床症状无法提供准确的诊断，应行肛肠动力学检查，根据肛管直肠测压做出动力学亚型分类，从而正确判断患者肛肠功能失调的类型并指导治疗。因此，对于肠道症状明显的 POP 患者，在盆底重建手术前推荐行肛肠动力学检查，以评估直肠功能，有助于预估患者术后可能出现的排便困难，做好沟通和防范。

1. 肛管静息压

肛管静息压为安静状态下测得的肛管压力最大值，主要反映内括约肌张力，对维持肛门自制具有重要意义，正常参考值为 30～70 mmHg。

2. 肛管收缩压

肛管收缩压为持续主动收缩肛门时肛管压力的最大值。主要反映肛管外括约肌的收缩功能，约为肛管静息压的 2 倍。多数 POP 患者的肛管张力及收缩力下降，表现为肛管静息压和收缩压下降，持续收缩差，括约肌不耐疲劳。正常参考值为 110 ～ 140 mmHg。

3. 直肠肛门反射由盆底感受器触发

通过脊髓反射弧介导反映内外括约肌与中枢之间的反射功能，包括收缩和抑制反射。测试收缩反射时向直肠内快速注气后外括约肌反射性收缩，持续数秒后下降，反映了外括约肌的自制功能；之后肛门内括约肌反射性松弛，肛管压力曲线迅速下降持续一段时间后压力缓慢回升至静息压水平，此为直肠肛门抑制反射。对于正常人来说，可引出 10 ～ 30 mL。

4. 排便弛缓反射

嘱受检者模拟排便时用力的动作，随着直肠压有效升高，肛管压明显下降，形成有效压力梯度。主要反映耻骨直肠肌和肛管外括约肌的协调性，如异常，则可表现为排便状态下括约肌不能放松或反常收缩等矛盾运动。

5. 直肠感觉功能

将一球囊置于直肠内，用充气或注水来评估直肠感觉功能和直肠顺应性。通过扩张球囊的容积测定患者直肠初始感觉阈值（10 ～ 40 mL）、排便感觉阈值（50 ～ 80 mL）和直肠最大耐受量（120 ～ 240 mL）。感觉阈值过高或过低都提示直肠感觉功能受损，表明直肠高敏或低敏。感觉功能的测定需要受检者的配合和良好认知。

表 3-5 为患者功能性排便障碍的肛肠动力学发病机制。

表 3-5　患者功能性排便障碍的肛肠动力学发病机制

分型			动力学发病机制
出口梗阻型（功能型排便障碍）	亚型一	盆底失弛缓型	可能与盆底肌耗续性或超负荷收缩、精神异常有关
		盆底松弛型	包括直肠前突、直肠内脱垂、会阴下降或脏器脱垂等，互为因果，常可并存，造成直肠内压力不足；常由直肠及盆底的生理机能退变引起
	亚型二	排便协调障碍	排便时盆底有异常收缩或肛门括约肌松弛压力少于静息状态的，推动力正常
		排便蠕动力不足	排便时推动力不足，伴或不伴有肛门收缩或肛门括约肌松弛 < 20%

分型		动力学发病机制
出口梗阻型（功能型排便障碍）	亚型三	腹压或直肠推动力正常，肛管压力矛盾性上升
		腹压或直肠推动力正常，肛管压力下降 < 20%，放松不满意
		腹压或直肠推动力不足，肛管压力矛盾性上升
		腹压或直肠推动力不足，肛管压力下降 < 20%，放松不满意

三、盆底影像学检查

影像学在妇科盆底功能障碍性疾病中的应用开始于 20 世纪 80 年代，因其无创伤、实时、便捷、经济、易被患者接受等优点，已被临床医生广泛应用于 PFD 的治疗及疗效观察等方面。它既可显示静息状态下尿道、阴道、膀胱、膀胱颈、直肠等与耻骨联合下缘的关系，又动态观察上述结构的变化，了解膀胱颈活动度、尿道旋转的程度及盆底支持结构的变化，是评估 SUI 和 POP 的重要指标之一。

目前，在临床上影像学检查作为女性盆底功能障碍性疾病（female pelvic floor dysfunction， FPFD）的首要检查方法，主要有 X 线盆腔脏器造影术、电子计算机断层扫描（computed tomography，CT）、磁共振（magnetic resonance imaging，MRI）、腔内超声、三维超声及断层超声成像技术等。

（一）X 线盆腔脏器造影术

X 线盆腔脏器造影术，如排粪造影术、膀胱尿道造影术、腹膜腔造影术以及几种造影术的同步联合应用。因为 X 线盆腔脏器造影术的联合应用造成了辐射剂量的增加，检查程序操作复杂，软组织无法显示，使它的推广受到限制。

（二）CT

CT 为无创性检查，成像快且连续，解剖关系明确，其薄层扫描能提供没有组织重叠的横断面图像。随着大孔径的 CT 普遍运用，它可以进行模拟正常排便时的扫描，而不需要仰卧位检查，对盆腔变化遗漏较少，CT矢状面图像和冠状面图像重建能清楚显示盆部的骨性结构、盆腔脏器，但是在显示盆底肌的分界方面较MRI差。

（三）MRI

MRI真实地反映盆底的解剖和功能，并且对软组织分辨率高，能够多平面成像，可在横断位、矢状位和冠状位整体观察盆底的结构变化。腔内肛管内MRI可显示肛门括约肌的细微变化，肛管内成像是评价肛门失禁的有价值的方法，特别是对肛门外括约肌萎缩有独特的价值，对括约肌修补术后效果的预测有重要作用。目前，公认盆底动态MRI结合排便造影是评价盆底功能最好的影像学检查。阴道内MRI较肛管内MRI显示更大范围内的盆底解剖结构，能清晰显示盆膈、尿生殖膈、尿道周围和尿道的细微解剖，对进一步研究评价女性尿失禁有诊断价值，对于尿失禁的认识及外科治疗方案选择有重要的临床指导意义。此外，磁共振脂肪抑制成像术、水成像术和磁共振成像术等新技术的应用则更好地提高了空间、时间的分辨力，对动态观察盆腔脏器脱垂有重要的评价作用。

1. MRI诊断盆底支持结构缺陷

盆底支持结构是由肌肉和盆腔内筋膜构成的复杂结构。肛提肌的3个组成部分（耻骨尾骨肌、髂骨尾骨肌、坐骨尾骨肌）已在MRI上得到证实。盆腔内筋膜是一层结缔组织，将子宫和阴道固定在骨盆侧壁上。尽管筋膜在MRI上不能直接显示，但可在盆腔脏器病理运动过程中动态MRI间接评估盆腔内筋膜的缺陷。如膀胱下降或膀胱膨出，则提示盆腔内筋膜前部（耻骨宫颈筋膜）撕裂，直肠前壁膨出提示盆腔内筋膜后部（直肠阴道筋膜）撕裂。

2. MRI评估盆腔脏器脱垂程度

目前，MRI对盆腔脏器脱垂程度的诊断尚无统一标准。多数研究者应用动态MRI，当患者屏气用力或排便使盆腔脏器下降达到最大程度时，在正中矢状位上使用骨性标志线来测量盆腔脏器脱垂的程度。但是，MRI存在使用禁忌证，如妇女宫腔内带金属节育器，且检查时间较长，费用昂贵，MRI在临床上尚未作为盆底检查的常规手段。

（四）盆底超声

因其有无创性、可重复性、无辐射性、费用低，最主要是可以实时动态观察的优点而被广泛认可。盆底超声的检查方法为受检者排空大便、小便，取截石位，暴露会阴，将容积探头置于会阴部，正中矢状面显示耻骨联合后下缘、尿道、膀胱颈部、阴道、宫颈、肛管和直肠壶腹部，二维超声对比静息状态及 Valsalva 状态变化。观察有无尿道内口漏斗形成，有无漏尿，膀胱逼尿肌是否增厚并测量残余尿，前、中、后盆腔脏器下移距离，尿道旋转角、膀胱后角、肛直角、提肌板角等。观察肛提肌裂孔的变化，测量肛提肌裂孔的面积；观察发生缩肛动作时盆腔脏器和肛提肌裂孔的变化；观察发生缩肛动作时肛门内外括约肌是否有损伤。

1. 超声在压力性尿失禁中的应用

压力性尿失禁属于前盆腔缺陷，其超声表现特点是基于尿道高活动度和尿道关闭压降低导致的结构异常，主要包括发生 Valsalva 动作时尿道内口漏斗形成、膀胱颈部活动度增大、膀胱后角开放及尿道旋转角增大等。彩色多普勒超声在膀胱颈部漏尿时显示彩色多普勒信号，是检测患者在腹压增加时发生膀胱颈漏尿现象的可靠手段。

2. 在盆腔脏器脱垂诊断中的应用

盆底结构包括前、中、后 3 个腔室。评估各腔室器官脱垂的方法如下：经耻骨联合后下缘做一条水平参考线，在发生 Valsalva 动作时，通过观察盆腔脏器的位置、形态和活动，测量最大 Valsalva 状态时膀胱、宫颈和直肠壶腹部最低点与耻骨联合后下缘水平线的垂直距离来判断盆腔脏器脱垂的存在与否。

前盆腔脱垂是指阴道前壁下降，超声检查能够显示阴道前壁下降的内容物，以膀胱脱垂为主。另外，超声检查可以确定膀胱脱垂的 Green 分型，并且该方法在不同检查者之间具有较好的一致性。

中盆腔脱垂主要是指子宫或穹隆脱垂，超声检查过程中以阴道气体线和宫颈囊肿作为辨认子宫宫颈的特征性结构。例如，Ⅱ度子宫脱垂的患者在进行脱垂相关妇科检查时，可见宫颈脱出至处女膜外；超声检查时嘱患者做 Valsalva 动作，可见宫颈位于耻骨联合后下方水平线下，超声看不到

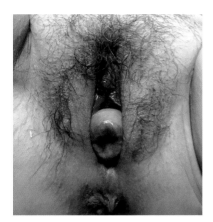
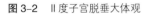

图 3-2　Ⅱ度子宫脱垂大体观

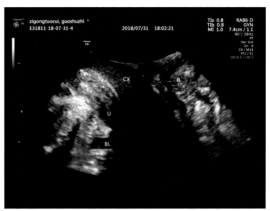

图 3-3　Ⅱ度子宫脱垂超声影像。PB，耻骨联合；U：尿道；
　　　　CX：宫颈；R：直肠壶腹

后盆腔脱垂是指阴道后壁下降，主要包括真性直肠脱垂和会阴体过度活动，两者的区别在于阴道直肠隔是缺损还是松弛。该隔缺损时，直肠前壁疝入阴道后壁，即为真性直肠脱垂；否则，直肠壶腹部整体下移，超声虽然不能直观地显示该隔，却可以显示下降的内容。盆底超声不但能评估盆底功能缺陷的位置，而且能够区分膨出的具体结构，判断脱垂程度，极大地弥补了临床检查的局限性。

3. 手术后网片或吊带超声诊断的临床价值

随着盆底重建外科学的兴起，女性盆底功能障碍性疾病的治疗也出现了很多新的手术方式：经阴道无张力尿道中段悬吊术、网片植入、经闭孔阴道无张力尿道中段悬吊术等治疗压力性尿失禁，术后观察植入材料的位置和形态是评估手术疗效的重点。MRI、X 线等影像检查方法几乎无法显示植入材料，超声尤其是三维/四维超声能够显示吊带等植入材料的全貌并进行全程定位，通过超声图像判断吊带等的松紧程度。对于手术效果不理想或出现其他并发症的患者，吊带过紧、吊带断裂、网片折叠、网片局部或整体游离等都可以被很好显示，给临床医生制定进一步的治疗方案提供了重要的诊断依据。

4. 断层超声成像

断层超声成像技术是影像学新技术，它将 CT、MRI 的横切面成像优势引入超声容积成像中，可以按预先设置好的平面间隔同时显示肛提肌的多个平面成像，并可将与水平面或垂直面成一定角度的倾斜平面成像。因此，断层超声可以显示容积数据内任一平面的信息，并可在肛提肌厚度的测量及生殖裂孔经线的测量上具有很好的重复性。

综上所述，影像学检查在盆底功能障碍性疾病的应用与诊断上发挥着十分重要的作用，动态盆底 MRI 已有了很好的临床初期应用，但由于其不能实施动态观察、价格昂贵、不能显示补片及吊带的形态和位置，有金属移植物和幽闭恐惧症的患者不可以使用。所以，超声技术应运而生，特别是在盆底疾病手术术后的动态观察（包括补片、吊带的情况、效果等）与评估中均有很大的优势，并且为临床选择治疗盆底功能性疾病的方案提供可靠的客观依据，具有非常广阔的应用前景。

（张广美　高建华　曲延峻　王　妍）

参考文献

Cundiff GW，Quinlan DJ，van Rensburg JA. foundation for an evidence informed algorithm for treating pelvic floor mesh complications：a review. BJOG，2018.

Meriwether KV，Antosh DD，Olivera CK. Uterine preservation versus hysterectomy in pelvic organ prolapse surgery：A systematic review with meta-analysis and clinical practice guidelines. Am J Obstet Gynecol，2018.

Rebecca UM，Markus H，John OL. Origin and insertion points in-Volved in levator animuscle defects. Am J Obstet Gynecol，2007，196（3）：251e1-e5.

Goh JT. Biomechanic properties of prolapse vaginal tissue in pre and postmenopausal women. Int Urogynecol J，2002，13（2）：76-79.

Cosson M，Lambaudie E，Boukerou ML. A biomechanical study of the strength of vagina ltissues. Results on 16 post-meno-pausal patients presenting with genital prolapse. Eur J Obstet Gynecol Reprod Biol，2004，112（2）：201-205.

Lei L，Song Y，Chen R. Biomechanical properties of prolapsed vaginal tissu e inpre-and postmenopausal women. Int Urogyne-col J，2007，18（6）：603-607.

Rubod C，Boukerrou M，Brieu M. Biomechanical properties of vaginal tissue：preliminary results. Int Urogynecol J Pelvic FloorDysfunct，2008，19（6）：811-816.

EpsteinL B，Graham C A，Heit MH. Systemicand vaginal biome-chanical properties of women with normal vaginal supportand pelvic organ prolapse. Am J Obstet Gynecol，2007，197（2）：165e1-e6.

Ewies AA，Elshafie M，Li J. Changes in transcription pro-file and cytoskeleton morphology in pelvc ligament fibroblasts in response to stretch：the effects of estradiol and levormeloxifene. Mol Hum Reprod，2008，14（2）：127-135.

Lee BA，Kim SJ，Choi DK. Effects of Pelvic Floor Muscle Exercise on Urinary Incontinence in Elderly Women With Cognitive Impairment. Int Neurourol J，2017，21（4）：295-301.

Bodner-Adler B，Bodner K，Kimberger O. Association of endogenous circulating sex steroids and condition-specific quality of life domains in postmenopausal women with pelvic floor disorders. Arch Gynecol Obstet，2018.

Hill A，Alappattu M. Quality-of-life outcomes following surface electromyography biofeedback as an adjunct to pelvic floor muscle training for urinary incontinence：a case report. J Womens Health Phys Therap，2017，41（2）：73-82.

Chamié LP，Ribeiro DMFR，Caiado AHM. Translabial US and dynamic mr imaging of the pelvic floor：normal anatomy and dysfunction. Radiographics，2018，38（1）：287-308.

Milani R，Frigerio M，Vellucci FL. Transvaginal native-tissue repair of vaginal vault prolapse. Minerva Ginecol，2018.

Curtiss N，Duckett J. A long-term cohort study of surgery for recurrent prolapse comparing mesh augmented anterior repairs to anterior colporrhaphy. Gynecol Surg，2018，15（1）：1.

Bonmati E，Hu Y，Sindhwani N，et al. Automatic segmentation method of pelvic floor levator hiatus in ultrasound using a self-normalizing neural network. J Med Imaging，2018，5（2）：021206.

Mäkelä-Kaikkonen J，Rautio T，Kairaluoma M. Does ventral rectopexy improve pelvic floor function in the long term? Dis Colon Rectum，2018，61（2）：230-238.

宋岩峰.盆底功能障碍性疾病的诊断及康复治疗——盆底功能及功能障碍与腹盆腔生物动力学.中国实用妇科与产科杂志，2008，24（8）：565-567.

苏园园，韩燕华，李丹彦.女性盆底功能及盆底肌功能评估方法.中国实用妇科与产科杂志，2015，31（4）：310-313.

苏园园，韩燕华，曹丽.盆腔脏器脱垂手术前后盆底电生理评估.中国实用妇科与产科杂志，2017，33（10）：1038-1040.

宋红芳,李胜利,刘志成.兔盆底组织力学特性的试验研究.中国医疗设备,2007,22(11)：4-6.

单淑芝，石彬.盆底功能障碍性疾病及相关生物力学研究进展.中国实用妇科与产科杂志，2010，26（4）：304-306.

陈冬銮，宋岩峰.女性盆底功能障碍性疾病诊断方法.中国医刊，2011，46（10）：12-14.

朱兰.盆腔脏器脱垂手术治疗临床评估注意问题.中国实用妇科与产科杂志，2017，33（10）：993-994.

郎景和.重视盆底康复治疗 提高女性生存质量.中国实用妇科与产科杂志，2008，24（8）：563-564.

朱兰，孙智晶.关注老年女性身心健康.中国实用妇科与产科杂志，2007，23（11）：817-

818.

丁强，邹鲁佳.老年性下尿路功能障碍防治现状.老年医学与保健，2015，21（4）：197-199.

朱兰.盆腔脏器脱垂手术治疗临床评估注意问题.中国实用妇科与产科杂志，2017，33（10）：993-994.

韩炜，郑婷华，蒋维，等.盆底肌肉康复训练联合盆底重建术治疗盆底功能障碍性疾病临床研究.中国妇幼保健，2017，32（1）：163-166.

丁曙睛.肛肠动力学检查在盆腔脏器脱垂病情评估中的应用及临床价值.中国医刊，2014，49（4）：6-7.

王斌，黄和平，黄琳玲.阴道松弛症的综合治疗.江西医药，2007，42（12）：1095-1098.

王毅.盆底影像学技术及其价值.临床放射学杂志，2004，23（5）：441-443.

范丽媛.经会阴超声评估女性盆底功能障碍性疾病的价值.医学新知，2017，27（4）：422-423.

王杏.经会阴三维超声对盆底功能障碍性疾病的诊断价值.中外医学研究，2014，30（6）：63-64.

柯桂珠，宋岩峰，马明，等.盆底器官脱垂患者肛提肌的动态MRI研究.现代妇产科进展，2008，17（7）：525-529.

谭初珍.阴道前壁桥式修补术与传统术式治疗阴道前壁膨出疗效对比分析.江西医药，2013，48（6）：537-539.

雷凯荣，李艳平，张小培，等.盆底超声在女性盆底功能障碍性疾病诊断中的应用.中国实用妇科与产科杂志，2017，33（10）：1018-1025.

韩劲松，陈永康，刘剑羽.磁共振成像在盆底结构异常的诊断意义.中国实用妇科与产科杂志，2017，33（10）：1018-1025.

蒋维，韩炜，刘维红，等.生物反馈联合电刺激在盆底功能障碍性疾病中的应用效果.中国妇幼保健，2017，32（8）：1780-1782.

周丹，马琳琳，邓文慧，等.老年女性盆底功能障碍疾病的盆底肌力检测特点.中华老年医学杂志，2017，36（4）：439-442.

Haas PD，Lennex PJH，Anneke BS.盆底超声学图谱.王慧芳，谢红宁，译.北京：人民卫生出版社，2011：85-93.

第四章　围产期盆底功能障碍的相关问题

第一节　概　述

一、妊娠期盆底功能障碍流行病学和特点

大量的循证医学已表明，妊娠期对下泌尿道及盆底功能的影响是远期出现盆底功能障碍的独立的高危因素之一。近年来，流行病学调查采用横断面研究、队列研究等，其获得的结果使临床医生对盆底功能障碍的范围和影响有所了解。但针对围产期的流行病学调查研究较少，且无论是尿失禁、大便失禁，还是盆腔脏器脱垂，均较难评估。其受主观因素影响多，并受到年龄、地区、种族、经济等条件影响，不同地区、国家报道的发病率和患病率不同，而且目前数据大大低估了妇女人群中的这类疾病的发病率。就尿失禁而言，就诊率较低，美国尿失禁妇女仅有39%寻求医疗帮助，其中73%的人认为尿失禁还不至于需要去医院就诊，53%的人认为是机体老化不可避免的结果，55%的人认为是健康机构未询问她们是否有尿失禁。在中国成年女性尿失禁的研究中，尿失禁人群就诊率为27.1%，而5年就诊率只有8%。另外，国际上对盆底功能障碍性疾病的定义很宽泛。例如，国际控尿协会对尿失禁的定义是"任何不自主性漏尿症状"，所包含的内容极广，这使得不同的流行病学研究在资料收集和疾病的特定含义之间存在一定的差异。

尿失禁主要分为压力性尿失禁（stress urinary incontinence，SUI）、急迫性尿失禁和混合性尿失禁，其中压力性尿失禁最常见。妊娠期31%～67%的孕妇会发生尿失禁，可能出现在妊娠的各个时期，随着妊娠的进展，SUI的发生率增加，到第32周呈现显著上升趋势，到第38周达到高峰，而且约有70%为轻度尿失禁。这其中的机制一方面可能与膀胱和尿道压力的相对性改变有关，当妊娠期尿道压力较低时，容易发生SUI；另一方面可能由于逼尿肌不稳定导致，这与孕期高孕激素水平有关。盆腔

脏器脱垂（pelvic organ prolapse，POP）的发生，与妊娠及阴道分娩、年龄、慢性腹内压增加、雌激素水平低下、吸烟、手术史等有关，但往往存在多种危险因素的叠加。妊娠期间盆底结缔组织为适应妊娠而过度延伸以及腹内压增加，一部分妊娠妇女可能存在肛提肌纤维断裂的现象。46%的初产妇在孕晚期可能有不同程度的盆腔脏器脱垂。因妊娠发生的 POP 可以通过产后进行盆底康复训练恢复。

大便失禁的流行病学研究具有挑战性。尿失禁已然让人尴尬，大便失禁就更加让人羞于启齿。妊娠本身对肛门括约肌的形态和功能没有显著影响。在妊娠期间，极少出现新发的大便失禁。

二、产后盆底功能障碍流行病学和特点

产后 SUI 的症状通常有很大程度改善，产后 6 周时大约 10% 产妇仍有尿失禁，71% 为轻度尿失禁；产后 6 个月时大多数 SUI 患者可自愈，其中大约 2% 的产妇持续有尿失禁，大部分为轻度尿失禁。产后 SUI 有 70% 继发于妊娠期，另外 30% 是新发的 SUI。选择性剖宫产组和阴道分娩组在产后发生 SUI 的比例大概分别是 3.8%、13.9%，孕妇分娩年龄、阴道分娩、妊娠期增加 BMI、妊娠期 SUI、新生儿出生体重、阴道分娩组第二产程时间和产后 SUI 发生呈正相关，是产后早期 SUI 的危险因素。

产后发生盆腔脏器脱垂的比例大约为 42%，其中阴道前壁、后壁及子宫脱垂的比例大约分别为 73.6%、46.7%、6.2%，孕妇分娩年龄、妊娠期增加 BMI、分娩前 BMI、阴道分娩、新生儿出生体重、阴道分娩组的第二产程时间和会阴撕裂是产后子宫脱垂的危险因素。分娩后发生的 POP 可以通过产后进行盆底康复训练恢复。

在一项有 7879 名妇女参加的流行病学研究中，产后 3 个月的大便失禁的患病率为 9.6%。然而，在产后早期阶段，可能有超过 50% 的产妇出现肛门急迫和气体失禁的症状，其中约 2%～10% 可能出现液体或固体的肛门失禁。阴道分娩可导致肛门括约肌撕裂，是肛门缺乏自禁功能的重要危险因素。引起显性和隐性的肛门括约肌损伤的危险因素包括产钳助产、第二产程延长、新生儿出生体重过大、会阴正中切开和枕后位。多数研究表明，会阴正中切开术是肛门括约肌的损伤以及大便失禁的一个很危险的因素。

行会阴裂伤修补术后仍有 85% 的女性存在持续的肛门括约肌损伤。

三、产科高危因素与盆底功能

妊娠本身对盆底功能有重要影响，是独立于分娩以外导致 PFD 的高危因素。妊娠期肾脏产生的生理性变化、机械性的压迫及激素水平的变化，可能是造成产后尿失禁的重要原因。研究表明，妊娠晚期膀胱颈活动度明显增加，并持续到产后 2 年，妊娠是发生产后尿失禁的前驱的相关因素。妊娠期间，随着妊娠子宫体积和质量逐渐增加，妊娠本身对盆腔脏器的位置改变有重要影响，子宫在盆腔内的位置逐渐变垂直，到妊娠晚期子宫几乎变成一个垂直器官，越来越大的压力直接施加于盆底支持组织。妊娠期受激素的影响，尿道平滑肌张力改变。由妊娠引起的盆底组织松弛导致的神经肌肉接头撕脱，妊娠晚期宫体增大，宫颈扩张导致去神经化，这些均可对盆底肌肉造成损伤，并导致盆腔脏器解剖位置改变。

阴道分娩导致盆底肌纤维、结缔组织及神经组织缺血甚至断裂，引起继发的萎缩、变性、坏死、血管病变，导致肌纤维数量减少及去神经化，结缔组织失去支撑作用。当胎头下降并仰伸时，胎头将压迫耻尾肌和耻尾肌附近的肌肉、神经及血管，破坏邻近的筋膜。胎头着冠可使会阴体极度扩张而引起阴部神经障碍，这将直接导致肛提肌等结构破坏。盆腔内筋膜和肛提肌撕裂，盆底组织被削弱或缺损，尿生殖裂孔变宽而敞开，在过高的腹压下，可将尚未复旧的子宫推向阴道而发生子宫脱垂。同时，可致耻骨膀胱颈筋膜纤维伸长、断裂，使阴道前壁膀胱及膀胱底部失去支持而下垂突出阴道，重者累及尿道括约肌，使尿道括约肌松弛。在分娩过程中，当腹压突然增加时，尿道支持结构受损，膀胱颈过度下降，导致压力传导障碍，是产后压力性尿失禁的发病机制之一。

分娩造成盆底肌肉组织部分去神经支配和阴部神经障碍，也是 PFD 的主要原因。由于组织受压缺血或撕裂伤损伤阴部神经，受压神经变性，功能受损，对支配盆腔脏器、盆底组织、膀胱和直肠、肛门的神经造成负面影响，引起大多数阴道分娩妇女的盆底发生部分去神经支配，严重时可致大小便失禁。选择性剖宫产似乎对盆底肌肉及神经有一定的保护作用。关于分娩方式对盆底功能障碍的影响，目前尚存在争议。国外的一份大样本调查发现，阴道分娩使得患 SUI 的风险增加 1 倍，且患中重度 SUI 的风险比选择性剖宫产高 2.2 倍。阴道自然分娩后生殖裂孔的前后径明显大于选择性剖宫产，选择性剖宫产的 SUI 的发生率短期内较阴道分娩低，严重的尿失禁由阴道分娩造成。而且，选择性剖宫产很少有肛门括约肌的损伤，盆底肌的收缩力减弱、神经损伤及膀胱颈位置的改变较阴道分娩者轻。另外，国内研究发现选择性剖宫产与潜伏期剖宫产的产后 SUI 发生率无明显差异，而活跃期剖宫产的产后 SUI 高于潜伏期剖宫产，阴道分娩的产后 SUI 发生率最高。但是，也有研究认为选择性剖宫产无保护性作用：一方面，生殖裂孔的孔径大小与分娩方式无相关性，生殖裂孔的面积，尤其是收缩状态时的面积，与第二产程的长短呈负相关；另一方面，从远期的发病率角度讲，50 岁以后剖宫产妇女与阴道分娩妇女的 SUI 发生率无差别；且巴西的一项研究主要评估初产妇行剖宫产后两年内尿失禁和盆底脏器脱垂的患病率，发现剖宫产不会对尿失禁起到保护作用，分娩方式与产后两年内是否发生尿失禁和盆底脏器脱垂无关，而怀孕期间发生尿失禁是产后发生尿失禁的一个重要预警。总体而言，分娩方式对产后盆底功能障碍的影响在分娩后早期具有最强的效应，随着时间的延长而减弱，在分娩 2 年后，分娩方式可能对盆底功能障碍无显著影响。多数研究认为，第二产程延长、会阴侧切术及其他各种器械助产是 SUI 及 POP 的高危因素。第二产程延长加重胎头对盆底组织的压迫，增加了阴道助产率，导致盆底组织损伤加重。会阴侧切术在临床上常用于胎儿较大时，某种程度上减少了胎儿娩出时的阻力，也缩短了产程，但存在不可逆的损伤。盆底支持结构和组织的肌肉、神经、筋膜、韧带受到过度牵拉和撕裂从而导致组织结构和形态在功能上发生不可逆的损伤，而在疤痕修复后，肛提肌纤维化，使得盆底肌肉的伸缩能力减弱甚至消失，这促使了 SUI 及 POP 的发生。影响盆底功能的产科因素还有产次，分娩次数的增加作为发病的高危因素已得到认可，随着分娩次数的增加，对于盆底功能的损害会增强。第一次分娩可能使得子宫脱垂和阴道前后壁的脱垂风险增加 1 倍，每增加一次分娩，脱垂的风险会增加 10%～21%。新生儿出生体重与产后盆底功能障碍相关。妊娠期间，胎儿对母体盆底肌肉、筋膜等软组织长期的、直接的重力作用导致盆底组织受损。有研究表明，新生儿体重每增加 100g，产后 SUI 的风险增加 1.9

倍，POP 的风险增加 2.3 倍。

此外，其他非产科因素，如年龄、体重指数、遗传因素等，均对盆底功能有不同程度的影响。

（梁峰冰　张　珂）

第二节　妊娠对盆底功能的影响

在导致盆底功能障碍性疾病诸多因素中，妊娠和分娩是独立的高危因素。近年来的研究证实了妊娠期盆底组织的解剖位置和生理功能的改变是主要的促发因素，这是一个缓慢而渐变的过程，主要表现在以下几方面。

一、妊娠期腹腔内压的改变

正常女性腹腔压力与内脏器官之间的关系可用"液体静力学"定律来解释，即压力平均分布在各内脏器官上，着力点指向腹腔的侧方周围，于吸气时在膈肌下形成负压区，其吸附力可达 2 kg，使腹腔内多数脏器均可被吸附悬吊于膈肌下，平时盆底所承受的压力并不大。而且，作为主要器官的子宫，在非孕期常为前倾前屈位，子宫纵轴与阴道纵轴呈 90°～100°，着力点是往骶骨和尾骨方向。在妊娠期，随着子宫重量、体积的增加，子宫在盆腔内的位置逐渐垂直，直接作用于生殖裂（图 4-1）。加之脊柱向前弯曲，使盆腔承受压力增大。此外，妊娠晚期盆底韧带胶原溶解度增加，盆底肌随之趋于松弛状态，其机制与以下方面有关。

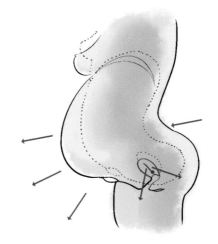

图 4-1　妊娠期腹腔内压改变对盆底功能影响

（一）压力性缺血、缺氧学说

随着妊娠的进展，右旋的子宫压迫右髂静脉引起血液回流障碍，使盆底组织缺血、缺氧，可导致出现肌张力下降、收缩力下降，甚至撕裂。同时，随着子宫的增大，盆底组织承受的压力增高，伸展过度而失去末梢血管的营养。长期压力性缺血、缺氧状态，将导致细胞结构受损，功能失代偿而出现一系列病理生理改变，包括可逆的或不可逆的。

（二）去神经化学说

妊娠期子宫增大、盆底肌肉过度延伸超越神经纤维牵张极限时将失去神经支配，过度伸展的受损肌组织在去神经化的状态下，其损伤与修复失去平衡，导致盆底组织结构变化而影响功能。在正常情况下，阴部神经沿盆腔后壁行走，最终出盆腔而支配外生殖器。在妊娠期，因其长度和解剖位置改变而呈现的压缩性和牵张性损伤，尤其是在胎头下降过程中直接压迫盆腔侧壁所致。去神经损伤是产后尿失禁、大便失禁的相关因素之一。

二、妊娠期膀胱尿道的生理改变

妊娠期膀胱尿道会发生一系列的生理性变化。妊娠期激素的影响使平滑肌的张力改变，尿道的弹性增加，妊娠早期膀胱的容量增加，妊娠后期胎头入盆时膀胱的容量又减少，并且孕期的特殊身体姿势使膀胱和尿道内压力发生以下变化。

（一）尿动力学的变化

妊娠期尿动力学发生明显的变化，早有研究采用压力测定仪观察了妊娠 12～16 周、38 周和产后 5～7 天的 14 例孕产妇尿道压力曲线（urethral pressure profile，UPP）的变化。结果显示，妊娠使最大尿道压力随孕龄的增加而逐渐增加，产后 1 周可恢复到孕早期水平；尿道关闭压增加 12 cmH$_2$O。同时，膀胱的压力增加 1 倍多，于产后恢复正常。另外，孕期平均每日尿量和残余量随孕龄增加而增加且在分娩后下降。此类情况有种族差异，白人妇女的残余尿量高于黑人。

（二）尿道长度变化

妊娠期尿道长度的适应性变化是维持排尿功能的重要因素，但是变化过度将是产后发生尿失禁的原因之一。有学者曾用双腔管测定整个孕期尿道绝对长度和功能长度，显示两者均增加。尿道绝对长度与功能长度的平均增加值分别为 6.7 mm 和 4.8 mm。妊娠期尿道长度变化可能与孕期性激素变化有关。

（三）膀胱颈移动度增加

妊娠期增大的子宫上推膀胱，膀胱尿道位置上移，膀胱颈呈现漏斗状，影响尿道的关闭。运用前庭超声动力检查可观察到妊娠期输尿管的扩张及膀胱颈的移位，这是孕期真性 UI 的原因所在。同时，产前有膀胱颈移动者，产后发生 UI 概率明显增多，并且阴道手术分娩如产钳助产，也将使膀胱颈的移动增大，增加了产后尿失禁的发生风险，这与产程的长短无明显关联。

（四）其　他

妊娠期激素水平的变化是导致孕期尿失禁的另一个主要原因。由于尿生殖器官区域中的结缔组织对激素具有很高的敏感性，加之妊娠期逐渐增大的子宫使盆底结缔组织过度伸展，肌纤维变形，胶原溶解，含量减少，排列稀疏，导致韧带、筋膜等解剖结构的弹性降低，发生张力性松弛，从而导致盆底支持力下降，使尿道周围组织支持力减弱，损害控尿机制，导致妊娠期 SUI 发生。

三、妊娠期激素水平变化对盆底的影响

妊娠过程中，为了满足胎儿生长发育的需要，在体内新增器官——胎盘所分泌的蛋白类激素和甾体类激素作用下，母体各器官系统将发生一系列变化。由于孕期子宫体的增大与移位，体内激素、松弛素、细胞因子等水平的改变，促使盆底组织的形态、结构及代谢发生相应的变化，这些变化一旦失去平衡，可引发 FPFD。妊娠期母体激素水平的变化，对盆底的影响表现为正反两个方面。一方面，孕期大量分泌的雌二醇、雌三醇、黄体酮对盆底组织的神经、肌肉和结缔组织的重塑发挥了重要的作用。雌激素对盆底组织的作用较广泛，对肌肉、结缔组织及神经均有影响作用。研究

表明，在非孕期，雌激素可增加肛提肌横断面积和血管密度，防止肛提肌萎缩并提高其肌力。目前，大多数研究支持雌激素对盆底组织起保护作用，可防止 FPFD 发生。众所周知，妊娠期间体内激素可发生巨大的变化，如雌激素家族的雌三醇至妊娠末期为非孕妇女的 1000 倍，雌二醇及雌酮为非孕妇女的 100 倍。而孕激素也远高于非孕期。这些激素对妊娠期盆底组织如神经、肌肉、结缔组织等的重塑起到很大的作用，以适应孕期胎儿对盆底的压迫和分娩时盆底组织的极度扩张、伸展。另一方面，妊娠期的松弛素剧增对盆底的影响更为凸显。女性松弛素主要是由黄体产生，属妊娠相关激素，孕第 10 ~ 14 周时达高峰，是非孕时的 20 ~ 50 倍，随后逐渐下降，至孕第 24 ~ 26 周后维持相对稳定。松弛素的主要贡献在于在妊娠期能较好地降低子宫肌肉的敏感性，抑制子宫收缩，维持妊娠；同时，松弛素作用于结缔组织，使其软化与扩张，促进分娩。此外，以往对松弛素的认识是其对于胶原组织的降解作用主要在全身的韧带、关节软骨、肝、肾、心脏等器官，有研究发现孕期的松弛素增高与盆底功能障碍的发生呈正相关。国内郑颖等研究提示孕期松弛素水平及阴道壁组织胶原含量降低与盆底功能障碍有关。此外，松弛素可影响人类生殖道基质金属蛋白酶活性，减少纤维化，而这种抗纤维化将会影响盆底修复。Kapila S 的研究证明雌激素和松弛素对胶原组织的降解具有协同作用。总之，妊娠期激素的改变，一方面能顺应妊娠进展使阴道张力逐渐下降、质地趋于松软，促使盆底组织重塑以适应妊娠及分娩的扩张；另一方面会导致阴道或盆底韧带支持作用下降，易导致压力性尿失禁、阴道壁脱垂（尿道脱垂）等妊娠期盆底功能障碍。

四、再次妊娠对盆底功能的影响

随着国家"全面二孩"政策的落地，再生育妇女人数短时间内骤增，她们面临的风险也随之增高。再次妊娠妇女除了如同初次妊娠时，存在着增大的子宫对盆底机械性的压迫、激素水平的变化造成盆底组织趋于松弛和去神经化、泌尿系统的生理性改变引起控尿功能的下降等盆底损伤外，还受高龄、BMI、营养状况、慢性疾病、胶原蛋白减少等因素影响，大大增加了盆底功能障碍性疾病发生的风险。当孕妇年龄过高时，盆底肌功能和运动状态能趋于弱化，可触发盆底功能障碍。再生育妇女在妊娠期间易出现体重过度增长及胎儿自体过重，导致腹内压持续增高，对盆底肌肉、结缔组织和神经产生持续压迫，逐渐影响其正常张力及平衡状态。一般来说，妊娠后 3 个月尿失禁的发生率在 13.0%～31.1%，而妊娠次数与尿失禁有明显的相关性，妊娠次数 4 次以上的女性发生尿失禁的概率高达 37.1%。一次分娩可将子宫脱垂、阴道脱垂的风险提高 1 倍，而每增加一次分娩，上述风险将增加 10%～21%。

（张　珂　张红萍）

第三节　分娩损伤盆底功能的机制

围产期是育龄女性生命周期中的一个特殊时期，机体的各个系统代谢、功能等方面相应改变，盆底组织也发生一系列重塑，以维持盆腔脏器解剖位置及功能的稳定。一旦这种稳定状态失去平衡，就表现为盆底功能障碍。围产期盆底功能改变的发生机制目前尚不明确，可能妊娠本身就是 FPFD 的促发因素，而 Gyhagen M 认为阴道分娩（尤其是难产）更加重了盆底结构和功能的异常。

一、分娩方式与盆底功能

（一）阴道分娩对盆底的影响

阴道分娩对盆底的影响主要是一种机械性损伤，由产程中盆底肌肉、韧带及筋膜超过生理极限的过度伸展和扩张所致，集中表现在肛提肌隐性或显性的裂伤。肛提肌的解剖概念在历史上曾进行多次变更，大多研究人员认可肛提肌分为耻尾肌、髂尾肌和坐尾肌 3 部分，并接受 Shafik 提出的肛提肌复合体理论和对肛提肌的形态变化与功能的描述。排便时肛提肌通过向外上缩回，实现提肛、开肛和防止盆腔脏器下移。静息时，肛提肌放松，盆底下移回到静息位。同时，提肌裂孔（1evatorhiatus）增大，是导致盆底器官脱垂的原因。在阴道分娩中，为允许胎儿娩出，肛提肌经历了极大的拉伸，很有可能受损。肛提肌受损可以引起肛提肌裂孔的扩大和盆腔脏器位置的下移。Van DK 等研究表明，第一次阴道分娩中肛提肌的撕裂将造成盆底功能障碍性疾病，且这种撕裂也是盆腔脏器脱垂发生的关键环节。因此，阴道分娩过程中对肌肉、韧带等的机械损伤严重影响女性产后盆底功能。Goh V 用动态 MRI 调查 50 例健康产妇时发现无症状的轻度脱垂者占 14%。

（二）剖宫产对盆底的影响

剖宫产是否能保护盆底组织是值得探讨的热点问题。大量流行病学研究支持选择性剖宫产对盆底肌（肛提肌）有一定的保护作用，试产后或 3 次以上的剖宫产将失去这种保护效应。而 Freeman RM 对保护尿道括约肌持否定态度，因剖宫产后压力性尿失禁的发病率仍然很高。单学敏等研究发现在进行Ⅰ类、Ⅱ类肌纤维的检测时均未提示剖宫产对盆底肌力有保护作用。Hilde 等对 277 例初产妇从妊娠中期至产后 6 周进行盆底肌测定，结果显示阴道分娩组和器械助产组与剖宫产组比较，静态阴道压分别减少 29% 和 30%；两者盆底肌肌力分别减少 54% 和 66%，盆底肌耐力分别减少 53% 和 65%。这些表明阴道分娩和器械助产在盆底肌层面上对盆底组织的损伤均大于剖宫产组。Groutz 等对 363 例产妇进行 1 年的随访研究发现，阴道试产后剖宫产和阴道分娩的产妇在产后 1 年时的 SUI 的发生率分别是 12.0% 和 10.3%，但两组数据无统计学差异。这可能与妊娠期本身对盆底肌的损伤有关。由此，选择性剖宫产虽然能降低某些盆底功能损伤的风险，但不能完全避免产后 SUI 的发生，且剖宫产本身对母婴均有一定的危险，故不提倡以此作为行剖宫产术的理由。

二、器械助产与盆底功能

产钳助产和真空吸引是最常见的两种器械助产方式。有研究提示，器械助产是产科肛门括约肌受损的高危因素，也是产后大便失禁的独立危险因素，它大大增加产后盆底功能障碍性疾病的风险。有研究发现，器械助产产妇在产后发生压力性尿失禁和膀胱过度活动症的概率是正常阴道分娩产妇的 4 倍，而脱垂的概率是正常阴道分娩的 8 倍，产钳助产促使盆底功能障碍性疾病发生，尤其是膀胱过度活动症和盆腔脏器脱垂。Macarthur 等对 3763 例女性产后大便失禁的研究表明，一次或多次产钳助产产妇比正常阴道分娩者更易发生大便失禁。由此，器械助产最易损伤肛门括约肌，后续发生压力性尿失禁及盆腔脏器脱垂的风险也可能随之增加。

三、会阴切开术与盆底功能

会阴侧切术是第二产程减少出口阻力，加快胎儿娩出的操作方法。但是侧切术必将损伤部分盆底组织，包括阴道后壁黏膜、皮肤、皮下组织、处女膜、阴唇系带、舟状窝、球海绵体肌、会阴浅横肌，甚至尿生殖膈下筋膜、会阴深横肌、部分肛提肌等。会阴侧切术曾经一度作为阴道分娩时保护会阴、防止Ⅲ度裂伤的一种常规措施被广泛应用。其目的之一是为了在胎儿娩出时扩大阴道出口，缩短产程；目的之二是保护盆底功能，改善产后的性功能，减少 SUI 发生的风险。但是，随着临床研究的深入，此项技术对于盆底功能的保护作用存在较大争议。有学者认为会阴侧切可以缩短第二产程的时间，对盆底功能有一定的保护作用。但也有不同观点，国外多位学者研究表明，会阴侧切并不能降低严重会阴撕裂伤、尿失禁、大便失禁、盆腔脏器脱垂的风险，而且会阴切开者的产后性功能恢复相对差，甚至会增加产后 SUI 的发病率。

会阴侧切和会阴撕裂都会不同程度地损伤盆底肌纤维和神经，引起会阴张力下降，严重者出血过多，甚至感染等，导致产后盆底功能异常。Handa 等对 449 例产妇的研究提示，会阴侧切与产后晚期各种盆底功能障碍性疾病无明显相关性，而会阴撕裂者在产后 5～10 年易发生盆腔脏器脱垂。Brown 等研究也显示，会阴侧切者产后 4～12 个月发生大便失禁的概率比未行会阴切开者只有边界性增加，而产时发生严重会阴裂伤（Ⅲ～Ⅳ度）者与轻度裂伤（Ⅰ～Ⅱ度）者相比（22.9% vs 12.1%），产后 4～12 个月发生大便失禁的概率增加了 2 倍。由此证明，会阴重度裂伤对盆底功能的损伤性最大。

四、产程与盆底功能

产程持续时间与盆底功能损伤的相关性是围产期盆底功能状况关注的另一个热点。郭志娟等的研究认为，第二产程延长，胎头对盆底肌肉和神经的持续性机械压迫和扩张时间更持久，损伤作用更严重，当超出人体生理改变所能承受的最大限度时，会导致盆底的肌肉、神经、筋膜等组织结构发生永久性、不可逆性损伤，从而增加 FPFD 的发生率。当第二产程延长不低于 3 h，会成为 POP 高危因素，第二产程延长时，膀胱受压，组织缺血、缺氧，水肿，从而导致压力性尿失禁，排尿困难发生率增加。同时，第二产程延长的产妇的Ⅰ、Ⅱ类肌纤维的损伤率相比正常产程的产妇呈增高趋势，且 FPFD 的发生率增加。

五、再次分娩对盆底功能的影响

分娩是盆腔脏器脱垂的促发因素，产次与子宫脱垂的发生密切相关。一次分娩、二次分娩、三次分娩时 POP 发生率分别是 12.8％、18.4％、24.6％。Delancy 证实随着分娩次数增加，FPFD 的风险也逐渐增加。多次妊娠与分娩导致的盆底结缔组织损伤、盆底肌收缩力或协调性下降、盆底周围神经损伤都起到盆底损伤的叠加作用。通过手法肌力测试（manual muscle testing，MMT）发现，再生育人群在分娩过程中，可发生盆底肌的再次受损，而其产后盆底肌恢复过程总体比初产妇缓慢，需要更长时间进行康复。

目前，随着肌电图、超声、动态 MRI 技术的发展，产后盆底功能的筛查已被高度重视，建议女性在产后进行盆底功能的评估和筛查，并根据自身情况选择盆底肌训练、生物电刺激或生物反馈等手段，及时进行盆底功能康复。

（张　珂　张红萍）

第四节 妊娠期尿失禁的转归

一、妊娠期尿失禁的特点

近年来的大量的循证医学证据表明女性尿失禁与妊娠分娩有着紧密的联系，这与妊娠分娩导致泌尿生殖器官解剖位置改变，盆底支持组织功能受损导致的控尿功能下降有关。研究表明，在不同的妊娠时段，尿失禁的发病率也有所不同。如果初孕妇女在妊娠前无 UI 的，在妊娠期其 UI 的患病率是 26.0%～46.4%，孕早期为 16.5%～19.7%，孕晚期为 40.0%～46.4%，产后 3～6 个月是 9.9%～31.0%。我国一项多中心前瞻性研究发现，我国初产妇妊娠期 UI 的发病率是 26.7%，产后 6 周时的是 10.0%，产后 6 个月时的是 6.8%。妊娠期和产后 UI 的构成均以 SUI 为主。挪威的一项前瞻性队列研究显示，妊娠 30 周时 SUI 是最常见的尿失禁类型，占 UI 的 64.4%；而丹麦的一项研究显示 SUI 和 UUI 发病率，在第一次分娩后 3 个月和 5 年分别是 26.3% 和 15.1%；5 年和 12 年分别是 25.3% 和 13.3%。鉴于目前的研究尚未涉及 UUI 与妊娠及分娩之间有无明显的相关性，因此，关注的焦点就落在 SUI 上。而妊娠对 SUI 的影响，主要集中在分娩方式、产伤、分娩年龄、吸烟、便秘、分娩时母体的 BMI、新生儿体重、器械助产、妊娠前 SUI 状态等方面。

二、妊娠期尿失禁的转归

妊娠期 SUI 的患病率在妊娠晚期达最高点，产后逐渐下降。而随着年龄的增加，SUI 的患病率又呈上升趋势，至 50 岁左右达到最高点，阴道分娩妇女患 SUI 的风险要高于剖宫产妇女；但在产后 6 年后，剖宫产和阴道分娩 UI 患病率差异不明显，可见剖宫产并不能作为预防尿失禁的依据。

产后 3 个月约有 1/3 的产妇受到不同程度尿失禁的困扰，影响身心健康和生活质量。尽管部分患者可不治自愈，但有些患者的症状持续时间较长。Altman D 认为产后短期内 SUI 患病情况可以预测 SUI 的长期预后。如果初产妇在妊娠期或者产后发生 SUI，且在产后 3 个月时没有得到缓解，SUI 持续到 5 年的风险是 92％，而在 12 年后仍有 75％的产妇持续存在尿失禁，说明产后 3 个月时患有 SUI 能够增加 SUI 长期持续存在的风险。妊娠期 SUI 的病因目前仍不清楚，可能通过激素对胶原成分的作用从而引起内在和外在抗 UI 机制的损伤，自发的下尿路神经的变性可能也能起到作用。

一些基础研究已经证明了阴道分娩可导致盆底发生多方面影响，例如减少盆底器官的支持，损伤肛提肌，改变阴部神经功能以及尿道横纹肌的去神经化等。如何减轻妊娠及分娩对尿失禁的不利影响及如何改善产后尿失禁的预后乃是预防盆底疾病的关注点。美国的一项研究提示，分娩时孕妇的 BMI ≥ 30 以及新生儿体重 ≥ 3.6 kg 与初产妇产后 UI 有独立的相关性。Eftekhar T 的研究表明，孕妇的 BMI ＞ 30 和新生儿体重 ＞ 3 kg 与产后 SUI 患病率增加有关。这提示通过产前控制孕妇及新生儿出生体重可预防盆底支持组织损伤，降低尿失禁的发生率。另外，孕妇的年龄与妊娠期 SUI 的相关性也备受关注，Groutz A 的多项研究发现不低于 30 岁的初孕妇女的 SUI 的患病风险及发生持续性 SUI 的风险均明显高于低于 30 岁妇女。这可能与高龄产妇更易在第一次妊娠分娩中发生盆底损伤有关。是否进行缩肛运动的锻炼，对产后尿失禁的转归亦产生影响。经阴道超声检查和 MR 研究表明，盆底肌收缩可以致膀胱尿道连接部上提，盆底肌收缩与控尿能力密切相关。Morkved S 对 301 例初产妇在妊娠中晚期进行为期 12 周的盆底肌功能锻炼的随机对照试验，结果发现治疗组产后 3 个月 SUI 的患病率明显低于对照组，差异有统计学意义（$P = 0.018$）；且治疗组的盆底肌力在产后 3 个月较对照组明显提高（$P = 0.00$）。进一步进行产后 8 周盆底肌功能锻炼的配对试验，产后 1 年发现治疗组中 SUI 患者数明显少于对照组，其肌肉力量也明显强于对照组。也有类似的研究得到了相同的结果。但是对于何时开始缩肛运动目前仍有争议，建议在产褥期后再进行缩肛锻炼有助于减少产后 SUI 的患病率。盆底康复训练在产后 1 年内对 SUI 有 30％～ 60％的治愈概率。

（张红萍　张　珂）

第五节 产后盆底功能评估

产后及时进行盆底功能的康复训练，并选择最佳时机及正确方法，是预防日后发生盆底功能障碍的关键。产后首次盆底功能评估建议在产后 6 周左右、恶露干净后进行，其方法如下所述。

一、询问病史

（一）病史采集

1. 基本信息

基本信息包括年龄、身高（cm）、体重（kg）、BMI、家庭住址、职业性质、长期服务及随访联系方式。

2. 产科相关病史

产科相关病史如下所示。

（1）孕产史：妊娠次数、流产次数、分娩次数、以往分娩方式。

（2）本次分娩情况：分娩日期、分娩方式、阴道分娩者是否采用阴道助产（产钳、胎头吸引术）、是否会阴切开、是否阴道撕裂（几度）、剖宫产者是否试产转剖宫产、麻醉方式、产程时间（第一产程时间、第二产程时间、胎盘娩出时间）、是否有胎盘残留、有无清宫、产时出血（mL）、产后出血（mL）、产后出血与止血方式、新生儿体重（kg）、头围（cm）、胎位、喂养方式等。

（3）与孕期有关的泌尿、生殖、消化道症状：排尿情况（有无尿失禁、尿频、尿急、尿不尽等）、排便情况（有无便秘、控便异常等）及持续演变情况。

（4）与产后有关的泌尿、生殖、消化道症状：①排尿情况、排便情况、症状的演变及治疗；②性生活恢复情况、是否满意；③采用何种避孕方式；

④恶露／月经的恢复情况：⑤恶露情况、末次月经、月经周期／经期、月经量、有无痛经。

3. 既往其他有关病史

（1）泌尿、消化系统：泌尿系统感染、消化道感染以及泌尿生殖或肛门直肠疾病治疗史。

（2）呼吸系统：有无慢性咳嗽等。

（3）内分泌系统：甲亢、糖尿病、多囊卵巢综合征等。

（4）心血管系统：高血压及冠心病史、心脏起搏器等治疗情况。

（5）生活行为习惯：吸烟、饮酒、咖啡、浓茶及其他。

（6）其他：有无癫痫、意识障碍、过敏性食物，药物使用情况。

（二）盆底功能有关症状调查问卷

盆底功能障碍主要表现在下列方面：下尿路、生殖道、下消化道、疼痛、性功能等，临床表现复杂多变，为了更客观地反映产妇的有关症状，推荐一组有关盆底功能症状常用的问卷及影响患者生活质量情况的问卷，根据产妇的具体病情，酌情选择相关症状的问卷：①盆底功能障碍问卷；②国际尿失禁咨询委员会尿失禁问卷简表（ICI-Q-SF）；③尿失禁生活质量问卷（I-QOL）；④Cleveland便秘评分系统、便秘患者生活质量量表（PAC-QOL）；⑤大便失禁的严重程度指数评价问卷（the fecal incontineces-everity index，FISI）；⑥大便失禁生活质量评价问卷（the validated fecal incontinence quality of life，FIQL-lity）；⑦性生活质量问卷；⑧疼痛问卷及视觉模拟法评分图；⑨盆底功能随访表。

二、体格检查

（一）产后常规妇科检查

观察会阴切口、腹部切口的愈合情况，用阴道窥阴器检查阴道、宫颈的情况，采用常规妇科双合诊检查盆腔有无异常包块、盆腔炎症等。

（二）在发生 Valsalva 动作或用力咳嗽时观察

1. 阴道膨出物

阴道膨出物分布在阴道前壁（膀胱后壁）、宫颈、穹隆（全子宫切除术后）、阴道后壁（直肠膨出）。

2. 尿道下移

是否有尿道下移。

3. 压力试验

在膀胱尿液充盈情况下观察是否有尿液自尿道口喷出，并进一步检查指压试验是否阳性、是否有粪便或气体自肛门喷出、会阴体活动度是否正常。

（三）盆腔脏器脱垂情况

1. 盆腔脏器脱垂定量分度法

（1）定义。

盆腔脏器脱垂定量（pelvic organ prolapse quantification，POP-Q）分度法是在 1996 年，由美国学者 Bump 提出并由国际尿控协会（International Continence Society，ICS）、美国妇科泌尿协会（American Urogynecologic Society，AUGS）、美国妇外科医生协会（Society of Gynecologic Surgeons，SGS）修订的盆腔脏器脱垂量化系统。目前，POP-Q 分度法被认为是标准化的盆腔脏器脱垂量化系统，而且已被许多国家的临床医生所接受并用于临床。

（2）方法。

此系统是分别利用阴道前壁（Aa、Ba）、阴道顶端（C、D）、阴道后壁（Ap、Bp）的各两个解剖指示点与处女膜的关系来界定盆腔脏器的脱垂程度。与处女膜平行以 0 表示，位于处女膜以上用负数表示，处女膜以下用正数表示。详见表 4-1、表 4-2、图 4-2。可采用九宫格形式记录，见表 4-3。

表 4-1　各指示点意义和范围

指示点	内容描述	范围
Aa	阴道前壁中线距处女膜缘 3 cm 处	- 3，+tvl
Ba	阴道顶端或前穹隆到 Aa 点之间阴道前壁上段中的最远点	- 3，+3
C	宫颈或子宫切除的阴道残端	±tvl

指示点	内容描述	范围
D	后穹隆（未切除子宫者）	± tvl 或空缺（子宫切除后）
Ap	阴道后壁中线距处女膜缘 3 cm 处	− 3，+3
Bp	阴道顶端或后穹隆到 Ap 点之间阴道后壁上段中的最远点	− 3，+tvl

表4-2　盆腔脏器脱垂定量分度法（POP-Q 分度法）

分度	内容
0	无脱垂。Aa，Ap，Ba，Bp 均为 − 3 cm。C 点在 tvl 和 − (tvl − 2) cm 之间
I	脱垂最远端在处女膜平面上 1 cm 以外，量化值 < − 1 cm
II	脱垂最远端在处女膜平面上 1 cm 内，量化值 > − 1 cm，但 < +1 cm
III	脱垂最远处在处女膜外，距处女膜边缘 > 1 cm 但 < (tvl − 2) cm
IV	下生殖道呈全长外翻，脱垂最远端即宫颈或阴道残端脱垂超过阴道总长度 − 2 cm，即量化值 > (tvl − 2) cm

　　注意：在进行该检查时，嘱咐患者向下用力屏气或加腹压（咳嗽），进行各个指示点的位置评价，以脱垂最大限度出现时的最远端部位距离处女膜的正负值计算。

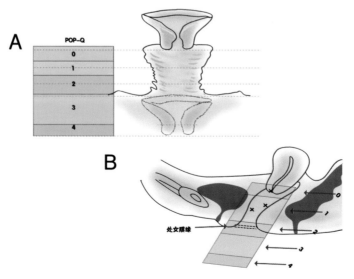

图4-2　A B 盆腔脏器脱垂分级示意

表4-3　POP-Q评分九宫格记录

Aa	Ba	C
gh	pb	tvl
Ap	Bp	D

2. 简化的盆腔脏器脱垂定量分度系统

（1）定义。

简化的盆腔脏器脱垂定量分度系统（simplified pelvic organ prolapse quantification system，S-POP-Q系统），虽然POP-Q分度法能非常具体和客观地去量化和描述盆腔脏器脱垂的系统，但该法需要对前、中、后盆腔的9个指标进行测定，操作相对复杂，存在临床应用的局限性。因此，国际妇科泌尿协会术语标准化委员会设计了S-POP-Q分度系统，保留了POP-Q分度的方法。

（2）方法。

简化了术语并减少了测量点，其将POP-Q分度法中的6个测量点改为4个目测点（减少了Aa和Ap两点）：①阴道前壁，Ba点；②阴道后壁，Bp点；③子宫颈，C点；④后穹隆，D点，子宫切除者采用C点。

（3）评价。

Swift S等的研究显示，S-POP-Q不仅在不同检查者之间具有很好的一致性，而且与POP-Q分度法也有很好的相关性；一项多中心研究也显示，S-POP-Q和POP-Q分度法在描述盆腔脏器脱垂方面具有一定的相关性；朱兰教授和郎景和院士关于两种分度方法用于盆腔脏器脱垂的对比研究显示：S-POP-Q和POP-Q分度法在描述盆腔脏器脱垂方面几乎具有完全的相关性，这表示S-POP-Q可以替代POP-Q来反映盆腔脏器解剖位置的变化和整个盆腔功能障碍的情况。由于S-POP-Q相对较便捷，因此有望在临床中得到推广使用。

（四）盆底手诊肌力检测

1. 操作步骤

（1）体位同妇科检查，如图 4-3。

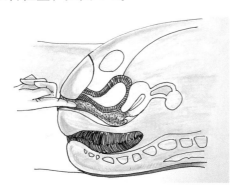

图 4-3　盆底手诊肌力监测示意

（2）手指触诊。

位于阴道口内 5～7 cm 处 5 点及 7 点，对于肌肉高度紧张的患者也可以用一指，以不过度拉伸肌肉为宜，另一只手放置于患者腹部，观察腹部有无收缩。让患者收缩肛提肌和阴道。

（3）用口令示患者收缩阴道。

以收缩持续时间和连续完成次数者来分级，嘱患者尽量不要进行腹肌收缩，把腹肌收缩与肛提肌收缩分离出来。

2. 评定方法

（1）改良牛津肌力分级系统：见表 4-4。

表 4-4　改良牛津肌力分级系统

分级	收缩力度	感受
0	无收缩	感觉不到任何收缩
1	颤动	能够感受到肌肉的颤动
2	弱	肌肉力量有所增强，但感觉不到抬举感
3	中等	肌腹和阴道后壁的抬举感
4	好	抵抗阻力进行阴道后壁的抬举
5	强	强烈的包裹感

（2）新 PERFECT 方案。

■ P：肌力，采用改良的牛津肌力分级法（0 ～ 5）（进行最大阴道收缩）。

■ E：耐力（以秒记录持续的最大阴道收缩直到肌力下降至 50% 以下）。

■ R：重复收缩（重复进行持续性最大阴道收缩的次数）。

■ F：快速收缩（重复进行快速收缩的次数超过 10 次，直到疲劳）。

■ E：抬高（在进行最大阴道收缩时阴道后壁抬高）。

■ C：协同收缩（在进行最大阴道收缩时，下腹部肌肉协同收缩）。

■ T：时间（咳嗽时盆底肌的反射性收缩）。

（五）盆底肌疼痛评估

妇科检查时，一个手指以 0.4 ～ 0.5 kg 力量，通常参照 Marek Jantos 疼痛图谱，在盆底肌按压，进行触痛点的检查。疼痛是一种自我感觉体验，没有客观量化的评价方法，通常采用视觉模拟法（visual analog scale，VAS）进行疼痛评分，满分 10 分。具体评分见图 4-4。

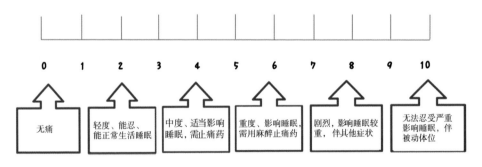

图 4-4　VAS 评分

三、盆底肌力评估

目前，常用的盆底肌力评估方法有盆底肌手诊肌力检测、阴道压力检测、盆底表面肌电检测。

（一）盆底肌手诊肌力检测

1. 应用

该评估方法能比较详细评估盆底肌 I 类肌纤维和 II 类肌纤维的功能状

态，操作简单易行，是临床常用的一种盆底肌力检测方法。

2. 方法

见体格检查盆底手诊肌力测定。

3. 评价

盆底肌手诊肌力检测可以作为盆底肌肉功能的初步筛查，具有主观性和经验性，存在检查者的个体差异，测得的结果有相对性，可重复性差，不能评价盆底肌静息状态功能。

（二）阴道压力检测

1. 原理

压力是指垂直作用在物体表面的力，盆底肌肉收缩时会对阴道或直肠腔隙产生压力，通过压力感受器可测定盆底肌收缩时的相对压力差。盆底肌压力反映盆底肌肉的做功能力及盆底肌与盆腔脏器间的动态协调功能。

2. 方法

通过在阴道或肛门内放置含有一定体积的气囊压力探头，了解盆底肌肉在静息及收缩状态下所产生的压力差，通过压力转换器测得阴道最大收缩压强，单位为 cmH_2O 或 $mmHg$。

3. 评价

该方法是一种客观的检测方法，但检测过程中无法排除辅助肌肉的干扰，方向性比较单一。

（三）盆底表面肌电检测

目前，临床上常采用程序化的 Glazer 评估。该方法于 1997 年由美国 Dr. HoWard Glazerr 教授提出，2003 年由欧洲生物反馈协会采纳，并被应用于临床。通过对盆底肌肉活动程序化的测量，反映盆底肌肉的收缩功能，为正常人及伴有盆底肌肉功能障碍的人提供了一组描述盆底表面肌电的数据库。

1. 原理

表面肌电（sEMG）信号是神经肌肉系统在进行随意性和非随意性活动时的生物电变化，是经表面电极引导、放大、显示和启示所获得的一维电压时间序列信号。与传统的针式肌电图（nEMG）相比，表面肌电信号探测空间较大、重复性好，为非创伤性操作，为临床研究和基础研究提供了一种无创、动态、实时的评估方法。

2. 步骤及意义

（1）60 s 的前基线记录。在安静状态下对盆底肌肉 sEMG 的振幅及其变动情况进行最初的评估。

（2）5 次快速收缩。一系列的 5 次快速收缩，每次收缩前休息 10 s。评估收缩时 sEMG 的最大幅度和阶段性抽动的速度，并能评估快速活动肌纤维对静息电位的影响。

（3）5 次连续收缩和放松。一系列的 5 次持续收缩，每次收缩前休息 10 s，每次收缩保持 10 s。这一部分被称为兴奋或紧张性肌纤维活动测验，它能帮助确定参与收缩的肌纤维类型、收缩的程度以及兴奋性收缩对静息电位的影响。

（4）连续 60 s 收缩。一次持续 60 s 的收缩，在收缩前后均休息 10 s。这一部分被称为肌纤维耐力测验，它有助于评估参与持久性收缩的肌纤维的类型。

（5）60 s 的后基线记录。持续收缩 60 s 后，让患者休息一段时间，其目的是确定在进行一系列的收缩试验以后，休息时肌电的幅度及其变化性。

3. 评价

该技术无创，通过经阴道 / 肛门表面电极记录盆底横纹肌的潜在运动电位，利用模拟数据转化、全波校正、滤波、信号整合等技术处理数据，收集表面肌电信号，建立数据库。该方法能较全面地反映盆底肌功能状态，通过结合临床症状进行评估，指导设立个性化康复方案，用于临床诊断和治疗。

四、辅助检查

（一）化验室检查

检查项目有血常规、尿常规、白带常规，排除泌尿生殖道急性感染。

（二）影像学检查

盆腔和盆底 B 超检查，观察子宫复旧情况，排除盆腔有无肿瘤，膀胱颈活动度、膀胱残余尿等。MRI 观察盆底肌肉形态，详见第三章。

（三）动力学检查

尿动力检测，详见第三章。

（四）病理学检查

宫颈细胞学联合人乳头瘤病毒检测，排除宫颈癌。

（五）其他客观检查

尿垫试验（推荐 1 h 尿垫试验）、棉签试验等详见第三章。

（裴轶超　张　珂）

第六节　产后盆底功能康复

诸多流行病学研究均证实妊娠和分娩是盆底功能障碍性疾病的高危因素，产后盆底肌损伤及剖宫产手术史是慢性盆腔疼痛的危险因素。妊娠和分娩对盆底功能的影响是多方面的，并不单纯是肌肉功能异常，通常合并神经功能异常，或肌筋膜损伤。由此，产后盆底功能障碍性疾病具有其特殊的临床特点：其一是患者均为育龄期年轻女性，性生活和生育都处于活跃期；其二是临床表现复杂而多样化；其三是发病机制多方面，不仅存在盆底肌收缩功能不足，多数患者还合并盆底肌协调性异常，例如放松不足、耐疲劳性差、反射活动减弱或消失。因此，产后盆底康复关键在于全面而准确地评估盆底功能，然后实施个体化、综合性的康复方案，指导产妇主动控制盆底肌肉收缩、放松，利用各种康复技术促进盆底功能恢复。

产后盆底康复还应以恰当的时机进行预防性干预及治疗，产后 6 周以内不推荐进行器械辅助的盆底康复，可以通过自行适应性盆底肌锻炼促进盆底功能的恢复；产后 6 周开始到产后 3 个月是盆底组织及肌肉康复的关键时期；产后 3 个月至 1 年应注重康复后效果的评估及随访，对仍有异常者应及时进行补充和巩固康复治疗。

现有的盆底康复方法都是行之有效的非手术治疗方法，因其安全、方便和经济等优点在临床上被广泛应用。各种方法在不同的 PFD 疾病类型中的推荐级别是不同的。国内外指南将盆底肌训练作为一线治疗并视为 A 级推荐，A 级推荐生物反馈作为有益补充。对于急迫性尿失禁或混合性尿失禁，A 级推荐膀胱训练作为一线治疗。对电刺激、磁刺激在盆底康复的治疗尚存在争议，没有高级别证据推荐其作为一线治疗方法。现就各种康复方法分述如下。

一、盆底肌训练法

盆底肌训练（pelvic floor muscle training，PFMT）由 1948 年美国 Kegel 医生首次提出而被称为 Kegel 运动，是盆底肌主动锻炼法的代表，治疗机制复杂，普遍认为是通过患者有意识地对以耻骨尾骨肌肉群为主的盆底肌肉进行自主性收缩和舒张的肌肉锻炼，以改善盆底肌肉功能，从而提高对盆腔脏器的支持承托作用，加强控尿、控便的能力。此外，通过盆底肌反射性收缩还加强了尿道括约肌的收缩功能，反射性抑制逼尿肌活动。

PFMT 通常采用卧位，做缩紧肛门阴道的动作，每次收紧不少于 3 s 后放松，每日 150～200 次，可分 2～3 组进行，逐渐增加强度并加入腹压来增加场景下的控尿反射性训练（A3 反射）。PFMT 主要用于预防和治疗各种类型的 PFD，不适用于神经或精神性疾病及意识障碍的患者，在妊娠期时应酌情选择。

PFMT 的第一步是提高患者对盆底肌的本体感觉，找到盆底肌的位置是 PFMT 的关键，尽量避免盆底肌收缩时其他肌群的辅助收缩。对于不能正确收缩盆底肌者，可采用排尿中断法来体会。第二步是根据患者的肌力选择合适的持续时间和肌力进行。盆底肌力极差者和失神经控制者可通过其他物理方法帮助盆底肌本体感觉部分恢复后才可进行。

PFMT 是各种 PFD 的首选盆底康复方法，对压力性尿失禁治疗有效率达 50%～75%。Wu YM 等的 meta 分析表明，产后 1 年内进行 PFMT 对于减少尿失禁发病风险和缓解压力性尿失禁及大便失禁是有效的。目前，由于产后 PFD 经 PFMT 后 3 个月内症状缓解甚至消失，即使对于没有临床症状和体征的产妇，经盆底肌电筛查异常者，也推荐先行 3 个月 PFMT 以预防 PFD。产后女性盆底肌耐疲劳性差，容易发生盆底肌痉挛的状态，临床表现出尿频、尿急、尿不尽感或盆腔痛。因此，给予正确的盆底肌收缩和放松指导是非常重要的。

二、盆底康复器辅助盆底肌训练

盆底康复器又称阴道哑铃，通过重量梯度形成盆底肌收缩阻抗力，以逐渐加强训练而加大盆底肌力量。相对于单纯 PFMT，此方法能提供感觉反馈和负重训练，且简单易行、安全无副反应，可作为长期主动盆底肌锻炼。

临床操作时建议从最轻的康复器开始，放入阴道后进行 PFMT，不仅增加患者对盆底肌的本体感觉，也可以循序渐进地增加训练难度和强度。当站立位收缩盆底肌时无脱落，则可以更换至更重的阴道哑铃进行训练。因内置于阴道，对于产后恶露未净或月经期、泌尿生殖道急性感染者禁止使用，以防感染发生或加重。可疑妊娠状态时需慎用。

三、生物反馈盆底肌训练法

生物反馈治疗是一种行为治疗方法，通过电子仪器描记人体生理信号，受试者能根据反馈的量化信号，指导调节脏器和躯体机能以预防和治疗身心疾病，其与盆底肌训练的有效结合是盆底康复中最常见的主动锻炼方法，可以通过压力或肌电监测设备实现对盆底肌开展的生物反馈治疗。通过生物反馈 PFMT 治疗，患者从难以控制盆底肌，到逐渐恢复自主控制盆底肌的收缩和放松。在咳嗽、跳跃等腹压增加情境下进行生物反馈盆底肌训练还可以逐渐恢复盆底肌反射性收缩。

将压力感受器或电极放入阴道或直肠，根据此前盆底肌评估结果中慢肌纤维的肌电或肌力选择盆底肌训练的模板（图 4-5）。以肌电生物反馈 PFMT 为例，对于盆底肌收缩功能不足，PFMT 可以采用 50%～80% 慢肌纤维肌电值进行初始训练，逐渐增加强度，目标是在加强盆底肌收缩稳定性的基础上逐渐强化盆底肌力。对于盆底肌过度活跃者，生物反馈 PFMT 可以采用 50% 以下的慢肌纤维肌电值进行训练，目标是通过低力量级的肌肉训练，避免盆底肌过度疲劳而加重肌肉痉挛，逐渐促进肌肉放松。

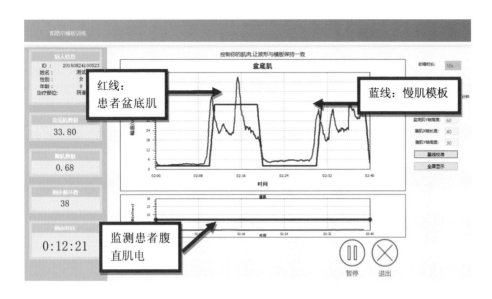

图 4-5 生物反馈盆底肌训练界面。根据提示音和蓝色的模板进行收缩、放松盆底肌，尽量使红色的盆底肌电线与蓝色的模板线保持一致

此法需放置阴道电极，因此禁用于产后恶露未净或月经期、泌尿生殖道急性感染者，以防感染发生或加重。可疑妊娠状态时需慎用。该法无外源性刺激，安全无创，其适应证同 PFMT。生物反馈 PFMT 较单纯 PFMT 显著提升疗效。便携式盆底康复仪可以满足生物反馈 PFMT 的家庭训练。

四、放松训练疗法

放松训练是针对不良情绪和心理应激反应等进行的一种行为训练，通过下调交感神经兴奋性，从而下调过度活跃的盆底肌。其包括腹式呼吸法和音乐放松疗法，与生物反馈结合治疗效果更佳，主要应用于盆底肌过度活跃型或混合型盆底肌。

腹式呼吸法通过深慢的腹式呼吸下调过度兴奋的交感神经，减慢心率，消除焦虑和压力，改善血液循环，下调静息时过度活跃的盆底肌，通常结合盆底表面肌电进行生物反馈治疗。进行腹式呼吸放松训练时，通常采用卧位，放松全身肌肉，经鼻缓慢深吸气，胸腔扩展，膈肌下移，同时腹部隆起，盆底肌松弛；停顿 1 s 再缓慢深呼气，膈肌上抬，胸腔变小，腹肌回缩使气体充分呼出，盆底肌复位。

音乐放松疗法利用舒缓的音乐韵律改善大脑皮层特定区域的兴奋性，可下调过度兴奋的交感神经，消除紧张、焦虑等不良心理状态，达到放松的治疗效果。

生物反馈治疗与放松训练有效结合将明显提高训练和治疗效率（如图4-6），吸气时盆底肌电值下调，呼气时肌电值恢复。同时，该疗法可以监督和指导患者进行有效的家庭放松训练。

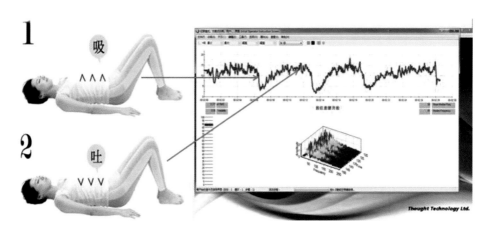

图 4-6　腹式呼吸放松生物反馈训练

五、膀胱训练疗法

膀胱训练是一种行为治疗，通过计划性排尿改善患者的排尿习惯而调节膀胱功能，其原理是通过加强尿道括约肌和盆底肌的收缩，以兴奋骶神经中副交感神经从而抑制排尿反射，强化支配下尿路的皮质神经通路。

膀胱训练是治疗膀胱过度活跃症的一线治疗方法，对其他类型的尿失禁也有一定的疗效。指导患者填写排尿日记，使患者有意识延长排尿间隔。第一步是向患者解释膀胱训练的原理和训练过程。第二步是教会患者通过一系列的动作，如坐下交叉双腿、收缩盆底肌、倒计时等方法，尽可能延长排尿间隔。膀胱训练要求患者无精神障碍，具有良好的依从性。

六、电刺激疗法

（一）神经肌肉电刺激

电刺激是一种较早应用于治疗盆底肌肉损伤的物理治疗，通过放置在阴道内的电极传递不同强度的电流刺激盆底肌肉神经，促进周围神经功能恢复和盆底肌收缩，通过抑制性神经通路反射性抑制膀胱逼尿肌，同时加强膀胱颈及尿道括约肌收缩，达到控尿的治疗目的。

根据临床诊断和盆底肌功能选择相应的治疗参数，调节电流强度，令临床使用时不同频率、波宽、波形的电脉冲对神经肌肉产生不同的刺激效果。最重要的是如何根据评估结果选择合适的参数，如频率（Hz）、波宽（μs）、刺激强度（亦即电流强度，单位为 mA）、脉冲持续时间等（见图 4-7）。

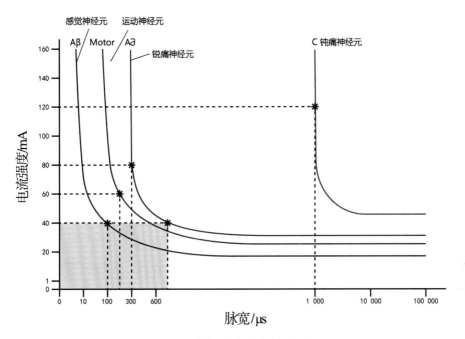

图 4-7 电流强度与脉冲时间关系

根据盆底肌电评估结果进行盆底肌功能分型并制定个体化康复方案。对于松弛型盆底肌功能障碍，选择大于 25 Hz 的电刺激，可以通过兴奋周围运动神经纤维引发肌肉收缩，长期电刺激还可增加盆底横纹肌中抗疲劳的肌纤维数量。对于过度活跃型盆底肌功能障碍，通常采用 1 ～ 20 Hz 的低频电刺激。

以下情况禁用电刺激：①生殖泌尿道的急性炎症期；②阴道出血期；③妊娠状态（无论是否正常妊娠）；④癫痫及认知功能障碍；⑤装有心脏起搏器及患严重的心律失常疾病；⑥盆腔恶性肿瘤带瘤状态。对于盆腔良性肿瘤如卵巢囊肿、子宫肌瘤未达手术治疗指征时，可以进行盆底NMES，但应定期复查。

NMES虽然是无创的治疗方法，但仍应注意其安全性问题，错误施加电流强度可能导致电危害。治疗时应先设定好治疗参数，再逐渐增加电流强度，在治疗间歇期不要轻易调整电流强度，电极接触的位置尽可能避开金属的装置。

图4-8为神经肌肉电刺激治疗的工作界面。

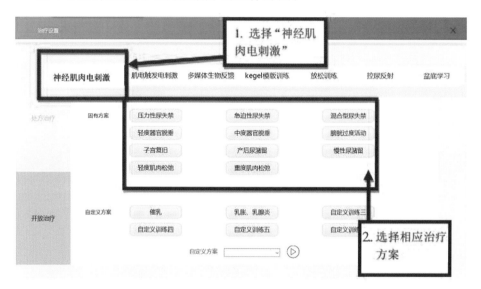

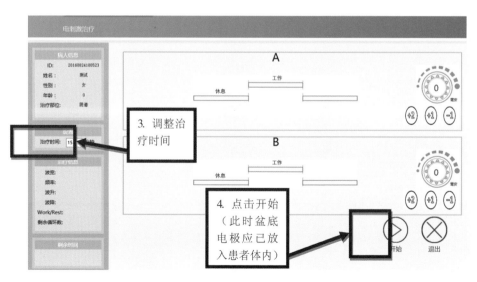

图4-8 神经肌肉电刺激治疗的工作界面

（二）经皮骶神经电刺激

经皮骶神经电刺激治疗是一种被动疗法，通过骶骨两侧贴电极片进行电刺激治疗来恢复骶神经丛运动神经纤维功能，同时兴奋抑制性神经传导通路。经皮后侧胫神经电刺激治疗是骶神经电刺激治疗的衍生方式，因胫神经来源于骶神经分支，通过刺激胫神经可以反射性抑制副交感神经对膀胱逼尿肌的控制，而缓解 OAB。

将电极片贴敷于骶骨两侧，采用 10 Hz，脉宽 $200 \sim 250 \mu s$ 进行治疗，适用于产后尿潴留、产后便秘、子宫复旧不良及宫缩痛等。对于局部皮肤炎症溃疡，贴片位置有金属，严重心律失常及具有心脏起搏器、癫痫、精神障碍及妊娠状态者，禁用此方法。

对于产程延长以及产钳助产、剖宫产术分娩者，均可能导致不同程度的副交感神经功能下降及产后尿潴留、产后腹胀便秘等，此类患者也可以进行经皮骶神经电刺激，促进骶神经中支配膀胱逼尿肌和直肠的自主神经尤其是副交感神经功能的恢复，促进自主排尿、排气、排便功能的恢复。

（三）肌电触发电刺激

肌电触发电刺激是将主动的盆底肌训练和被动的盆底肌电刺激有效结合的治疗方式，通过患者自主收缩之后触发电刺激来进一步增强患者收缩肌肉的意识，以加强盆底肌自主收缩的功能，反复的电刺激向中枢神经系统提供大量的输入冲动，使大脑皮层恢复对盆底肌肉的本体感觉。

肌电触发电刺激治疗和单纯的 NMES 治疗的相同之处，是均需放置内置电极，然后根据患者的盆底肌电评估结果制定个体化的治疗参数进行治疗（见图 4-10）。在没有接受电刺激治疗时，患者先进行主动的盆底肌的收缩与放松，经计算得到阈值线；当患者再次收缩，肌电值超过阈值时就触发电刺激（见图 4-11）。

2014 年欧洲泌尿协会尿失禁治疗指南中不推荐将经体表（阴道、肛门、皮肤）电极的单纯电刺激用于治疗 SUI（1 级证据），但是对于急迫性尿失禁，推荐将电刺激作为行为治疗的有益补充（B 级推荐）。产后 PFD 患者早期实施电刺激联合生物反馈 PFMT，有助于改善产后盆底功能，提高产后女性的生活质量，并将改善老年性 PFD 的远期发病率。

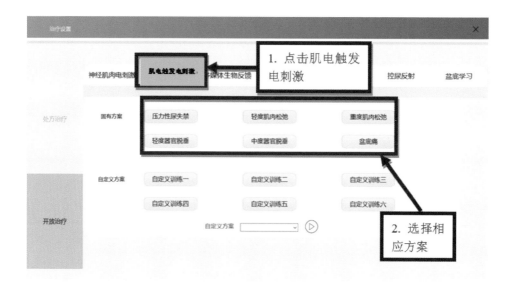

图 4-10　肌电触发电刺激治疗的参数选择界面

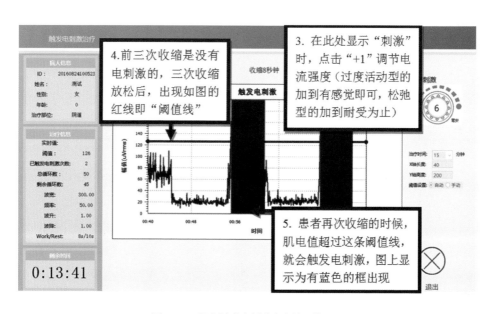

图 4-11　肌电触发电刺激治疗的工作界面

七、肌筋膜手法治疗

肌筋膜手法治疗源自骨骼肌康复治疗，是针对肌肉和筋膜的手法治疗，通过按摩和拉伸手法使痉挛短缩的肌肉舒展，恢复供血，缓解疼痛；可以提高外阴及盆底肌群内肌梭感受器阈值，减轻敏感性，起到疼痛脱敏的效果。

肌筋膜手法治疗的关键点是在对垂直肌纤维走向进行拉伸，以及在垂直肌肉和扳机点方向逐渐施加压力按压，治疗时避免手指在体表及黏膜表面滑动从而造成黏膜和皮肤挫伤。

产后女性盆腔痛和局部缝合伤口痛，以及急迫性尿失禁、膀胱过度活动症、慢性盆腔疼痛综合征、盆底肌痉挛综合征等盆底肌过度活动状态的患者，可以先在医院接受专科医生和治疗师的指导和治疗，再进行家庭主动自我拉伸训练，该训练可以在配偶或亲属的帮助下进行，从而有效缓解疼痛和尿急等症状。

八、新技术展望——功能磁刺激治疗

功能磁刺激治疗（functional magnetic stimulation，FMS）是一种基于法拉第电磁感应的神经调控疗法，通过时变脉冲磁场激发组织内电流从而调控盆底神经、促进肌肉收缩，还可以改善血运，磁刺激治疗强度组织的穿透性更强，不易衰减，不需要电极。FMS适用于各种PFD，但是罕见有关于产后女性的临床研究。

1998年美国食品药品监督管理局批准磁刺激仪用于治疗女性尿失禁，2000年又批准用于急迫性尿失禁、尿潴留及OAB的治疗。虽然临床观察短期效果好，但长期疗效并无显著差异，因此不推荐用磁刺激治疗SUI。

FMS根据盆底评估结果选择治疗参数，调节刺激位点，如要刺激盆底肌，则作用于盆底感觉最强点；骶神经调控时刺激位点为S2-S4。根据文献，参照表4-5设定治疗参数，松弛型盆底肌的磁刺激频率为30～50 Hz，过度活跃型盆底肌的磁刺激频率5～20 Hz。

以下情况禁用FMS：①癫痫；②刺激部位出血急性期；③靠近刺激部位有植入性金属或电子仪器（如电子耳蜗、心脏起搏器等）；④宫内金属节育器；⑤恶性肿瘤；⑥妊娠；⑦其他严重内外科合并症需评价治疗风险后慎用。

表 4-5 功能磁刺激治疗 PFD 的参数表

疾病	刺激部位	刺激频率
压力性尿失禁	盆底肌	30 ～ 50 Hz
急迫性尿失禁，尿频、尿急、膀胱过度活动症	盆底肌	5 ～ 20 Hz
	骶神经（S2-S4）	10 ～ 15 Hz
混合性尿失禁	盆底肌	5/10 Hz 10 min 30/50 Hz 10 min
慢性盆底痛综合征	盆底肌	5 ～ 20 Hz
便秘	盆底肌	30 ～ 50 Hz
	骶神经（S2-S4）	10 ～ 15 Hz
大便失禁	骶神经（S2-S4）	10 ～ 15 Hz

Lim R 等进行的随机双盲对照多中心临床研究结果显示，FMS 组 SUI 缓解率高达 75.0%（45/60），对照组仅为 21.7%（13/60），随访 1 年仍保持疗效。2014 年美国经颅磁刺激技术（TMS）治疗指南 A 级推荐 TMS 用于盆腔痛治疗，通过脉冲磁刺激盆底或下腰部神经，干扰疼痛信号的传导，70% CPPS 患者经治疗后反映效果良好。此外也有少量文献报道了 FMS 对便秘、便失禁也有良好的治疗效果。

FMS 是无创、无痛、安全的治疗方法，刺激范围更广、更深，对于改善深层肌肉及神经功能具有显著的短期疗效，是值得期待的新的康复方法，目前国内外均处于探索发展阶段。

九、病例分享

（一）病例 1：产后盆腔痛、混合型尿失禁

1. 病史

张某，32 岁，主诉：顺产后 6 周咳嗽漏尿伴尿频、尿急。伴有腰骶部隐痛不适，便秘，2 ～ 3 天一次。既往无特殊病史。孕 1 产 1，顺产 1 次，新生儿的出生体重为 3660 g。

2. 专科检查

外阴及子宫附件未见异常。POP-Q 评分：Aa 为 1 cm，Ba 为 1 cm，Ap 为 2 cm，Bp 为 2 cm，C 为 3 cm，D 为 5 cm，gh 为 3 cm，pb 为 2.5 cm，tvl 为 8 cm。盆底肌压痛最高为 4 分，膀胱尿道和外阴前庭无触痛。

3. 辅助检查和化验

阴道分泌物和尿常规正常。

4. 盆底肌电评估结果

其提示为混合型盆底肌（见表 4-6、图 4-11、图 4-12）。

5. 初步诊断

初步诊断为①混合性尿失禁；②阴道脱垂 II 度；③产后盆腔痛；④混合型盆底肌。

表 4-6　盆底表面肌电评估结果

内容	前静息（μv）/变异性	快速收缩（μv）	放松时间(s)	紧张收缩			耐力收缩		后静息（μv）/变异性
				平均值（μv）	变异性	放松时间(s)	数值（μv）	变异性	
治疗前	6.8 ↑ /0.16	23.59 ↓	0.39	16.74 ↓	0.27 ↑	8 ↑	19.3 ↓	0.33 ↑	5.0 ↑ /0.29
一疗程后	5.3 ↑ /0.11	35.65	0.24	24.44 ↓	0.2	0.49	23.9 ↓	0.17	5.01 ↑ /0.12
二疗程后	4.64 ↑ /0.13	50.97	0.08	38.65	0.22 ↑	0.22	37.06	0.15	9.24 ↑ /0.14
三疗程后	9.2 ↑ /0.13	60.53	0.13	49.01	0.25 ↑	0.18	48.4	0.15	8 ↑ /0.14
四疗程后	2.32/0.14	41.11	0.15	30.61	0.22 ↑	0.26	29.22	0.12	8.58 ↑ /0.13

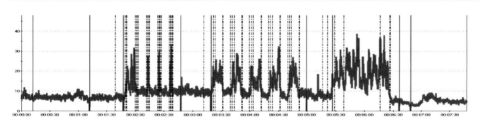

图 4-11　治疗前盆底表面肌电图

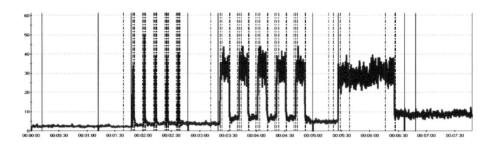

图 4-12 四个疗程后盆底表面肌电图

6. 治疗方案

神经肌肉电刺激（频率 10 Hz，波宽 200 μs）10 min，腹式呼吸生物反馈放松训练 10 min，PFMT 慢肌训练（10 μV）10 min，配合家庭训练，共 4 个疗程，后脱垂消失，腰骶部疼痛缓解，漏尿、尿急、便秘等症状消除，盆底肌电恢复正常。

7. 治疗评价

分娩后 42 天盆底评估发现 PFD，治疗时间为 3.5 个月，治疗效果好，产后 1 年随访无复发。长期坚持有效的 PFMT 可巩固疗效。

（二）病例 2：慢性盆腔疼痛综合征

1. 病史

刘某，29 岁，主诉：第二次剖宫产后外阴阴道痛 6 个月余。现病史：因疼痛停止性生活至今 6 个月。平时感尿频、尿急，无漏尿，大便干结。既往外阴宫颈 HPV 感染病史，孕 4 产 2，2 次流产史，2 次剖宫产史。

2. 专科检查

子宫附件未见异常。外阴区触痛最高为 10 分，盆底肌压痛最高为 8 分，尿道膀胱区触痛最高为 5 分。

3. 辅助检查化验

阴道分泌物、尿常规、盆腔超声未见异常。

4. 盆底肌电评估结果

盆底肌电评估结果为过度活跃型盆底肌（见表 4-7、图 4-13、图 4-14）。

5. 初步诊断

初步诊断为①慢性盆腔疼痛综合征；②过度活跃型盆底肌。

表 4-7　盆底表面肌电评估结果

内容	前静息（μv）/变异性	快速收缩（μv）	放松时间(s)	紧张收缩		放松时间(s)	耐力收缩		后静息（μv）/变异性
				平均值（μv）	变异性		数值（μv）	变异性	
治疗前	3.52/0.24↑	82.23↓	0.15	43.09	0.31↑	0.39	44.07	0.26↑	4.01/0.31↑
治疗结束后2个月复诊	3.92/0.14	49.36	0.23	31.5	0.26↑	0.41	23.96↓	0.14	3.7/0.14
参考值	2～4/<0.2	35～45	<0.5	30～40	<0.2	<0.1	25～35	<0.2	2～4/<0.2

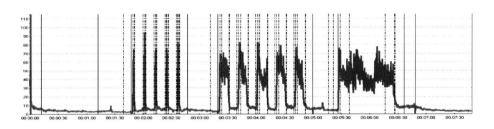

图 4-13　治疗前盆底表面肌电图

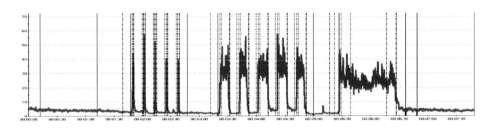

图 4-14　治疗后盆底表面肌电图

6. 治疗经过

神经肌电刺激治疗（频率 10 Hz，波宽 200 μs）10 min，腹式呼吸生物反馈放松训练 10 min，生物反馈初级慢肌模板训练（10 μV）10 min。每周治疗 1～2 次，配合肌筋膜手法治疗，经 6 次联合治疗后疼痛降至 2 分，恢复性生活。治疗结束后 2 个月余复查盆底肌电正常。

7. 治疗评价

针对 CPPS 采用盆底肌筋膜手法治疗联合降调节的盆底肌康复治疗，结合家庭放松训练和自我按摩，可有效改善疼痛，长期坚持可巩固疗效。

（邹春芳）

第七节　预　防

盆底功能障碍性疾病（PFD）的发病机制复杂，影响因素也是多方面的。妊娠与分娩所致的泌尿生殖器官解剖位置改变，盆底神经、肌肉和筋膜受损，盆底功能异常，是 PFD 重要而独立的高危因素。大量的流行病学调查和循证医学证据显示，围产期是盆底功能障碍性疾病的第一个高发时段。因此，加强围产期盆底保健是预防和治疗 PFD 的关键。

一、加强健康教育

健康教育是做好预防工作的起点及基础，要加强盆底相关知识的科普宣教，巩固盆底功能障碍性疾病的防治理念。

（一）宣教对象

PFD 是贯穿妇女一生的慢性疾病，但不致命；同时，产后 PFD 有一定的自限性，易被忽视。由于该疾病的特点，存在着羞于出口的现象，造成了疾病诊治的延迟。目前，医护人员队伍中也存在着自身对盆底功能障碍性疾病的防治意识欠缺的现象。作为广大医疗卫生保健工作的主体，应充分认识到盆底功能障碍性疾病是可预防的，尤其是通过围产期的健康宣教，对产后的盆底功能异常进行及时干预，可以大大减少中老年时期盆底功能障碍性疾病的发病率。

（二）宣教方式

对育龄期女性：可通过孕妇学校授课、科普读本的制作和发放、就诊等候区宣教广告视频的播放、孕产妇保健网络的宣传、病房的宣教、社区街道讲座等形式，争取让处在孕前准备阶段和妊娠期的女性都能接触盆底功能障碍性疾病的相关防治知识。

对医护工作者：可通过定期盆底康复培训班、院内讲座、网络课程及宣传等多种方式提高医护工作者尤其是从事产科的医护人员对盆底疾病的防治意识；在分娩助产过程中在遵守有关产科规范及原则前提下注重对盆底组织保护和床边盆底功能障碍性疾病的防治教育与引导；在产后42天内做好产后尿路、消化道等功能的恢复指导，对症处理产后有关盆底功能障碍症状，使产妇逐步开始适应性盆底肌锻炼，并做好出院指导；产后42天时在专科门诊进行盆底功能评估与康复的引导。

（三）宣教内容

着重于女性盆底的相关知识，包括令女性知晓盆底生理功能和解剖、了解盆底功能障碍性疾病、认识怀孕和分娩对盆底功能的影响、重视盆底功能障碍性疾病的可防治性和相关防治措施，提高盆底功能障碍性疾病的防治理念。

二、孕前指导与盆底评估

孕前的科普指导能有效地提升育龄妇女对盆底功能相关知识的重视度和知晓度，让孕妈在备孕阶段及时掌握孕期预防盆底功能障碍的基本知识，包括生活行为方式的调节，改善及解除腹压增高因素，了解及掌握孕期Kegel运动的方法与技巧，提高对产后盆底功能评估与康复的重视程度。有高危因素或二胎的妈妈们，最好在孕前能进行一次基础盆底功能评估；若出现盆底功能异常者，可及早进行孕前干预及康复治疗和指导，尽量减少产后盆底疾病的发生与加重。

三、孕期适度 Kegel 训练

孕期适度 Kegel 训练旨在提高围产期盆底保健意识，正确指导盆底肌的训练方法。一项荟萃分析纳入了22项研究，8485例妇女，其显示孕期盆底肌肉训练可以使初产妇产后6个月的尿失禁发生率下降30%（RR 为 0.71，

95% CI 为 0.54 ～ 0.95）。Pelaez 等进行的随机对照试验研究显示，孕期进行至少 22 周的锻炼课（每周 3 次，每次 55 ～ 60 min，包括 10 min 的盆底肌肉训练）可以有效预防初产妇尿失禁的发生。孕妇在孕期进行适度正确的 Kegel 盆底肌训练是有益的，不仅可以促进盆底血液循环，减少盆底组织水肿的发生，还可以增强盆底组织弹性，减少会阴撕裂和器械助产的发生，加强盆底支持作用，给尿道提供支撑力，减少孕期和产后盆底功能障碍性疾病的发生。通过孕期宣教，还可以培养产妇的产后盆底康复理念，提高产妇进行盆底康复训练的依从性，更有利于提高产后盆底康复的治疗效率。

四、重视会阴损伤的修复

分娩期会阴 1 度和 2 度裂伤是阴道分娩最为常见的产道损伤，通常此类缝合修复术简单而不易被重视。但是值得一提的是，即使是最顺利的分娩，都必须全面评估以排除更深层的损伤（包括肛门括约肌的损伤）并及时进行手术修复。精准解剖复位、产后镇痛与病情告知都是产后盆底功能重建的基础。鉴于肛门括约肌在盆底支持结构中的重要作用，必须牢记其固有的解剖特点，不仅要防止 3 度会阴裂伤的发生，更重要的在于肛门括约肌损伤后的治疗措施。应遵循力争早期修复、规范手术操作、加强后续治疗的原则。一期修复指立刻或于阴道分娩数小时内修复肛门括约肌，可减少患者的不适和并发症的发生；需有受过正规培训的产科医生实施手术，如果娴熟手术者不能及时到位，则应在止血镇痛处理后，强烈推荐 24 h 内行延迟的修复术；重视后续治疗，包括抗生素和缓泻剂的应用、对症治疗、排便控制功能的训练及产后随访等。

五、高危因素的预防

良好的生活方式是日常预防 PFD 的高危因素的关键，包括①孕期合理营养、运动指导，适当控制体重，避免肥胖、巨大儿的发生；②分娩期产程的正确处理，尽量减小滞产和难产的发生率；③生活起居规律，减少或避免饮用咖啡因、茶碱等饮料，戒烟；④适量多食蔬菜水果、多喝水，保持大便通畅，预防慢性便秘的发生，积极治疗慢性咳嗽；⑤产后不宜长时间蹲、站、提重物，避免过度增加腹压；⑥产后初期不要急于使用收腹带，在盆底功能评估康复后再在医生指导下选择合适时期进行更是有益无弊。

六、构建盆底疾病防治体系

（一）建立和健全产后盆底康复体系

应用互联网技术可以改变医疗服务模式，国内部分妇幼保健机构正在尝试在妇幼保健网络上设立盆底功能评估、康复、随访的模块。把产后42天盆底功能检查纳入常规检查，设立适应本单位的产后盆底康复流程，每位产妇均需接受盆底功能的评估，及时做好分流、康复指导、治疗与随访。在将产后盆底康复作为围产期常规保健内容的基础上逐步形成并完善终身的随访体系，为更多人群提供基本的盆底防治干预。设立各省市级盆底质控标准，健全盆底康复的管理规范。

（二）构建围产期的盆底分级诊疗体系

一级。普遍性指导方案：宣教、手法辅助、Kegel训练——争取人人享有；重点预防方案：宣教、手法辅助、使用辅具的盆底肌锻炼——争取更多产妇选择。

二级。推荐性预防方案：系统的盆底电生理检查及预防性干预措施，结合产妇居家自行使用辅具的盆底肌锻炼——向有条件的产妇推荐。

三级。针对性治疗方案：在系统的盆底电生理检查与预防性干预措施基础上，针对特定病情进行的强化性盆底电生理治疗——向有相关病情的产妇推荐。

（三）构建分级诊疗模式

区县级妇幼保健单位，面向基层，广泛覆盖妇女。

市级妇幼保健单位，设立区域盆底康复质控中心，上转患者治疗。

省级妇幼保健单位，则为疑难杂症、学术研究中心、省盆底康复质控中心，具有辐射与指导作用。

（张　珂　裘轶超）

参考文献

Boyle R，Hay-Smith EJC，Cody JD，et al. Pelvic floor muscle training for prevention and treatment of urinary and fecal incontinence in antenatal and postnatal women chrane Database Syst Rev，2012，10：CD007471.

Pelaez M，Gonzalez-Cerron S，Montejo R，et al.Pelvic floor muscle training included in a pregnancy exercise program is effective in primary prevention of urinary incontinence：a randomized controlled trial.NeurourolUrodyn，2014，33（1）：67-71.

王芳敏，谢臻蔚，徐键，等. 产后盆底康复流程的信息化应用. 中国卫生信息管理杂志，2017，14（1）：74-77.

Waetjen LE，Xing G，Johnson WO，et al. Factors associated with reasons incontinent midlife women report for not seeking urinary incontinence treatment over 9 years across the menopausal transition. Menopause，2018，25（1）：29-37.

Chert GD，Lin TL，Hu SW，et al. Prevalence and correlation of urinary incontinence and overactive bladder in Taiwanese women. Neurourol Urodyn. 2003，22（2）：109-117.

Mannella P，Palla G，Bellini M，et al. The female pelvic floor through midlife and aging. Maturitas，2013，76（3）：230-234.

Kirby AC，Luber KM，Menefee SA. An update on the current and future demand for care of pelvic floor disorders in the United States. Am J Obstet Gynecol，2013，209（6）：584.

Keskinkilic B，Akinsu F，Cakir P，et al. Prevalence of pelvic floor disorders in the female population and the impact of age，mode of delivery，and parity. Dis Colon Rectum，2011，54（1）：85-94.

Mac AC，Wilson D，Herbison P，et al. Faecal incontinence persisting after childbirth：a 12 year longitudinal study. BJOG，2013，120（2）：169-179.

Berger MB，Delancey JO，Fenner DE. Racial differences in fecal incontinence in community-dwelling women from the EPI stu. Female Pelvic Med Reconstr Surg，2013，19（3）：169-674.

Diez Ⅱ，AITue M，Ibanez L，et al. Factors involved in stress urinary incontinence 1 year after first delivery. Int Urogynecol J Pelvic Floor Dysfunct，2010，21（4）：439-445.

Hallock JL，Handa VL. The Epidemiology of Pelvic Floor Disorders and Childbirth. Obstetrics and Gynecology Clinics of North America，2016，43（1）：1-13.

Stær-Jensen J，Siafarikas F，Hilde G，et al. Postpartum recovery of levator hiatus and bladder neck mobility in relation to pregnancy. Obstet Gynecol，2015，125（3）：53153-53159.

Barbosa AM，Marini G，Piculo F，et al. Prevalence of urinary incontinence and pelvic floor muscle dysfunction in primiparae two years after cesarean section：cross-sectional study. Sao Paulo Med J，2013，131（2）：95-99.

Bozkurt M，Yumru AE，Sahin L. Pelvic floor dysfunction，and effects of pregnancy and mode of delivery on pelvic floor. Taiwanese Journal of Obstetrics and Gynecology，2014，53（4）：452-458.

Pan HQ，Kerns JM，Lin DL，et al. Increased duration of simulated childbirth injuries results in increased time to recovery. Am J Physiol Regul Integr Comp Physiol，2007，292：1738-1744.

Wallner C，Maas CP，Dabhoiwala NF，et al. Innervation of the pelvic floor muscles：a reappraisal for the levator ani nerve. Obstet Gynecol，2006，108：529-534.

Iosif S，Ingemarsson I，Ulmsten U. Urodynamic studies in normal pregnancy and in puerperium. America journal of obstetrise and gynecology，1980，137（6）：696-700.

Noguti AS，Zsuzsanna IK，Jarmy-Di B，et al. Ultrasonographic and doppler velocimetric evaluation of the levator ani muscle according to the hormonal status. European Journal of Obstetrics & Gynecology and Reproductive Biology，2008，141：183-188.

Laura J，Lenka AP. Relaxin physiology in the female reproductive tract during pregnancy landes bioscience and springer science-i-business. Media，2007，4：34-38.

Hsu SY，Kudo M，Chen T，et al. The three subfamilies of leucinerich repeat containing G-protein-coupled receptors（LGR）：identification of LGR6 and LGR7 and the signalingmechanism for LGR7. Mol Endocrinol，2000，14（8）：1257-1271.

郑颖，李瑞满，帅翰林，等. 血清松弛素与孕产妇盆底功能变化的关系. 中国妇产科临床杂志，2011，12（2）：96-99.

Chen BH，Wen Y，Li H，Polan ML. Collagen metabolism and turnover in women with stress urinary incontinence andpelvic prolapse. Int Urogynecol J Pelvic Floor Dysfunct，2002，13（2）：80-87.

Kapila S，Wang W，Uston K，et al. Matrix metalloproteinase induction by relaxin causes cartilage matrix degradation in target synovial joints receptor profiles correlate with matrix turnover relaxin and related peptides：fifth international conference. Ann N Y Acad Sci，2009，1160：322-328.

杨丽莉. 分娩方式与近期女性盆底功能障碍性疾病关系探讨. 医药论坛杂志，2011（16）：115-116.

Filiz TM，Uludag C，Cinar N，et al. Risk factors for urinary incontinence in Turkish women. A cross-sectional study.Saudi Med J，2006，27（11）：1688-1692.

Hendirx SL，Clark A，Nygaard I，et al. Pelvic organ prolapse in the Women's Health Initiative：gravity and gravidity.Am J Obstet Gynecol，2002，186：1160-1166.

Gyhagen M，Bullarbo M，Nielsen，TF，et al. A comparison of the long-term consequences of vaginal delivery versus caesarean section on the prevalence，severity and bothersomeness of urinary incontinence subtypes：a national cohort study in primiparous women. BJOG，2013，120（12）：1548-1555.

Van DK，Sultan AH，Thakar R，et al. The relationship between postpartum levator ani muscle avulsion and signs and symptoms of pelvic floor dysfunction. BJOG，2014，121（9）：1164-1171.

Freeman RM. Can we prevent childbirth-related pelvic floor dysfunction. BJOG，2013，120（2）：137-140.

Goh V，Halligan S，Kaplan G，et al. Dynamic MRI imaging of the pelvic floor in asymptomatic subjects. Am J Roentgenol，2000，174（3）：661-616.

单学敏，陆叶，苏士萍，等．产后盆底肌力筛查及其临床意义．中国妇产科临床杂志，2012，13（2）：92-95.

Hilde G，Stær-Jensen J，Siafarikas F，et al. Impact of childbirth and mode of delivery on vaginal resting pressure and on pelvic floor muscle strength and endurance. Am J Obstet Gynecol，2013，208（1）：50.e1-50.e7.

Groutz A，Rimon E，Peled S，et al. Cesarean section：Does it really prevent the development of postpartum stress urinary incontinence? A prospective study of 363 women one year after their first delivery. Neurourol Urodyn，2004，23（1）：2-6.

王艳红，林守清．胶原蛋白与压力性尿失禁．实用医院临床杂志，2010，7（4）：155-157.

Handa VL，Blomquist JL，McDermott KC，et al. Pelvic floor disorders after vaginal birth：effect of episiotomy，perineal laceration，and operative birth. Obstet Gynecol，2012，119（2 Pt1）：233-239.

Macarthur C，Wilson D，Herbison P，et al. Faecal incontinence persisting after childbirth：a 12 year longitudinal study. BJOG，2013，120（2）：169-179.

魏萍．会阴侧切技术在分娩过程中临床应用的体会．临床和试验医学杂志，2010，9（4）：285-288.

Youssef R，Ramalingam U，et al. Cohort study of maternal and neonatal morbidity in relation to use of episiotomy at instrumental vaginal delivery. BJOG，2005，112（7）：941-9455.

Kepenekci I，Keskinkilic B，Akinsu F，et al. Prevalence of pelvic floor disorders in the female population and the impact of age，mode of delivery，and parity. Dis Colon Rectum，2011，54（1）：85-94.

Brown SJ，Gartland D，Donath S，et al. Fecal incontinence during the first 12 months postpartum：complex causal pathways and implications for clinical practice. Obstet Gynecol，2012，119（2 Pt 1）：240-249.

郭志娟．产后盆底肌力筛查及其临床意义．现代诊断与治疗，2013，24（3）：637-638.

Delancey JO. The hidden epidemic of pelvic floor dysfunction：acheicable goals for improved prevention and treatment，Am J Obstet Gynecol，2005，192（5）：1488-1495.

裘轶超，张珂，邱丽倩．再生育妇女产后盆底肌康复状况观察与分析．实用妇产科杂志

2017，33（2）：100-104.

Sottner O，Zahumensky J，Kr cmar M，et al. Urinary incontinence in a group of primiparous women in the Czech Republic. Gynecologic & Obstetric Investigation，2006，62（1）：33-37.

李琳，朱兰. 初产妇妊娠分娩相关尿失禁的流行病学调查及发病相关因素的研究进展. 现代妇产科进展，2010，19（12）：946-948.

Van Brummen HJ，Bruinse HW，Van De PG，et al. The effect of vaginal and cesarean delivery on lower urinary tract symptoms：what makes the difference? Int Urogynecol J Pelvic Floor Dysfunct，2007，18（2）：133-139.

Viktrup L，Lose G. Incidence and remission of lower urinary tract symptoms during 12 years after the first delivery：a cohort study. J Urol，2008，180（3）：992-997.

Liang CC，Chang SD，Lin SJ，et al. Lower urinary tract symptoms in primiparous women before and during pregnancy.Arch Gynecol Obstet，2012，285（5）：1205-1210.

Tahtinen RM，Cartwright R，Tsui JF，et al. Long-term impact of mode of delivery on stress urinary incontinence and urgency urinary incontinence：a systematic review and meta-analysis.Eur Urol，2016，70（1）：148-158.

Altman D，Ekström A，Gustafsson C，et al. Risk of urinary incontinence after childbirth：a 10-year prospective cohort study. Obstet Gynecol，2006，108（4）：873-878.

MacArthur C，Wilson D，Herbison P，et al.Urinary incontinence persisting after childbirth：extent，delivery history，and effects in a 12-year longitudinal cohort study. BJOG，2016，123（6）：1022-1029.

Viktrup L，Lose G. The risk of stress incontinence 5 years after first delivery. Am J Obstet Gynecol，2001，185（1）：82-87.

Boyles SH，Li H，Mori T，et al. Effect of mode of delivery on the incidence of urinary incontinence in primiparous women. Obstet Gynecol，2009，113（1）：134-141.

Eftekhar T，Hajibaratali B，Ramezanzadeh F，et al. Postpartum evaluation of stress urinary incontinence among primiparas. Int J Gynaecol Obstet，2006，94（2）：114-118.

Groutz A，Helpman L，Gold R，et al. First vaginal delivery at an older age：Does it carry an extrarisk for the development of stress urinary incontinence? Neurourol Urodyn，2007，26（6）：779-782.

Morkved S，Bo K，Schei B，et al. Pelvic floor muscle training during pregnancy to prevent urinary incontinence：a single-blind randomized controlled trial. Obstet Gynecol，2003，101（2）：313-319.

Bump RC，Mattiasson A，B&K，et al. The standardization of terminology of female pelvic floor dysfunction. Am J Obstet Gynecol，1996，175（10）：10-17.

Bernard TH，Dirk de R，Robert M F，et al . An International Urogynecological Association（IUGA）/International Continence Society（ICS）Joint Report on the Terminology for Female Pelvic

Floor Dysfunction. Neurourology and Urodynamics，2010，29：4-20.

Swift S，Morris S，Mckinnie V，et al. Validation of a simplified technique for using the POP-Q pelvic organ prolapse classification system. Int Urogynecol J Pelvic Floor Dysfunct，2006，17960：615-620.

Manonai J，Mouritsen L，Palma P，et al. The inter-system association between the simplified pelvic organ prolapse quantification between the simplified pelvic organ prolapse quantification system（S-POP）and the standard pelvic organ prolapse quantification system（POP-Q）in describing pelvic organ Prolapse. Int Urogynecol J，2011，22（3）：347-352.

张恒，朱兰，徐涛，等.简化POP-Q分度系统与标准POP-Q分度法用于盆腔脏器脱垂的对比研究.中华妇产科杂志，2016，51（7）：510-514.

Laycock J，Jerwood D. Pelvic floor muscle assessment：The PERFECT scheme. Physiotherapy，2001，87：631-641.

Jantos M，Johns S，Torres A，et al.Mapping chronic urogenital plain in women：review and rationale for a muscle assessment protocol-part 1. Pelviperineology，2015，34：21-27.

李环，龙腾飞，李丹彦，等.产后盆底康复流程第三部分——产后盆底康复措施及实施方案.中国实用妇科与产科杂志，2015，31（6）：522-529.

National Institute for Health and Clinical Excellence. Urinary incontinence in women. London：NICE，2015：21.

中华医学会妇产科学分会妇科盆底学组.女性压力性尿失禁诊断和治疗指南（2017）.中华妇产科杂志.2017，52（5）：289-293.

朱兰，郎景和.女性盆底学.2版.北京：人民卫生出版社，2014.

孙智晶，朱兰，郎景和，等.盆底肌肉训练在盆底功能障碍性疾病防治中的作用.中华妇产科杂志.2017，52（2）：138-140.

Wu YM，McInnes N，Leong Y. Pelvic floor muscle training versus watchful waiting and pelvic floor disorders in postpartum women：a systematic review and meta-analysis. Female Pelvic Med Reconstr Surg，2018，24（2）：142-149.

Giulio AS，Andrzej PW，Clive IB.盆底疾病影像学及多学科临床实践.丁曙晴，王建六，陈忠，译.北京：人民卫生出版社，2013.

Anne MW，Linda B，Joseph S.门诊泌尿妇科学.张小东，朱兰，郎景和，译.北京：人民卫生出版社，2005.

Andrew JR，Lynn Synder-Mackler.临床电生理治疗学.3版.张翼，燕铁斌，庄甲举，译.北京：人民军医出版社，2011.

Sluka KA，Walsh D. Transcutaneous electrical nerve stimulation：basic science mechanisms and clinical effectiveness. J Pain，2003，4：109-121

Lim R，Liong ML，Leong WS，et al. Randomized Controlled Trial of Pulsed Magnetic Stimulation for Stress Urinary Incontinence：1-Year Results. Journal of Urology，2017，197（5）：1302-1308.

Yokoyama T, Fujita O, Nishiguchi J, et al. Extracorporeal magnetic innervation treatment for urinary incontinence. Int J Urol, 2004, 11（8）: 602–606.

But I, Faganelj M, Sostaric A. Functional magnetic stimulation for mixed urinary incontinence. J Urol, 2005, 173: 1644–1646.

Yamanishi T, Homma Y, Nishizawa O, et al. Multicenter, randomized, sham-controlled study on the efficacy of magnetic stimulation for women with urgency urinary incontinence. Int J Urol, 2014, 21: 395–400.

Kim TH, Han DH, Cho WJ, et al. The efficacy of extracorporeal magnetic stimulation for treatment of chronic prostatitis/chronic pelvic pain syndrome patients who do not respond to pharmacotherapy. Urology, 2013, 82（4）: 894–898.

Wang CP, Tsai PY. Efficacy of spinal magnetic stimulation in elderly persons with chronic constipation.J Chin Med Assoc, 2012, 75（3）: 127–131.

Paris G, Chastan N, Gourcerol G, et al. Evoked pressure curves from the external anal sphincter following transcranial magnetic stimulation in healthy volunteers and patients with faecal incontinence. Colorectal Dis, 2013, 15（12）: e732–740.

第五章 盆腔脏器脱垂

第一节 定义及流行病学

一、定 义

盆腔脏器脱垂（pelvic organ prolapse，POP）是一类因各种原因导致盆底支持组织薄弱，造成盆腔脏器下降移位，引发器官位置及功能异常，以外阴部肿物突出为主要症状，伴或不伴有排尿、排便异常、外阴部出血及炎症等，不同程度地影响患者生活质量的疾病。

二、流行病学

在成年女性中，POP 是一种常见的盆底功能障碍性疾病，其发生率随着年龄的增长而增加。随着全球老龄化社会的发展，盆底功能障碍相关的健康需求将以高于人口增长率 2 倍的速度增长。在英国，大约 12 名女性中有 1 名有盆腔脏器脱垂的症状。在美国，每年约 20 万名女性接受盆腔脏器脱垂的手术治疗，因盆腔脏器脱垂行子宫切除术占到因良性疾病切除子宫手术的 7％～14％。在瑞典，20～59 岁女性的盆腔脏器脱垂的发病率在 30.8％。在巴基斯坦 30 岁以下的女性约 19.1％主诉有脱垂相关的症状。

由于不同的 POP 检查者进行阴道检查的差异以及所采用标准的不同，结果差异较大，因而关于 POP 流行病学的研究较少。目前，POP 的流行病学调查大多由阴道检查和调查问卷组成，多数流行病学研究定义盆腔脏器脱垂是根据医生体检的发现或者患者主诉的症状来的。国际尿控协会定义盆腔脏器脱垂为阴道前后壁、顶端或穹隆一个或多个部位的下降。根据检查而诊断的患病率高于依据患者主诉而诊断的患病率。使用这个定义，脱垂的患病率在美国为 2.9％～8.0％。妇女健康倡议协会（the Women's Health Initiative，WHI）基于妇科检查研究全部程度的脱垂发现（年龄包括 50～79 岁美国妇女），Ⅰ～Ⅲ度脱垂的发病率为 41.1％；怀孕或分娩后

31.0%的女性有Ⅱ度脱垂。一项纳入 259 个绝经期女性的前瞻性队列研究表明，脱垂（定义为脱垂最低点达到或超过处女膜缘）在绝经后 1 年的发生率为 26%，绝经 3 年后发生率达到 40%。另据统计，30%～76%的成年女性在进行常规妇科体检时才发现有阴道或子宫脱垂现象，3%～6%的盆腔脏器脱垂最低点可达到或超过处女膜缘，大多数患者无不适症状，约 3%有自觉症状。有症状的盆腔脏器脱垂，往往是多部位同时发生脱垂。阴道前壁或膀胱膨出是最常见的盆腔脏器脱垂，其发病率是阴道后壁脱垂（即直肠膨出）的 2 倍，是阴道顶端脱垂（包括子宫脱垂、子宫切除术后的阴道穹隆脱垂）的 3 倍。

（李香娟　戴莺莺）

第二节　病因及发病机制

一、病　因

盆腔脏器脱垂的发病因素是多方面的，比较常见的致病因素有妊娠及分娩、衰老及激素水平的改变、肥胖及长期腹压增加、既往盆腔手术史、先天性缺陷及遗传等，这些因素都可能造成盆腔支持组织的损伤，进而导致盆腔脏器脱垂的发生。

（一）妊娠及分娩

妊娠期间子宫重量和位置的改变以及腹腔内压力的增加均可能导致盆底组织的机械损伤，从而诱发 POP。一项前瞻性研究评价了整个妊娠期的盆腔脏器支持情况，结果发现初孕未产者的 POP-Q 分期高于未妊娠者，妊娠晚期者又高于妊娠早期者，这显示了妊娠本身也是 POP 的病因之一。

阴道分娩作为 POP 的主要病因已被大量流行病学研究和队列研究证实，POP 的概率随着阴道分娩次数的增加而增加，这与盆底支持结构产生的损伤密切相关。阴道分娩会不同程度地损伤会阴神经、肛提肌及盆内筋膜等盆腔支持组织，导致生殖道脱垂、张力性尿失禁和粪失禁。据统计，约半数的经产妇存在不同程度的生殖道脱垂，10%～20%因症状较重需要寻求帮助。第二产程延长、巨大儿、器械助产（如胎吸、产钳使用不当等），更易对盆底造成伤害。

研究显示，临产前行选择性剖宫产能在一定程度上预防盆底组织的损伤，但如已临产后改行剖宫产者，则不具有这种预防作用。对此的深入研究结果进一步表明，盆底损伤程度与产程进展的阶段密切相关，活跃期重于潜伏期，第二产程又明显重于前两期，说明临产后宫缩造成的压力是盆底支持组织受损的重要病因之一。

（二）衰老及激素水平的改变

POP 的发病率与患病率都随年龄的增长而增高。Swift 等对 1004 名年龄分布在 18～83 岁之间的妇女进行了 POP 患病率及危险因素的横断面研究。结果显示，随着年龄的增长，每增加 10 岁，POP 的患病风险增加约 40%。也有研究表明，绝经后低雌激素水平是引起 POP 发生的危险因素之一。雌激素是保证盆底的组织结构、张力、胶原含量、血供以及神经再生所必需的重要因素之一。绝经后妇女体内雌激素分泌迅速减少，生殖道支持组织分解代谢后，因局部血供差、神经营养不良，导致局部组织不能有效修复，盆底的支持组织因而变得薄弱，张力减低并失去弹性，这些变化将加重由先前已有的妊娠分娩等因素造成的损伤从而易发生 POP。

（三）肥胖及长期腹压增加

肥胖与 POP 的发生密切相关。体重指数作为衡量肥胖程度的标准之一，在许多研究中被用作评价肥胖对 POP 发病影响的指标。对 259 名绝经后妇女进行一项为期 4 年的前瞻性研究，结果显示，体重指数高的绝经后妇女的阴道脱出风险增高。常见的增加腹压的因素有慢性咳嗽、长期便秘、腹水、盆腔肿瘤、重体力劳动、举重、穿紧身胸衣以及用力屏气等。盆底长期受到高压作用，除了盆底的筋膜、肌肉、神经被不断牵拉而处于紧张状态从而不能得到松弛休息外，盆底局部的血供也将受到影响，其直接结果是造成上述组织营养不良、变性而失去弹性，最终发生 POP。

（四）既往盆腔手术史

盆腔手术史在 POP 发病中的作用越来越受到重视。阴道穹隆脱垂是子宫切除术后较常见的远期并发症，多数发生在术后 2 ～ 13 年。大多数是由于术前未发现已潜在的子宫或阴道轻度脱垂，术中又未采用相应的预防措施。由于有些妇科医生未认识到子宫脱垂是生殖道脱垂的结果而非原因，因此为子宫脱垂患者行常规子宫切除术时未注意如何恢复阴道顶的问题，因而初次手术后，阴道穹隆脱垂持续存在。还有一部分患者术前并无生殖道脱垂，全子宫切除术本身因切断各组固定子宫的韧带及阴道穹隆周围的结缔组织，在一定程度上削弱了盆底支持组织，尤其是可能损伤盆底第一水平的支持，为以后阴道穹隆脱垂的发生埋下隐患。除了子宫切除术外，POP 还可见于一些前盆腔重建术后。有研究显示，Burch 阴道悬吊术有引发症状性 POP 的危险，从而增加 POP 手术治疗的需求。

（五）先天性缺陷及遗传

子宫脱垂可见于一些年轻的未生育女性，甚至是处女。因此，有推测认为 POP 可能与先天或遗传性因素相关。有研究显示，一级亲属 POP 阳性家族史是罹患 POP 的危险因素之一。最新的一项调查纳入了 101 组已生育过的女性与其未生育过的亲姐妹，研究观察到虽然姐妹间有生育史的差别，但绝经后盆腔脏器脱垂的程度却很相似，这为遗传因素对 POP 的作用提供了更有力的支持证据。临床病例统计还提示，POP 的发生存在种族差异，白人多见，亚洲人其次，黑人少见。这可能与不同种族的盆腔结构、肌肉和结缔组织的质量以及创伤后形成的厚纤维组织的倾向不同有关，也可能与不同种族的文化和生活习惯相关，进一步说明 POP 的发生在一定程度上与遗传因素相关。

二、发病机制

（一）盆底支持结构的改变

通常认为盆腔脏器脱垂来源于支持结构的损伤，该损伤可以为肌肉筋膜真正的撕裂、由神经损伤引发的肌肉功能障碍，或是两者兼有之。而这些支持结构的损伤主要是由分娩损伤和衰老而致盆底支持组织的疏松薄弱所引起。在发病机制方面，目前大多数研究集中于盆底结缔组织和肛提肌的组织形态学改变、盆底支持组织的神经病理改变、雌激素受体表达以及一些特定蛋白酶的变化。

（二）盆底神经病理学的改变

阴道分娩是发生 POP 的高危因素。分娩过程中胎儿与母体之间神经的挤压或神经本身的过度伸展，都会使得盆腔神经发生病理性改变。有研究通过肌电图发现，即使是非难产的阴道分娩，并且产后并未出现盆底功能障碍症状的女性，其盆底神经损伤也普遍存在，严重者可出现大小便失禁。

（三）盆底结缔组织的改变

盆底结缔组织的主要成分是胶原蛋白。胶原蛋白比例的改变会影响盆底结缔组织的支撑作用。据报道，POP 患者中的圆韧带、宫骶韧带等多个部位的 3 型胶原含量明显低于正常人，而 1 型胶原含量却有所增加。1 型胶原与结缔组织的强度有关，2 型胶原存在于软骨，而 3 型胶原则与组织的弹性和延伸性有关；胶原比例的变化会导致盆底支持结构变得脆弱。

其次，胶原相关酶的改变除了可能与胶原含量变化分解胶原的酶和稳定胶原的酶含量与活性相关外，还与这些酶的抑制剂活性和含量有关。常见的有赖氨酰氧化酶（LOX）和基质金属蛋白酶（MMP）。LOX 可以催化胶原和弹性纤维中赖氨酸残基氧化，最后自发凝聚成高度稳定的交联结构，为胶原和弹性纤维提供强大的机械强度，增加细胞外基质的稳定性。

（四）盆底支持组织雌激素、孕激素及其受体的改变

妊娠期高水平孕激素的抑制作用和绝经后低水平的雌激素作用都可能导致胶原和弹性纤维的形成量下降。POP 患者一般处于围绝经期或绝经后期，而这一群体的一个显著共同点是体内的雌激素水平降低。宫骶韧带、子宫圆韧带等盆底多个部位均含有丰富的雌激素受体，因此，盆底是雌激素作用的靶器官之一。Yang 等的研究表明，盆底结缔组织的组成成分受到激素调节，激素含量的变化会影响这些成分的表达量变化。绝经后低水平的雌激素可能导致细胞外基质（extracellular matrix，ECM）的胶原和弹性纤维形成下降。由于盆底组织中降解结缔组织的酶活性随着激素的减退而增加，而合成及稳定胶原的酶活性下降，因此在光学显微镜下可见绝经后

妇女胶原沉积要比绝经前的妇女有所减少。

（五）盆底生物力学的改变

目前，许多疾病的预防、诊断和治疗，要求人们对其有关的病理生理过程有较准确的定量认识，生物力学是必不可少的基础。因此，对盆底功能障碍性疾病的阴道组织进行生物力学研究是一种新的试验方法。对阴道组织进行生物力学研究有助于加深对盆底功能障碍性疾病生理和病理过程的认识，从而为其在医学方面的应用提供精确的力学依据。对16例绝经后脱垂患者的阴道组织的生物力学特性进行研究，从16例行阴式修补术患者阴道后壁获取标本从而进行拉伸和压缩试验，结果发现每例患者拉伸和压缩试验结果的变异度很大。进一步论证发现，同样采用阴道组织作为补片进行修补后，患者疗效差异的原因与其自身组织的生物力学性质有关。因此，阴道组织的生物力学性质应作为POP患者进行修补术的一个重要参考因素。现国内关于女性盆底功能障碍性疾病的生物力学方面的研究较少。国外文献主要集中于：①阴道组织的生物力学特性研究；②PFD发病机制的生物力学初步研究；③盆底重建手术修补材料的生物力学研究。但对女性生殖系统生物力学分析仍不太一致，这可能与不同部位的活检、不同的试验组、种群的异质性等有关。而对女性盆底生物力学特性的进一步研究将有助于进一步了解POP的发病机制。

（戴莺莺　李香娟）

第三节　诊断、评估及分类

一、女性盆腔脏器脱垂的常见临床症状

盆底功能障碍性疾病（pelvic floor dysfunction，PFD）是由各种病因导致的盆底支持薄弱，进而盆腔脏器移位，连锁引发其他盆腔脏器的位置和

功能异常，主要包括盆腔脏器脱垂（pelvic organ prolapsed，POP）、压力性尿失禁（stress urinary incontinence，SUI）、粪失禁（fecal incontinence，FI）及产后性功能障碍等。女性盆腔脏器脱垂的临床表现复杂，患者多表现出几种病情综合、患者的病情前后不一致、同病异症、同症异病等。常见症状有尿失禁、排尿困难、阴道脱出物、疼痛、排便障碍、性功能障碍等。

（一）尿失禁

按照国际尿控协会的定义，尿失禁（urinary incontinence，UI）是指确定构成社会和卫生问题，且客观上能被证实的不自主的尿液流出。目前，尿失禁的分类尚未能完全统一，较为公认的是 6 个主要类型，即压力性、急迫性、混合性、充溢性、功能性和结构异常。由于功能性尿失禁主要是由认知或机体功能障碍引起，结构异常主要指尿瘘和畸形，故通常意义上的尿失禁主要指压力性、急迫性、混合性和充溢性四个类型（见表 5-1），其分类可按解剖和功能两个方面进行。从生理功能上主要分为贮尿和排尿异常；从解剖学上主要分为尿道和膀胱功能异常。压力性尿失禁和排空障碍均可能与阴道前壁及顶端脱垂有关。但是，伴随脱垂程度的进行性加重，由脱垂导致的尿道机械性梗阻减少了漏尿，反而会使压力性尿失禁的症状被掩盖。

表 5-1　不同类型尿失禁的常见症状和原因分析

基本类型	症状	常见原因
压力性尿失禁	在咳嗽、喷嚏、笑、体位改变和重力活动等腹压增加下引起尿失禁	盆底肌松弛，膀胱颈和尿道近端过度下移，尿道内括约肌功能障碍
急迫性尿失禁	尿频、尿急、尿痛、夜尿、排尿间隔大于 2 h；不能拖延和控制排尿	逼尿肌过度兴奋或反射亢进，常合并泌尿系统或中枢神经系统疾病，如膀胱炎、尿道炎、肿瘤、结石、憩室、出口梗阻、脑卒中、痴呆、帕金森病、脊髓损伤等。有些患者病因不明
混合性尿失禁	同时存在压力性尿失禁和急迫性尿失禁症状	膀胱颈尿道高活动性、逼尿肌不稳定和反射亢进共同存在，或合并尿道内括约肌功能障碍
充溢性尿失禁	尿流细弱、中断、淋漓不净、残余尿、排尿困难	糖尿病、脊髓损伤、出口梗阻等导致的膀胱收缩乏力

（二）排尿困难

排尿困难（dysuria）是指膀胱内尿液排出有障碍，排尿费力、排尿延迟，可表现为尿流变细、尿线不畅、排尿无力，甚至间歇中断或尿终滴沥等不同症状，重者需要增加腹压方能排尿。阴道前壁膨出、膀胱及子宫脱垂等外来压迫可引起机械性排尿困难，甚至尿潴留。这些妇女可能需要阴道加压或人工将脱垂物复位来完成排尿。患者存在出现膀胱排空不完全、复发或持续的尿路感染以及在脱垂被校正后反倒出现压力性尿失禁的风险。一般而言，那些需要手指帮助排尿的患者的脱垂会比较严重。除排尿困难以外，诸如尿急、尿频、急迫性尿失禁等泌尿系统症状，均可能见于有脱垂的妇女。但是，脱垂的严重程度是否直接与排尿刺激症状或膀胱疼痛有关，现在还不是很清楚。

（三）阴道脱出物

1. 子宫脱垂或阴道穹隆脱垂

轻度患者多无自觉症状；中度以上患者可有腰骶骨部酸痛或下坠感，以及阴道内脱出"肿物"感，站立过久或劳累后症状明显，卧床休息后症状减轻或"肿物"消失；重度子宫脱垂常伴有阴道前壁膨出，导致膀胱和直肠的解剖关系改变。因子宫颈或阴道壁长期与内裤摩擦，可有子宫颈或阴道溃疡，溃疡感染后有脓性或血性分泌物。绝经前子宫脱垂时，由于子宫血管行程改变，发生血循环障碍，可发生盆腔充血、子宫肥大、月经过多，又由于牵拉腹膜可引起恶心和上腹部不适等症状。

2. 阴道前壁脱垂

经产妇多见，轻者可无症状，重者感下坠、腰酸，久立后不适感加重。自觉有肿物自阴道脱出，向下用力或积尿时肿物增大，卧床休息及排尿后缩小或消失，严重时可出现排尿困难并常有残余尿，多并发尿路感染。如果有尿道膨出，则可出现压力性尿失禁。

3. 阴道后壁脱垂

经产妇多见。轻者往往无症状，明显膨出者可有下坠感、腰酸及排便困难。其中，排便困难可以表现为出口梗阻性便秘，主要表现为排便不尽感、排便费力以及需要手助排便等，尤其大便干结时更难便出。长期的便秘也可导致会阴神经损伤，从而导致会阴区疼痛。

（四）疼　痛

急性疼痛通常是组织损伤的一种表现，是一种受到伤害的警告或防御信号；而慢性疼痛本身已经构成一种疾病，即它的长期存在也同时是某些慢性疾病的症状之一。慢性盆腔疼痛（chronic pelvic pain，CPP）是一种临床常见症状。CPP 的疼痛症状定位于盆腔，但可以起源于盆腔内或盆腔外的器官及周围组织。慢性盆腔疼痛通常是指持续达到或超过 6 个月的非周期性盆腔疼痛，其会影响机体功能或导致衰弱。患者可出现躯体症状，甚至产生抑郁症的一些表现（食欲减退、反应迟钝、失眠健忘、消化不良、便秘等），从而导致体力活动日益受限，逐渐脱离职业、家庭和人际交往。

（五）排便障碍

盆腔脏器脱垂，尤其是顶端和后壁缺陷，可能（但不总是）伴随排便障碍，例如大便疼痛、需要人工帮助排便及肛门失禁（屁、液或固体粪便）。患者常有明显的便秘，这继发于为了排出直肠疝内的粪便，不得不需要人为在阴道、直肠或会阴施压以减轻脱垂来帮助排便。尽管排便障碍只被很少的脱垂患者所理解，但临床和放射影像学研究显示，脱垂的严重程度并不与脱垂的程度显著相关。

粪失禁是指不能在社会可以接受的时间和地点区分排便或排气，而发生的肛门不自主排气或排便，使患者产生不良的心理影响。控制排便需要正常的粪便性状和正常的粪便运送时间，还需要直肠顺应性、盆底神经支配和肛门括约肌功能、盆底肌（如耻骨直肠肌与直肠肛门括约肌）的相互配合。任何一项功能的缺失均可能导致粪失禁。而女性粪失禁最常见的病因是阴道分娩导致肛门括约肌损伤。由于粪控制是人自幼就应养成的基本生存能力，因此粪失禁会使患者产生不良的心理影响。故粪失禁使人自我孤立，自主能力下降，感觉衰老和沮丧。粪失禁可导致患者自尊丧失、认知能力下降、社交活动减少，严重影响患者的身心健康。

（六）性功能障碍

女性性功能障碍（female sexual dysfunction，FSD）是指女性在性反应周期中的一个环节或几个环节发生障碍，以致不能产生满意的性交所必需的性生理反应和性快感。盆底功能障碍性疾病，是由各种病因导致的盆底支持薄弱，进而发生盆腔脏器的位置和功能异常。而盆底肌肉也参与性交过程，对维持正常性功能有着重要的意义。盆腔脏器脱垂可能导致女性性功能障碍，尤其是性高潮障碍，部分患者也会因盆腔脏器的脱垂有心理障碍，从而影响性生活的和谐。

二、盆腔脏器脱垂的体格检查

（一）全身检查

注意患者的运动能力、视力、肥胖程度及气味（尿臭味、烟味、酒味）。注意五官、步态、反应及说话方式，腹部检查时应注意皮肤、切口、疝气及肿块。检查背部和腰骶部时了解有无骨骼畸形，成簇毛发或腰背部皮肤凹陷提示隐性脊柱裂。对于有明显神经系统疾病史者应做详尽的神经系统检查，应重点检查骶中枢对膀胱尿道的支配功能，包括运动强度、深肌腱反射及末梢神经的感觉。

（二）妇科检查

妇科检查是了解盆腔脏器和盆底功能的重要手段，包括评估会阴部的皮肤、盆底缺陷（子宫脱垂、阴道穹隆脱垂、膀胱膨出、肠疝、直肠膨出）、萎缩性阴道炎、盆底肌张力和功能状况。

（三）盆底专科检查

1. 盆腔脏器脱垂的定量化描述

多年以来对盆腔脏器脱垂的描述缺乏定量标准，不利于相互交流的准确性及对同一位患者进行长期观察和比较。目前，国际上采用的是 POP-Q（pelvic organ prolapse quantitive examination）分类法，是 1995 年由美国妇产科学会（American College of Obstetrics and Gynecology）制定的盆底器官脱垂评价系统，它是以国际尿控协会盆腔脏器脱垂及盆底功能障碍分会主席 Bump 的姓氏冠名的。

POP-Q 以处女膜为参照点（0 点），以阴道前壁、后壁和顶部的 6 个指示点（前壁 Aa、Ba；后壁 Ap、Bp；顶部 C、D 点）与处女膜之间的距离来描述器官脱垂的程度，指示点位于处女膜缘内侧时记为负数，位于处女膜缘外侧时记为正数。另外，还有3个衡量指标：①生殖道裂孔（genital hiatus，gh）：尿道外口中点至阴唇后联合之间的距离；②会阴体（perineal body，pb）：阴唇后联合到肛门中点的距离；③阴道总长度（total vaginal length，tvl）：将阴道顶端复位后的阴道深度。除了tvl外，其他指标均以用力屏气时为标准。

6个测量点：①阴道前壁Aa点，位于阴道前壁中线，距尿道外口3 cm处，相当于尿道膀胱皱褶处；②阴道前壁Ba点，为阴道前穹隆顶端，距离Aa点最远处；③阴道后壁Ap点，位于阴道后壁中线，距处女膜缘3 cm处；④阴道后壁Bp点，阴道后穹隆顶端，距离Ap点最远处；⑤宫颈或阴道顶端C点，宫颈外口最远处或子宫切除者的阴道残端；⑥宫颈或阴道顶端D点，为有宫颈的妇女的后穹隆顶端，相当于宫骶韧带附着于宫颈水平处，对子宫切除后无宫颈者，可不测量D点（见表5-2，表5-3）。

表5-2　POP-Q分类法指示点及范围

参照点	解剖描述	正常定位范围（cm）
Aa	阴道前壁中线，距尿道外口3 cm处的测量点，此测量点相当于尿道膀胱皱褶处，与处女膜的关系可为-3 cm至3 cm，即处女膜上3 cm至处女膜下3 cm的范围	-3～+3
Ba	自阴道前穹隆顶端至Aa点的阴道前壁上段的脱垂最为明显的点，在无盆腔脏器脱垂的情况下，规定Ba点位于处女膜上3 cm处；在阴道前壁完全脱垂时，Ba点即阴道前穹隆顶端	-3～+tvl
Ap	阴道后壁中线，距处女膜3 cm处，此测量点与处女膜的关系可为-3 cm至+3 cm，即处女膜上3 cm至处女膜下3 cm的范围	-3～+3
Bp	自阴道后穹隆顶端至Ap点的阴道后壁脱垂最为明显的点，在无盆腔脏器脱垂的情况下，规定Bp点位于处女膜上3 cm处；在阴道后壁完全脱垂时，Bp点即阴道后穹隆顶端	-3～+tvl
C	宫颈上脱垂最为明显的点或子宫全切除术后阴道断端的前边缘	-tvl～+tvl

参照点	解剖描述	正常定位范围（cm）
D	有宫颈的后穹隆顶端处，代表子宫骶骨韧带附着于宫颈后壁水平；当宫颈缺如时，可不测量D点，C点位置即可代表阴道穹隆的位置	－ tvl ～ ＋ tvl
gh	尿道外口的中点至处女膜后缘的长度	4 ～ 6
pb	自处女膜的后缘至肛门口中点的长度	2 ～ 4
tvl	当C点或D点处于完全正常位置时，阴道的最大深度；发生盆腔脏器脱垂时，可将子宫或阴道穹隆恢复到正常位置，这时测量阴道全长的最大深度	10 ～ 12

表5-3 POP-Q分类法分期标准

分期	标准
0	没有脱垂，Aa、Ap、Ba、Bp都是－3 cm，C点在tvl和－（tvl－2）cm之间
I	脱垂最远处在处女膜内，距离处女膜－3 ～ －1 cm
II	脱垂最远处距处女膜边缘－1 ～ ＋1 cm
III	脱垂最远处在处女膜外，距处女膜边缘在＋1 ～（tvl－2）cm
IV	下生殖道完全或几乎完全外翻，脱垂最远处≥（tvl－2）cm

行POP-Q评价的前提是患者在检查时处于最大脱垂状态（maxim prolapse）。最大脱垂状态的判定必须符合以下一项或多项情况：①屏气时脱垂物变紧张；②牵引膨出物时并不会导致脱垂程度进一步加重；③检查时膨出物的大小、紧张度应与患者病史中的最大膨出程度相似，必要时使用一面小镜子以便患者清楚观察膨出的情况；④屏气时站立位是确保脱垂处于最大状态的方法。C点和D点可以鉴别主韧带和骶韧带悬吊功能丧失导致的子宫脱垂、阴道穹隆脱垂及宫颈延长。在子宫脱垂时，C点与D点均有下降；在阴道后穹隆脱垂而子宫脱垂不明显时（后穹隆肠疝），C点位置基本正常，而D点下降明显；在子宫脱垂不明显而宫颈明显延长时，C点下降明显，D点位置基本正常。虽然该评价系统较为客观、细致，但

检查时使用站立位还是截石位、膀胱是否充盈、检查时是否使用窥器、valsalva动作是否充分等很多因素均可能影响到POP-Q评分的结果。另外，POP-Q评分系统不能评估所有的盆腔缺陷，如阴道旁缺陷、阴道穹隆缺陷、会阴体脱垂常被忽略，而且该评分系统对尿道活动度的评价也有局限性。

　　除了以上解剖学分析外，国际尿控、美国妇科泌尿、妇外科协会认为还应建立一套POP相关临床症状的程度评分或分级系统，以便对POP的病情有更好的临床定义。POP伴有的临床症状是医生界定患者是否需要进行治疗干预的重要依据。对POP相关临床症状采取的研究方法目前主要是术前、术后的问卷调查工具。POP导致的盆底功能障碍（pelvic floor dysfunction / pelvic floor disorder，PFD）在临床上是一组疾病症状群，其轻重跟解剖学改变不完全呈正相关，故临床上需要一种有效的问卷调查标准化工具来对PFD症状进行量化，以了解其症状的严重程度及对患者生活的影响。同时，也可通过问卷调查工具来了解和评价各种治疗方法前后患者症状及生活质量的改变，从而间接判断某种治疗方法的效果，甚至可用问卷调查工具来预测某种疾病的存在（见表5-4）。

表5-4　POP症状的"USA"

内容	描述
泌尿道（U）	储尿期：尿急、尿频、尿失禁
	排尿期：排尿困难、尿不尽感、尿终滴沥
	感觉：疼痛（基础疼痛评分、疼痛加重或减轻的因素）
性（S）	无论患者的年龄、婚姻状况和分娩次数如何，都不应对其性偏爱做出假设：如果她对目前的性行为不满意或她目前没有积极的行为，那就明确原因来判定治疗症状是否可改善其性健康
	感觉：疼痛（基础疼痛评分、疼痛加重或减轻的因素）
肛门直肠（A）	贮存：大便失禁
	排空：便秘、排便困难
	感觉：疼痛（基础疼痛评分、疼痛加重或减轻的因素）

2. 盆底特殊体格的检查方法

（1）盆底缺陷：为了评估盆底缺陷，需分开阴道窥器的两叶，在阴道前后壁间相继插入一叶，要求患者尽力咳嗽。当后壁被压下时，前壁膨出，提示膀胱膨出；反之，当前壁被压下时，后壁膨出，提示直肠膨出或肠膨出。最好在患者仰卧和站立时评估脱垂，因为仅在仰卧位时评估，脱垂的程度可能估计不足。必要时也可让患者行走 20～30 min 后进行检查。

（2）肌张力和功能：以手指触诊位于阴道口内约 5 cm 处 5 点及 7 点部位的耻骨直肠肌和耻骨尾骨肌，要求患者收缩盆底肌以对抗检查者的手指，就像收缩肌肉以停止排尿或排便一样。同时，检查者应当将另一只手放在患者腹部以检测患者在收缩盆底肌时是否缩紧了腹肌，并告知患者应尽量避免腹直肌收缩。盆底肌收缩持续的时间也反映盆底肌肌力。有少数妇女不能自主收缩盆底肌，不一定意味着存在神经损伤。

（3）外阴和会阴体：阴道出口的大小反映了泌尿生殖道的大小，泌尿生殖道变宽提示盆底受损、阴道脱垂。正常会阴体长度为 2～4 cm，正常经产妇阴道外口长为 4～6 cm，阴道口宽大表明会阴浅横肌破裂，阴道下 1/3 和会阴体分离。以一手指放在阴道或直肠内，向着检查者的方向轻拉会阴体，可检查会阴体的伸展性。移动度若大于 1 cm，则表明移动性过大，直肠阴道隔膜有裂伤分离。也应加以评估会阴体的厚度。最后，观察阴道脱垂征象，阴道前后壁是位于处女膜内还是处女膜外。

（4）阴道检查。

①外阴是否有萎缩性阴道炎的体征，如脆性大、糜烂、瘀血、毛细血管扩张等。阴道萎缩时黏膜苍白发亮伴皱襞丧失；阴道萎缩时有炎性过程。

②阴道窥器：目的是评价阴道的支持作用。阴道内放置阴道窥器，用子宫探针分别测量阴道长度（后穹隆顶端至处女膜之间的长度）和宫颈长度，以及用力屏气时宫颈外口至处女膜环的距离。分别测量前后壁的长度，是评价阴道某一部位支持作用不足的定量检查方法。

③耻骨宫颈筋膜：膀胱膨出说明存在阴道筋膜撕裂。将卵圆钳放置于阴道顶部，相当于耻骨宫颈筋膜白线的位置，如放置后脱垂消失，则为白线处筋膜损伤；如膨出仍然存在，则说明为中线处筋膜损伤。

④盆筋膜和提肌：在坐骨棘、耻骨弓、筋膜白线及尾骨之间具有琴弦

样的结构，在阴道壁的两侧可以触及。检查者以手指压迫阴道肌时，可感知肛提肌的紧张度、对称性和收缩强度，注意肛提肌有无对称性收缩。盆底肌的适当收缩可引起阴蒂的下降和肛门的回缩。

⑤肛门和直肠评估：肛门和直肠评估会阴体的完整及肛门括约肌的张力。直肠膨出是直肠阴道隔从会阴体分离所致，触诊方法是将一示指置于阴道内，另一示指置于直肠内，两手指对合并后慢慢向会阴体滑出，可以检查直肠是否膨出。高位触诊法检查小肠膨出。以上检查均应在患者静止和屏气时进行。还应检查粪便嵌塞、肿块和肛门括约肌张力。

三、女性盆腔脏器脱垂的相关辅助检查

（一）膀胱功能评估

盆底膨出的患者会表现程度不一的下尿路症状。尽管一些患者可能没有明显症状，但是获得膀胱和尿道功能的客观信息仍然很重要。对于严重盆腔脏器脱垂患者，脱垂产生的尿道扭曲效应可能掩盖潜在的漏尿问题，因此应该对脱垂复位进行基础膀胱功能测定来模拟脱垂治疗后膀胱尿道功能状态。至少应做以下检查：清洁尿或者插管所得的尿液标本，行感染相关的检查、测定残余尿以及作为门诊膀胱内压测定的一部分行膀胱感觉的评估。

（二）尿动力学测定

对于大多数脱垂患者，尤其是没有手术指征的患者，复杂的尿流动力学检查并不是必需的检查。但如果需要更多的有关逼尿肌功能的数据或更多的有关尿道功能的定量数据就需要进行尿流动力学检查。

尿动力学检查结果应该以统一的方式进行记录以便于专科医生间或是与社区医生进行交流。为此，我们推荐采用国际尿控协会（International Continence Society，ICS）制定的标准的报告方式。

国际尿控协会（ICS）已经发布了尿动力学检查的最低仪器要求。它包括了四个测量通道，其中两个用于测压，一个用于测量流速，一个用于打印机或是监视器上的显示屏以及安全的压力数据储存。灌注及排尿的量可通过图表及数字的方式进行记录。另外，还需要在记录中标记一些事件信息，

如膀胱感觉、漏尿及其他。膀胱压力换能器是把压力信号转换为电信号的装置。测压管的末端可以是开放的，也可以是封闭的，管腔内部充满了液体或是气体，测量后的压力信号传导至压力换能器。当然，如果换能器体积足够小，那么可以直接安装在测压管的末端（microtip transducer）。传感器校准方法通常是将耻骨联合上缘的大气压强定为"0"，压强测量结果的单位为"cmH$_2$O"。尿动力学常规检查中通常使用经尿道双腔测压管。测压管要尽可能细，但也不能过细以至于影响压力传导或是预设的灌注速度。目前，市场上最细的规格为 6F 双腔测压管，它可使灌注与排尿交替重复进行并避免了重新区分标注。

近期，充气型测压管变得流行起来。这种测量管是在聚乙烯管路的外周包裹一个小型的充气球囊，为一次性使用材料。相较于通过液体传导压力信号的传统测压系统，它的优点就是不必再考虑静水压产生的影响，所以无须再在耻骨联合水平校准压力值，也不必再像以往那样用液体预充管路以排出气体。也就是说，许多尿动力学检查中的"标准值"是通过液体充盈管路的传统方式获得的。虽然现在充气型测压管已应用于测量尿道压并有了一定的数据基础，但是至今为止并没有充气型与充液型两种测压管在测量膀胱内压及腹腔内压的对比研究。

虽然讨论市场上各种不同的尿动力学检查仪已经超出本章的范畴，但是大部分检查仪均有以计算机为基础的数码处理系统，这样也更便于数据存储及后期处理。尽管不同尿动力学检查仪的系统和处理软件常有细微差别，但是操作仪器进行检查的临床医生对于数据的收集和解读才是最重要的因素。在某些情况下，一台简单的三通道检查仪就可满足临床需要。然而，对于一些需要评估复杂病例或是神经源性膀胱患者比例比较高的大型专科医院，一台具有影像尿动力检查功能的精密仪器就是首选。最近，还出现了应用蓝牙技术的无线尿动力检查仪。这种系统在测压管与尿动力学检查仪之间并无线性连接，由于可以实现从传感器至检查仪的无线数据传输（最远距离可达 30 m），因而具有使患者有更大的灵活性及私密性等优点。

基于美国泌尿协会（American Urological Association，AUA）最佳操作指南，如果泌尿道感染患者在检查前的尿常规为阴性，除非针对高危患者，那么预防性应用抗生素是不推荐使用的。可选用的抗生素种类包括氟喹诺酮类及磺胺类。如患者对上述两类抗生素过敏，备选药物还包括氨基糖苷类及氨苄西林的联合应用、第一代或是第二代头孢菌素，或是阿莫西林／克拉维酸。如果检查前诊断了泌尿道感染，则应先行治疗。美国心脏协会（American Heart Association，AHA）不再单独推荐泌尿生殖系统手术前预防性应用抗生素以防止感染性心内膜炎的发生。而对于既往曾有整形外科手术史的患者，如果检查前尿培养结果是阴性的，且患者不是高危患者，那么也没有预防性使用抗生素的指征。

因为排尿是一种非常私密的行为，所以检查的环境应尽可能安静以避免被打扰。同时，也应尽可能限制检查时观察者的人数以减少患者的尴尬感。

在任何尿动力学检查开始前，都应对寄希望通过检查以解决或解释的问题进行梳理。一次好的尿动力学检查应是先确定所需解释的问题，而后根据每个患者的不同情况设计个性化检查方案。同样重要的是向患者讲解进行尿动力学检查的原因以及检查结果对于制订治疗计划的重要性。以下是尿动力学检查中可能采用的各种方法的简要介绍。

1. 残余尿的测定

残余尿是一项客观评估女性能否排空膀胱的检查方法。残余尿量可通过超声、膀胱扫描或是膀胱置管等方法进行测量。残余尿量增多提示膀胱排空障碍，但对于病因则没有过多的指导意义。对于持续的残余尿量增多，应建议进一步检查。虽然关于正常残余尿量的具体数值尚未达成一致，但是大多数学者同意残余尿量小于 50 mL 或是小于膀胱总容量的 80%，即可认为正常。

2. 尿流率测定

尿流率测定是一项随着时间推移测量尿流速度变化的检查，同样也是膀胱排空方面的评估方法。正常的尿流率图形是一条钟形曲线。当尿流率下降或是曲线形状改变时，则提示可能存在膀胱功能低下或是膀胱出口梗阻。

3. 充盈期膀胱压力 – 容积测定（cystometrogram，CMG）

CMG 是一种测定膀胱充盈过程中压力与容积关系的检查方法。整个检查过程自膀胱充盈开始，至患者或是尿动力学检查师排尿或下达排尿命令为止。虽然已经介绍过了单通道的尿流率检查，但是仍然推荐通过在膀胱及直肠或阴道内置入测压管测量膀胱内压及腹腔内压，并以膀胱内压减去腹腔内压来计算出真正的逼尿肌压力。同样，漏尿点压的测量也是在充盈期膀胱压力－容积测定过程中完成的。

4. 括约肌肌电图

括约肌肌电图描记是研究肌细胞膜去极化时电势变化的试验方法。在尿动力检查过程中，EMG 检查常需要粘贴电极片，电极片的位置应尽可能靠近盆底的横纹括约肌。此项试验最常应用于评估盆底肌群与下尿路之间的协调性。在充盈期及排尿期均可记录下 EMG 的变化情况。

5. 尿道压力测定（urethral pressure profilometry，UPP）

UPP 是指在膀胱静息情况下，沿尿道全长测量腔内压力值及分布图的方法。尿道压力描记过程中记录到的最高压力值为最大尿道压。最大尿道压与膀胱内压之间的差值称为最大尿道闭合压（maximum urethral closure pressure，MUCP）。功能尿道长度（functional urethral length，FUL）是指在尿道压力描记过程中，尿道压高于膀胱压的这一段尿道长度，而解剖学上的尿道长度是指尿道的总长度。在应力情况下，尿道压力增加值占同期膀胱压力增加值的百分比即为压力传导比。

尿道压力描记过程中需以恒定速度将测压管在尿道中牵引拔出。测压并描记的范围包括膀胱及尿道全长。测压管可选用开放的或是注入液体或气体的球囊导管，管路应安装有传感器或是选用光纤导管，也可使用完全依靠气体传导压力信号的充气式管路（T-Doc）。

女性 MUCP 及 FUL 的正常值差异很大，但是，大多数控尿良好的女性 FUL 接近 3 cm，MUCP 在 40 ～ 60 cmH$_2$O 之间。虽然很多学者将 MUCP 小于 20 cmH$_2$O 作为女性压力性尿失禁（stress urinary incontinence，SUI）患者尿道固有括约肌功能缺失的诊断标准，但是这一标准也有许多同样的问题会影响到定义本身以及尿道固有括约肌功能缺失的诊断。

在 2002 年，ICS 附属标准化委员会得出结论，由于 UPP 的临床价值还不明确，所以以下情况无须行尿道测压检查：①将尿道功能不全与其他疾病进行鉴别诊断；②通过检测用以评估疾病的严重性；③为手术效果提供可信依据。

（三）结肠功能测定

通过口服的方法向胃肠道中投入标志物，然后定时观察和计算标志物在结肠中运行、分布的情况，借以观察结肠的传输情况，称为结肠传输试验。1969 年，Hinton 首先使用不透 X 线标志物测定结肠传输时间，利用不透 X 线标志物在腹平片的消失情况进行观察、计算。1978 年，Martelli 提出了正常人大肠运动的一些参数，指出 5 天排出的标志物小于 80% 为结肠传输异常。1981 年，Arhan 提出了结肠分段通过时间的测量方法。尽管前人对胃肠通过时间的测定方法很多，但效果不理想，仍以 Hinton 法测定结肠传输时间、Arhan 法测定结肠分段通过时间，这些方法由于简单易行而被广泛应用。

大多数文献中提到检查前 48 ～ 72 h 内不得行钡剂或碘剂胃肠道造影，也不得服用其他重金属药物。凡近期曾服用上述药物者，必须经摄片证实确已全部排空方能开始结肠运输试验。不使用任何影响消化功能及胃肠道动力的药物、泻剂、润肠剂，不清洁灌肠，直至检查结束。检查期间要求受试者保持正常的起居和生活规律，膳食合理，情绪稳定。

我国目前的诊断标准依各时相标志物剩余数确定如下。

■ 正常：72 h ≤ 4 粒。

■ 结肠慢运输：96 h ≥ 4 粒，且运输指数≤ 0.4。轻度：96 h ≥ 4 粒；中度：120 h ≥ 4 粒或 96 h ≥ 15 粒；重度：144 h ≥ 4 粒或 120 h ≥ 15 粒。

■ 慢运输倾向：结果介于正常和轻度慢运输之间，即 72 h ≥ 5 粒至 96 h ≤ 3 粒。

■ 出口梗阻：72 h ≥ 10 粒，且连续 2 天运输指数 > 0.6，最后 1 天 ≥ 0.75。

■ 混合型：慢运输与出口梗阻同时出现，运输指数 = 0.5。

结肠运输试验对于结肠运输功能的检查作用是不容置疑的，但它毕竟属于功能性结肠检查，我们应辩证地去分析检查结果，当结果与临床不相符的时候，我们应积极分析原因，特别是对于重度结肠慢运输的患者，手术指征的掌握必须慎重，必要时应复查或行 3 粒胶囊法结肠运输试验，避免因偶然的结果导致临床误诊。

（四）排粪功能测定

排粪造影（defecography，DFG）是通过向患者直肠注入造影剂，对患者"排便"时的肛管直肠部进行动静态结合观察的检查方法。它能显示肛管直肠部位的功能性及器质性病变,为临床上便秘(特别是出口梗阻性便秘)的诊断治疗提供依据。

1. 耻骨直肠肌失弛缓症

在正常排便时,耻骨直肠肌松弛,肛直角变大。在耻骨直肠肌失弛缓症中,患者用力排便时,盆底肌持续收缩而不松弛,肛直角增大不明显,仍保持 90° 左右或更小,且耻骨直肠肌长度无明显增加,在肛管 – 直肠结合部出现耻骨直肠肌压迹,如合并直肠前突时出现"鹅症",是本病的特有表现。

2. 直肠前突

在正常女性中有轻度直肠前突的占 5%,无临床症状。直肠前壁有直肠阴道隔支持,该隔主要由盆内筋膜组成,内有耻骨直肠肌的中浅交叉纤维组织及会阴体。经产妇可由于排便习惯不良造成便秘,致使腹内压增高,长此下去可使会阴部松弛,同时造成直肠阴道隔松弛,直肠前壁很容易向前方突出,也就是向空虚的阴道突出,所以在排便时直肠内的粪便是挤向阴道而不是肛门,导致粪便积存在前突内,故产生排便不畅、排便不尽感。依前突的深度分为Ⅰ度(轻度):6 ~ 15 mm;Ⅱ度(中度):16 ~ 30 mm;Ⅲ度(重度):≥ 31 mm 和伴有其他异常者。故有人认为只有直肠膨出大于 3 cm 才有意义。其实并不尽然,口部巨大且开口向下的重度直肠前膨出也未必造成粪便嵌塞。因此,真正具有病理意义的直肠前膨出必须具备开口小、纵深、排粪终末钡剂滞留三大特征,并以患者用手指或其他物品填塞阴道压迫后壁方能排便的病史为重要的参考依据。

3. 直肠黏膜脱垂、内套叠

直肠黏膜脱垂是指增粗而松弛的直肠黏膜脱垂于肛管上部,造影时该部呈凹陷状,可发生在直肠前壁或后壁。当增粗松弛的直肠黏膜脱垂在直肠内形成大于 3mm 深的环状套叠时,即为直肠内套叠。绝大多数套叠位于直肠远端,测量时要标明套叠的深度和套叠肛门距离。直肠黏膜脱垂及套叠同样可出现于无症状志愿者中,只有那些引起排钡中断和梗阻的黏膜脱垂或内套叠,才是排便梗阻的真正原因。

4. 耻骨直肠肌肥厚症

肛直角小,肛管变长,排钡很少或不排,且出现"搁架征"(shelf

sign）。该征是指肛管直肠结合部向上方在静坐、力排时，均平直不变或少变，状如搁板。它对耻骨直肠肌肥厚症有重要的诊断价值，同时可作为与耻骨直肠肌失弛缓症的鉴别要点。

（五）直肠肛管压力测定

直肠肛管测压检测技术已有一百多年的历史，早在 1877 年 Gowers 就通过试验发现直肠扩张后能引起肛管松弛的反射现象，并在人体上证实了这一反射的存在，这被认为是直肠肛管测压技术的最早应用。之后，Denny‑Brown 等进一步阐明此反射涉及肛管内括约肌，它在截瘫患者中亦存在。1948 年 Gaoton 通过对人肛管内不同部位的压力测定，分析了肛门内括约肌与肛门外括约肌的压力变化，指出了肛门内外括约肌的压力变化与直肠内压力变化有着密切关系，是连续性的反射性活动。随着压力传感器及电子计算机技术的不断发展，直肠肛管测压的技术和检测指标不断提高，使直肠肛管测压检查与临床诊断符合率也逐年提高。此项检查在阴道后壁脱垂及粪便失禁患者的评估中应用广泛。

直肠肛管测压检测装置包括最基本的两部分：压力感受器系统和记录系统。早期检测是采用多导生理记录仪，只能粗略地了解直肠肛管的压力变化，近几年来随着仪器设备的不断更新和完善，已发展为高分辨率、多通道的肛肠动力检测仪。压力感受器系统就是用探头感受直肠肛管内的压力，通过导管将所感受到的压力及变化信号经压力换能器转变为电信号，然后再传输给计算机和记录装置，显示或打印出直肠肛管压力图形。

根据测压导管与压力换能器之间的位置不同，基本分为三类：气囊法（封闭式），又分为双囊法或三囊法；灌注法（又称开放灌流式，或开管法）；直接传感器法。其中，灌注法的精确度和灵敏度较高，应用较为广泛。直肠肛管压力测定的主要指标如下。

1. 直肠静息压

直肠静息压（resting rectal pressure）是安静状态下直肠的压力、腹内压、直肠壁的收缩力及肠壁的弹力等综合作用的结果。正常情况下，该指标压力值较低；在病儿哭闹等情况下，该压力值可能升高。在某些病理情况下，如直肠远端梗阻、先天性巨结肠时，直肠压也可能升高，而在直肠肛门畸形术后伴严重大便失禁时则明显降低。

2. 肛管静息压

肛管静息压(resting anal pressure)为安静状态下所测得的肛管内压力，是肛门内括约肌和肛门外括约肌作用的结果，主要是由肛门内括约肌产生的。

在静息状态时，肛管静息压明显高于直肠静息压，从而形成一个压力屏障，这对于维持肛门自制有着十分重要的意义。而排便时，直肠、肛管静息时的压力梯度逆转，直肠压大于肛管压，粪便在这一压力差下被驱出肛门，这是正常排便的重要特征。

3. 肛管收缩压和收缩时间

受检者尽力收缩肛门时所产生的最大肛管压力为肛管收缩压，其压力升高持续的时间为收缩时间，是外括约肌收缩所产生的压力，用于判断外括约肌的功能，与肛管静息压相结合可用于判断肛门括约肌的整体功能。正常人做憋便动作时，直肠压升高不明显，而肛管压力显著升高，是静息压的 2 ～ 3 倍。

肛管收缩时间对应激时的肛门控制十分重要，此时间虽短，但已为直肠顺应性扩张、内括约肌反射性收缩提供了足够多的时间，从而使在环境不许可排便时延缓排便成为可能。

4. 主动收缩压

肛管最大收缩压减去肛管静息压的差值，代表肛门外括约肌、盆底肌收缩净增压。

5. 肛管高压区的长度

测压时将探头插入直肠内，记录直肠压，然后用拖曳系统匀速拖出探头，到压力骤然升高时测压孔的位置即为肛门括约肌近端平面，也就是高压区近端起点；高压区远端平面即为锐降到大气压水平的测压点。高压区的范围代表了内外括约肌功能的分布范围，现研究认为肛管高压区的长度在排便机制中具有相当重要的作用，它是可以直接反映内外括约肌功能的综合指标。

6. 直肠感觉阈值

将气囊插入直肠距肛缘 8 ～ 10 cm 处，经导管每隔 30 s 随机地向气囊内注入不同量的气体，并不断询问患儿的感觉情况。首次出现直肠扩张的感觉时，记录注入的气体量，当两次分别注入同等量的气体而产生同一感觉时，为直肠感觉阈值，直肠感觉阈值大致上可分为 4 级。0 级：气体充盈后直肠无感觉；1 级：引起直肠短暂感觉的最大充气量为直肠感觉阈值的感觉容量; 2 级: 使直肠感觉持续存在时的充气量为直肠持续性感觉容量; 3 级: 引起便意或不适的充气量为直肠最大耐受量。Farthing 等报道正常人的直肠感觉阈值为（44±6.7）mL，直肠恒定感觉阈值为（87±12）mL，直肠最大耐受量为（258±42）mL。

直肠内容物对直肠壁感受器的刺激是引起排便反射的启动因素。此项检查可以判断排便反射弧的感受器及感觉传导是否正常，适用于慢性便秘及结直肠炎患者的检查。临床上排便功能障碍越严重，直肠感觉阈值增高越明显。有先天性巨结肠症的患者该值明显升高。

7. 直肠顺应性

直肠顺应性（rectal compliance）是检测随直肠内压力变化而产生的直肠容积变化程度，反映直肠壁的弹性情况。顺应性越大，直肠壁的弹性越好，直肠充盈时的便意越轻，反之便意越强烈。直肠壁有炎症、疤痕或纤维化时，直肠顺应性明显降低。

8. 直肠肛门抑制反射

直肠肛门抑制反射（rectal anal inhibitory reflex，RAIR）又称为内括约肌松弛反射，直肠被肠内容物或人工气囊扩张所引起的肛管压力下降是内括约肌松弛所造成的，这种反射现象被称为直肠肛门抑制反射。在正常情况下，直肠壁受压，扩张压力感受器，刺激信号通过肠壁肌间神经丛中的神经节细胞及其节后纤维，引起内括约肌松弛。这种由直肠壁压力感受器→壁间神经节细胞→内括约肌构成的低级反射已由试验和临床所证实与脊髓中枢神经系统关系不大。

（六）盆底生物力学检测

1. 盆底肌力评定

（1）压力测量：通过气囊、传感器、专用描记仪等，运用生物力学原理，测量尿道、阴道和肛门内压力，评估盆底肌肉的控制力和强度。目前有简易的仪表型和数字化的专用仪器测量。

（2）肌电测量：使用腔内（阴道或直肠）表面电极，通过专用仪器描记盆底肌动态肌电图，了解盆底肌整体功能，以及各类型肌纤维的功能，可以数字化显示，便于统计、分析。常用测量指标有最大收缩肌电位、Ⅰ类肌纤维耐力及疲劳度、Ⅱ类肌纤维耐力及疲劳度、盆底肌与腹肌收缩协调性。

2. 盆底肌电生理评定方法

表面肌电图（surface electromyography，sEMG），也称动态肌电图或运动肌电图，是用表面电极采集肌肉活动产生的电活动的图形，即肌肉兴奋时所产生的电变化，利用表面电极加以引导、放大、记录后所得到的图形，经计算机处理为具有对肌肉功能状态特异和敏感的客观量化指标，用于评价神经肌肉功能。通过特殊腔内电极，可以检测盆底肌表面肌电图。经相关指标分析，可以观察肌肉收缩时的生理变化，能较好地评定肌张力，可间接评定肌力以及客观评定肌肉的疲劳程度。这类量化方法与生物力学评定方法一样，是临床常用的肌力评定方法，它还可以与相关仪器结合，用于康复治疗中。常用的分析指标包括最大募集肌电位（最大收缩肌电位）、Ⅰ类肌纤维耐力及疲劳度、Ⅱ类肌纤维耐力及疲劳度、盆底肌张力、盆底肌与腹肌收缩协调性。

3. 盆底张力功能的评价指标

盆底张力功能的评价指标有盆底肌静态张力、盆底肌动态张力、盆底肌收缩力、Ⅱ类肌纤维反射。盆底张力功能用来评价盆底肌肉、筋膜、结缔组织张力的病理改变及肌肉主动收缩功能。指标具有客观性、可量化、重复性强的优势。盆底肌静态张力指人体在安静状态下充分放松盆底肌肉时，肌肉保持的紧张度。这是维持盆底肌肉正常活动的基础。盆底肌动态张力指人体在主动收缩盆底肌肉时肌肉的紧张度。这是保证肌肉运动速度、力量和协调的基础。盆底肌收缩力为患者有意识地收缩盆底肌肉时的收缩力量。Ⅱ类肌纤维反射又称肌牵张反射，是指骨骼肌在受到外力牵拉时引起受牵拉的同一肌肉收缩的反射活动。

4. 盆底控尿功能评价指标

盆底控尿功能评价指标有 A3 反射、生物场景反射、盆底动态压力（详见康复分册）。

（七）影像学检查

20 世纪 80 年代早期，开始应用经腹超声对尿道和盆底功能进行评估，后来陆续发展了经会阴超声、经直肠超声、经阴道超声。现在经会阴超声检查因不引起组织结构变形得到广泛的应用。经会阴超声可以完全显示盆底的三个组成部分，在二维超声下清晰观察耻骨联合、尿道、膀胱颈、子宫颈、直肠、肛管等组织结构。三维超声的出现弥补了二维超声不能进行轴平面成像的缺点，通过获取容积数据生成三维图像可以对患者肛提肌裂孔进行分析评估。四维超声是指实时获取患者做不同动作时的容积数据，它能更好观察盆底肌肉及筋膜损伤的程度。但患者膀胱的充盈程度、患者的体位与配合程度以及是否插入导尿管均有可能影响超声下测量值。虽然经会阴超声也可以通过经耻骨联合下缘做参考线来量化分析子宫阴道的脱垂，但由于探头的放置受检查者与被检查者的相对位置影响，该测量值可能存在有一定的误差。且对于严重脱垂的妇女，超声探头可能无法与会阴接触，检查过程中探头有可能对会阴过度施压，使检查不够充分，因此通过超声对盆底做一个全面准确的评估是有困难的。但相对于核磁共振检查，经会阴超声更容易被患者接受，也更容易被妇科医生实施。多项研究证实，经会阴超声与核磁共振检查具有高度的一致性，且具有很好的观察者间的一致性。

1. 经会阴超声

经会阴超声（translabial ultrasound，TLUS）作为具有简便、安全、价格低廉、无创、非侵入、易普及、可重复性高等特点的检查方式，被广泛应用于盆底器官障碍疾病的诊断及预后的推断。相比于妇科检查，TLUS 可以对解剖学缺陷进行评估，从而对临床决策起到指导作用，以下从 TLUS 在前、中、后三腔室评估中的应用方面进行简单介绍。

（1）前盆腔缺陷。

在前盆腔缺陷严重程度的评估中，TLUS 与 POP-Q 分期具有较高的一致性。一些研究发现，在 POP-Q 分期Ⅲ～Ⅳ期的患者中，超过 90％合并 TLUS 发现有膀胱膨出。膀胱膨出的声像图表现为膀胱基底部位于膀胱颈水平之下，甚至可低于耻骨联合水平。重度膀胱脱垂的患者甚至连带阴道前壁下垂至盆腔以外，三维渲染图像正常的尿道结构不显示，代之以膨出的膀胱或阴道前壁，盆膈裂孔面积增大，肛提肌出现损伤和松弛的表现。

阴道前壁不同部位如若发生功能障碍，可造成不同的前盆腔脱垂类型。如若阴道前壁中央部位结构松弛或发生撕裂，此时的膀胱膨出是张力性膀胱膨出，或称为假性膀胱膨出，表现为尿道移动度增大，与压力性尿失禁相关。如果发生结构松弛或撕裂的是阴道前壁的两侧部位，则此时发生的膀胱膨出是位置异常性膀胱膨出，与排尿困难有关，常需还纳后才能缓解。

（2）中盆腔缺陷。

中盆腔脱垂主要是指子宫脱垂和穹隆脱垂。声像图主要表现为静止期宫颈口位置即存在低下，Valsalva 运动时移动度明显增大，可降至耻骨联合水平以下，严重者可脱至阴道口外。三维渲染图像正常的阴道结构不显示，代之以膨出的宫颈甚至子宫，盆膈裂孔面积增大，肛提肌可出现损伤和松弛的表现。

在中腔室脱垂的诊断中，盆底超声也具有其独特的优势。子宫脱垂和宫颈脱垂患者的宫颈位置低下，在超声中可以清晰显示，尤其是从矢状面上，可以清晰显示宫颈、小肠、直肠子宫陷凹的液体，因而应用盆底超声有利于子宫脱垂与肠疝、直肠膨出等的鉴别诊断。

（3）后盆腔缺陷。

后盆腔缺陷主要表现为直肠膨出。临床研究表明，POP-Q 分期阴道后壁脱垂Ⅲ～Ⅳ期的患者仅有约 1/4 四分之一合并直肠膨出。声像图表现为直肠壶腹部位置降低，腹侧直肠壁突向阴道后壁，严重者可低于耻骨联合水平，直肠壁不连续，同时可以伴有其他脏器位置的下移。三维渲染图像可见膨出的直肠，盆膈裂孔面积增大，肛提肌可出现损伤和松弛的表现。不同的后腔室脱垂表现也需要不同的治疗方法，可采用手术修补阴道直肠隔缺损，疝囊结扎可用于治疗肠疝，肛提肌整形术可用于治疗会阴体高活动性，所以术前明确后盆腔脱垂的类型从而选择合适的手术方案是临床治疗的关键。

POP-Q 分期可以定量评估后腔室脱垂，但无法明确鉴别后腔室脱垂的类型。临床中，究竟是直肠膨出还是单纯的阴道后壁膨出，往往较难鉴别。

显然，盆底超声能够提供后腔室的解剖学信息，明确后腔室脱垂的类型，评估脱垂的程度，有利于临床方式的合理选择，提高手术治愈率。

2. 核磁共振

核磁共振成像作为无辐射、非侵入性的检查方法，对软组织的显像清晰，可以多角度、多平面地对精细结构和解剖细节进行显示成像、重复使用，并进行精确测量和量化分析。近年来，随着磁共振成像及图像后处理技术的发展，盆腔磁共振成像对盆底支持结构的研究与病情评估迅速发展，现对其临床价值简要论述。

骨性结构在磁共振成像图像中清晰可见，可以作为肌肉、韧带起止点的标志，部分学者认为骨盆经线的差异可能导致 POP 发生，但该观点未得到一致认可。更宽的骨盆入口横径和更短的骨盆入口前后径与分娩时间延长、产钳助产相关，可能导致严重肛提肌损伤，从而使神经肌肉及韧带机械损伤或去神经损伤进而导致 POP 发生。

磁共振成像平扫二维图像可以显示活体状态顶端支持结构，即骶－主韧带复合体：骶韧带全程在轴位图像中可见，与传统的解剖学观点不同，在 MRI 图像中见其起止点变异很大，右侧骶韧带长度大于左侧，POP 患者骶韧带位置整体下移，长度及角度与健康对照组存在显著差异，术后盆底 MRI 可以评估骶韧带形态改变及植入材料位置，并认为 MRI 中骶韧带区域信号强度可能成为评估骶韧带损伤程度的新方法。

肛提肌群是盆底支持的另一主要结构，测量肛提肌相关经线（裂孔长度、宽度、周长、面积、肛提肌板角度、宽度等）可评价肛提肌的完整性及缺损程度。动态磁共振成像可以准确再现活体状态下盆腔脏器脱垂部位动态系列图像，目前其在妇科泌尿学领域得到较为普遍的应用。动态 MRI 对盆腔脏器脱垂的评价指标多种多样，学者们对不同指标与 POP-Q 分期的一致性及评价效能的观点不尽相同。苗娅莉等发现 PCL（耻尾线）可以更好地反映子宫脱垂的程度，优于 POP-Q 分度法，对阴道前壁脱垂有一定的价值，而对后壁脱垂存在相对局限性。

基于磁共振成像的三维重建是基于磁共振成像二维图像基础上，运用计算机图形学和图像处理技术，提取感兴趣区域的边界信息，将二维平面图像通过软件计算重建成三维几何模型，并在屏幕上显示人体器官的立体视图。通过人机交互，可以对重建的器官图像进行各种操控，诸如不同方位的立体视图、病灶的各种几何尺寸的测量和空间定位、不同组织单元的单独显示或多种组织的重叠显示，甚至可以运用人机交互工具在计算机屏幕上模拟外科手术。

整体理论认为：结构决定功能，功能障碍源于结构异常。因此，只有对盆底支持结构和生物力学性能进行全面、综合的分析和评估，才能制定出优化完善的诊治方案。近年来对盆腔脏器脱垂的研究大多集中于病因学、发病机制以及基于盆底组织结构特征等方面，基于 MRI 的三维重建几何模型更真实地反映了人体活体中盆底各韧带结构、器官的空间位置关系，更加精准，在此基础上进行生物力学分析有助于我们更好分析并评估盆底复杂的支持系统，定制更好的修复手术方案，从而最大限度减少复发并最大限度达到解剖复位。基于磁共振成像的妇科泌尿学领域的生物力学研究才刚刚起步，还未被应用于临床。

盆腔磁共振成像二维图像对盆底支持结构有良好的分辨率并可以确切识别；基于磁共振成像的三维重建几何模型有助于直观理解各支持结构的空间解剖、位置关系、结构特征参数；在以上基础上，突破以尸体标本为基础的解剖模型和不能在活体进行的多种研究的伦理学限制，基于盆腔磁共振成像的三维有限元力学模型可以更真实、全面地评估盆腔脏器脱垂患者支持结构损伤的方法，并有可能定量分析、精确定位缺损位置及种类，从而制定个体化手术方案，提高手术成功率，达到微创、解剖复位和功能恢复的目的，尽可能降低并发症的发生率。相信随着磁共振成像后处理技术及生物力学的发展，磁共振检查在妇科泌尿学将会有更加广阔的应用前景。

（杨　欣　谈　诚）

第四节 治 疗

一、非手术治疗

盆腔脏器脱垂的非手术治疗包括保守性的生活方式干预、盆底肌训练、物理治疗。保守治疗的目标是预防脱垂加重，减轻症状的严重程度，增加盆底肌的强度、耐力和支持力，避免或延缓手术干预，巩固手术的效果。通常，非手术治疗用于治疗轻中度脱垂的患者，希望能保留生育功能者、不适合手术治疗者、能耐受手术者及拒绝手术者。

（一）生活方式干预

（1）足够的水分摄入及规律排尿：每天喝 6～8 杯水，一共大约 2000 mL，鼓励患者在规律的间隔时间内排尿，通常间隔的时间不超过 4 h。

（2）摄入足够多的纤维，养成良好的排便习惯：推荐每日纤维的摄入量为 25～30 g，养成良好的排便习惯，避免用力。长期便秘的患者可通过增加纤维素的摄入、服用泻药、促进肠动力的药物或服用一些中药来纠正。

（3）避免腹腔内压力的增高：避免排便时过分用力、长期咳嗽、重体力劳动及增加腹压的体育运动（如举重）等。

（4）控制体重：超重是导致盆底功能障碍的危险因素。超重者要进行减重。

（5）良好的体姿：长期弯腰驼背，坐姿、站姿不正等将影响盆腔形态，对盆底功能有一定的影响。

（6）处理好相关的慢性疾病：一些引起慢性咳嗽的呼吸系统疾病、长期便秘等都应该及时治疗。

（二）盆底肌训练

1. 盆底肌肉锻炼的定义

盆底肌肉锻炼（pelvic floor muscle training，PFMT），又称凯格尔运动

（Kegel exercises），由 Amole Kegel 在 1948 年提出而得名，指患者有意识地对以耻骨－尾骨肌肉群为主的盆底肌肉群进行自主性收缩锻炼，以改善盆腔血液循环，增加盆底肌肉群的紧张度和收缩力，促进盆底肌张力及损伤神经的恢复，达到使盆底肌肉收放自如的目的。PFMT 简便易行，不受时间、地点及体位的限制，是盆底康复的主要方法。

2. 盆底肌肉锻炼的方法

反复进行缩紧肛门的动作，每次收紧不少于 3 s，然后放松。连续做 15 ～ 30 min，每日进行 2 ～ 3 次；或每日做 PFMT 150 ～ 200 次，逐渐增加强度，并加入爬楼梯、走路等腹压增加的场景，6 ～ 8 周为一个疗程。锻炼时要正确、有规律，维持一定的时间。2011 年国际妇科泌尿协会提出的新锻炼方案要求患者每组收缩肛门（或憋尿作用）8 ～ 12 次，每次都尽量达到最长的收缩时间，每日做 3 组，训练时间至少为 6 个月。

3. 盆底肌肉锻炼的注意事项

由于单纯 PFMT 缺乏有效监测，因此掌握正确的 PFMT 方法尤为重要，医生要对患者做好指导。

（1）了解耻骨－尾骨肌肉群位置：让患者将一只手放在腹部，确认腹部肌肉处于放松状态。同时，将另一只手的两个手指放入阴道内，感知耻骨－尾骨肌肉群收缩，如果手指受到来自侧方的压力，则说明收缩有效。

（2）掌握正确的收缩方式：盆底肌肉位置较深，患者难以感知肌肉收缩是否正确。在训练过程中可通过阴道计压计、阴道哑铃、生物反馈等方法提高阴道的触觉敏感性，专注训练阴道、肛门的肌肉力量，避免患者收缩臀大肌及腹肌。

（3）用站位、坐位或卧位等不同姿势练习，找出最容易操作的姿势，并持之以恒。

（4）还可以让患者尝试在排尿过程中停止排尿，以感受盆底肌肉如何发挥作用。当这些肌肉收缩时，排尿应能中断，放松后又能继续排尿。

（5）即使症状已经改善，仍需要坚持锻炼。应有意识地训练情境反射，做到打喷嚏、咳嗽或大笑之前，能主动而有力地收缩盆底肌肉，预防尿失禁发生。

4. 盆底肌肉锻炼的副作用及禁忌证

PFMT 的不良反应可能表现为下腹不适、阴道出血，通常为可逆性。PFMT 的禁忌证有神经源性尿失禁、重度盆腔脏器脱垂、精神障碍、严重生殖道感染、严重尿路感染、下尿路梗阻及女性月经期。

盆底肌肉锻炼作为盆腔脏器脱垂传统的治疗方法，简单易行，重点在于持之以恒及正确的锻炼方式，临床较难监测。

（三）物理治疗

1. 盆底肌肉电刺激

盆底肌肉电刺激是指用磁脉冲穿透到达组织深部，进入会阴周围并启动神经脉冲，引起盆底肌肉被动收缩，提高神经肌肉的兴奋性，唤醒部分因受压而功能暂停的神经细胞，促进神经细胞功能的恢复。电刺激的选择强度以患者可以耐受且不感觉疼痛的上限为最佳。治疗频率为 1 周 2 次，每次 20 min。可能发生的不良反应主要有下腹部及下肢疼痛不适，但发生率极低。

2. 盆底生物反馈疗法

盆底生物反馈疗法是通过肌电图、压力曲线或其他形式把盆底肌肉活动的信息转化成听觉和视觉信号，将正常和异常的盆底肌肉活动状态反馈给患者，有效控制不良的盆底肌肉收缩，并对这种收缩活动进行改进和纠正，指导患者进行正确的、自主的盆底肌肉训练。生物反馈使盆底肌肉锻炼以可视或可听的方法展现，更加直观地指导盆底肌肉锻炼，使其有效性提升。

常用的生物反馈有肌肉生物反馈、膀胱生物反馈、场景生物反射等。生物反馈有利于条件反射的形成，使患者在打喷嚏、咳嗽、跳跃等增加腹压的活动进行时能收缩盆底肌，帮助患者建立自己的理想的控制能力。盆底生物反馈疗法较单纯 PFMT 能显著提高疗效，该法安全无创，且便携式盆底康复仪实现了生物反馈的居家训练。

由于需要在阴道内放置电极，盆底生物反馈疗法禁忌证除 PFMT 禁忌证外，安装心脏起搏器、有恶性肿瘤以及癫痫等神经系统疾病患者慎用。

3. 盆底生物反馈联合盆底肌肉电刺激治疗

盆底肌纤维有两种类型：Ⅰ类肌纤维收缩持续时间较长，不易疲劳；Ⅱ类肌纤维收缩迅速，在腹部压力加大时，能够提供快速反射性保护反应，但易疲劳。需要针对盆底肌纤维的不同特点进行针对性治疗。生物反馈＋电刺激疗法配合盆底肌肉锻炼，能准确引导患者进行Ⅰ类和Ⅱ类肌纤维的训练。患者在主动进行盆底肌肉收缩训练的同时接受不同频率的电流刺激，进行肌肉的被动训练，其效果优于单一疗法。

生物反馈＋电刺激疗法，将康复技术、电刺激生物反馈、场景反射训练模式相结合，具有科学性及安全性。而且治疗过程中配合肌电图形运动，具有一定的趣味性。经 1 ～ 2 个疗程治疗后，结合盆底肌肉锻炼进行家庭康复训练，可长期保持疗效。

4. 磁刺激疗法

磁刺激疗法应是电磁脉冲使神经在周边和中枢神经系统产生神经冲动，通过传出神经收缩其支配的肌肉，该疗法可改变骨盆底肌群的活动，通过反复活化终端的运动神经纤维和运动终板来强化盆底肌肉的强度和耐力。该疗法无创、无痛，治疗过程中不需脱除衣物，患者只需要坐在磁刺激治疗仪上，电磁效应就能穿透衣物及所有的人体组织，传达到整个盆腔，从而发挥治疗作用。磁刺激疗法是一种理想的治疗方法，但该法用于临床时间较短，如何使其达到最佳的治疗效果仍需进一步的临床研究。该法禁用于体内放置金属材料者。

5. 中医治疗

可辅以中医治疗的有盆腔脏器脱垂Ⅰ、Ⅱ度，尚无手术指征者；高龄或合并多种内科疾病，有手术禁忌证者；盆腔脏器脱垂术后，有腰酸乏力、下腹坠胀等症状者，可辅以中医治疗。

常见疗法如下。

（1）中药口服。

中医认为，素体虚弱、产时过力、产后劳早、久嗽不愈、便秘努责等导致的气虚，或先天不足、房劳多产等导致的肾虚，使冲脉不固，带脉失约，系胞无力，是导致盆腔脱垂的主要病因。气虚者临床可见子宫、阴道脱垂，劳则加剧，小腹下坠，少气懒言，或带下量多，色白质稀，面色少华，舌淡，苔薄，脉缓弱。治以补气升提，方用补中益气汤加减。肾虚者，临床可见子宫、阴道脱垂，小便频数或不利，腰酸腿软，头晕耳鸣，舌淡，苔薄，脉沉细。治以补肾固脱，方用大补元煎加减。

（2）中药熏洗。

中药熏洗法利用热效应的物理刺激作用，使毛细血管扩张，腠理疏通，气行血活，促进血液循环，使盆底的肌力加强。常用的熏洗方有①蛇床子60 g、乌梅60 g，煎水熏洗，日1次；②枳壳50 g，煎水熏洗，日1次；③蛇床子30 g，花椒、黄檗、苦参、升麻、苍术、柴胡、五倍子各10 g，乌梅15 g，煎水熏洗，日1次；④苦参20 g，黄檗20 g，蛇床子20 g，土茯苓10 g，白藓皮20 g，蒲公英12 g，煎水熏洗，日1次。

（3）针灸治疗。

温针疗法，取关元、肾俞、足三里、三阴交等穴位，用毫针刺入，点燃艾条温灼针身并针刺穴位，时间以感应程度和病势轻重而定。

（4）其他中医外治法。

其他如耳针、电针、头皮针等对盆腔脏器脱垂都有一定的治疗作用。

6. 子宫托

子宫托用于治疗盆腔脏器脱垂已长达千年之久，最早据记录在公元前400年，希波克拉底就曾描述过子宫托：将用醋浸泡的半个石榴做成的子宫托放在阴道里用来减轻脱垂。现代的子宫托常用聚乙烯或硅橡胶材料制成，无毒且对人体组织无刺激，仍是子宫脱垂的非手术治疗的一线治疗方法。

（1）常见的子宫托类型。

常见的子宫托分为支撑型和填充型。支撑型子宫托常见为环形子宫托（无隔膜）、环形子宫托（有隔膜）、Gehrung子宫托和杠杆型子宫托，主要沿阴道轴放置，将子宫托的后部放置于阴道后穹隆，前部正好在耻骨联合下方。适用于Ⅰ度和Ⅱ度有症状的脱垂患者。填充型子宫托常见牛角形子宫托、立方体形子宫托、面包圈形子宫托和充气型子宫托，其支持效应来自对盆腔周围结构的推挤，适用于Ⅲ度和Ⅳ度脱垂的患者。

（2）放置子宫托的适应证。

■ 患者不愿意手术治疗或者全身状况不能耐受手术治疗。

■ 孕期或未完成生育者。

■ POP 术后复发或者症状缓解不满意者。

■ 术前试验性治疗。

（3）放置子宫托的禁忌证。

■ 有阴道炎症患者。

■ 未明确原因的阴道出血患者。

■ 急性盆腔炎症患者。

■ 可能失访的或依从性差的患者。

■ 不能确保随访患者。

■ 对子宫托过敏的患者。

（4）放置子宫托前的评估。

放置子宫托前的评估包括全面的盆腔功能的病史询问及既往史。检查应该包括全身的体格以及详细的盆腔检查。后者的目的如下所示。

■ 对盆腔各部分包括前部（膀胱）、阴道顶部（子宫/穹隆）、后部（直肠）支持结构缺陷的量化评估。

■ 对会阴体完整性的评估。

■ 对阴道上皮健康程度（包括厚度及异常分泌物）的评估。

■ 对盆底肌肉力量的量化评估。

■ 对阴道管腔长度及管径的评估。

（5）子宫托类型的选择。

■ 脱垂不伴压力性尿失禁：适用于环形子宫托，其次是牛角形子宫托，再次是面包圈形子宫托。

■ 脱垂伴隐匿性压力性尿失禁：首选有支撑的环形带结子宫托，无效时可选牛角形子宫托或立方体形子宫托。

■ 脱垂合并临床压力性尿失禁：选择同脱垂伴隐匿性压力性尿失禁。

就目前而言，环形子宫托是治疗盆腔脏器脱垂最常用的。

（6）子宫托的放置。

患者排空膀胱后取膀胱截石位，先进行 POP-Q 评分，同时注意阴道黏膜厚度，有无擦伤或糜烂；注意宫颈情况，必要时进行宫颈癌筛查。

试戴：在放置子宫托之前应先尝试用手将脱垂回纳。再选择合适的子宫托模型，从小到大，依次试戴，可用雌激素软膏、抗生素凝胶、消毒剂等润滑子宫托，以最小经线放入子宫托，置入后进行 Valsalva 动作评估和调整。理想状态：放置后子宫托既不脱落，也没有明显异物感，也不影响排尿、排便，走路活动不磨损，尽量不影响正常生活。根据患者主诉，调整子宫托大小。模型不可长期戴用，试戴期间长时需要用高锰酸钾每日坐浴。

根据试戴模型购买相对应的型号，告知注意事项。对于有阴道萎缩的患者，放置子宫托前或放置后需使用局部雌激素治疗（2～4 周）。

（7）放置子宫托的并发症。

放置子宫托的并发症有阴道分泌物增多，阴道异味、阴道出血或溃疡、不适感。阴道脱垂复位后，可能会出现新发压力性尿失禁或原有症状加重，其他罕见但更严重的并发症包括膀胱阴道瘘、直肠阴道瘘、小肠嵌顿、肾积水和脓尿等也有报道。定时取出并清洗子宫托可以降低并发症的发生率。

（8）子宫托护理。

戴子宫托期间，需要每日用高锰酸钾坐浴。每周取出子宫托，用冷开水、PVP 消毒。

定期取出子宫托消毒、检查阴道情况（佩戴初期每两周随访一次，如护理得当，3 个月后建议每月门诊随访一次。如有异常，则尽快取出）。

少量出血时，可减少活动量，增加消毒次数。如出血较多，则取出子宫托，检查阴道破溃情况，必要时完善子宫附件超声、宫颈刮片检查。恢复后再使用。

性生活时需取出子宫托。

发生炎症感染期间，可以用金霉素软膏进行抗感染治疗，平时放托时可涂抹金霉素软膏润滑剂以预防感染；如患者因绝经等原因导致阴道干涩、萎缩、黏膜变薄，可在医生指导下用雌激素，润滑阴道，增加阴道弹性。

（9）子宫托使用者的随诊。

建议患者第一次使用子宫托后 2 周、3 个月、6 个月和 1 年时进行随诊。能自行安全使用子宫托的患者，可每年随诊一次；如患者不能自行放置和取出子宫托，需每 4～12 周随诊一次。如出现子宫托脱出、阴道出血、阴道分泌物异味、疼痛、大小便困难等情况，应随时复诊。

二、手术治疗

（一）盆腔脏器脱垂的术前评估及关键点

绝大多数盆腔脏器脱垂的患者不需要手术治疗，但对于中重度患者，手术治疗可明显改善患者的生活质量。手术主要适用于非手术治疗失败或者不愿意行非手术治疗的有症状的患者。根据盆腔脏器脱垂的中国诊治指南的推荐，手术原则是修补缺陷组织，恢复解剖结构，适当、合理应用替代材料，体现微创化和个体化。手术途径主要有经阴道、开腹和腹腔镜3种，必要时可以联合手术。临床医生应仔细考虑每一位患者发生并发症的风险和脱垂复发的风险，慎重选择手术方式。术前应充分与患者沟通，了解患者的意愿和最迫切需要解决的困扰，对手术的目的和方式达成共识。应该告知患者，即使手术治疗能达到理想的解剖复位，仍不能确保功能恢复和症状改善，甚至可能会出现新发症状。

在选择合适的手术方式前，全面准确地进行评估非常重要。评估的内容包括症状评估、解剖评估、功能评估、生活质量评估。其中，生活质量评估可通过问卷表的形式获取。

1. 症状评估

（1）脱垂或尿失禁的特异性症状。

阴道有块物脱出往往是子宫脱垂或阴道壁膨出患者的首发症状，外阴肿物脱出后经卧床休息，有的能自行回缩，即"晨轻暮重"现象。轻症患者一般无其他不适。重症脱垂的患者可因盆底器官向下移位，子宫韧带受牵拉、盆腔充血，患者有不同程度的腰骶部酸痛或下坠感，站立过久或劳累后症状明显，卧床休息后症状减轻。重症子宫脱垂和（或）阴道壁膨出的患者常伴有排便、排尿困难，残余尿增加，部分患者可伴发压力性尿失禁。但随着子宫脱垂和（或）阴道前壁膨出的加重，其压力性尿失禁可消失，即隐匿性尿失禁，取而代之的是排尿困难，甚至需要用手回纳脱垂以帮助排尿，易并发尿路感染。有的患者经手也不能还纳。暴露在外的宫颈和阴道黏膜长期与衣物摩擦，可导致宫颈和阴道壁发生溃疡而出血，如果感染，则有脓性分泌物。子宫脱垂不管程度多重，一般不影响月经，轻度子宫脱垂也不影响受孕、妊娠和分娩。脱出物发生嵌顿时可有激烈疼痛，脱出物水肿、糜烂、溃疡，回纳后症状可缓解。

在盆底重建手术前，需仔细询问患者的症状，尤其需注意漏尿症状的鉴别。典型的急迫性尿失禁、充盈性尿失禁患者不适合尿道中段悬吊手术，应在术前予以排除。盆底器官脱垂患者由于宫颈常年脱出于阴道外，往往合并宫颈水肿、糜烂。术前可在排除子宫、宫颈恶性病变的前提下，予雌激素软膏（如欧维婷软膏、更宝芬软膏）、复合抗生素软膏（如金霉素眼膏、红霉素眼膏）每晚局部涂抹，1～2周后宫颈糜烂面会明显好转。一般需等待宫颈糜烂好转后，方可施行盆底重建手术。

（2）全身情况评估，包括重要的合并症及用药情况。

盆底功能障碍性疾病患者往往为中老年患者，以老年患者为主。患者往往合并多种内外科病症，如心血管疾病、糖尿病、脑梗等。术前需仔细评估各种基础疾病的状况，如高血压患者，术前应行 24 h 动态血压监护，尽量控制血压在 150/100 mmHg 以下。心律失常（室性期前收缩、房性期前收缩、房颤等）患者，术前应行心电图、心脏超声和 24 h 动态心电图检查，排除恶性心律失常、心脏解剖异常、心房附壁血栓等异常情况。口服阿司匹林的心血管疾病患者，术前需停服阿司匹林 3～7 天，必要时改服低分子肝素（如速碧凝、克赛等）以预防术后血栓形成。糖尿病患者术前需监测三餐前后以及睡前的血糖水平，维持血糖稳定。血糖控制良好有利于术后切口的愈合，尤其是需行盆底网片植入重建手术的患者，围手术期的血糖水平与术后网片感染、侵蚀、暴露、排异等并发症的发生密切相关。脑梗患者术前需重新评估颅内病变情况，近期脑梗的患者建议脑梗稳定后半年再行手术治疗。如盆腔脏器脱垂严重，则可先行子宫托等保守治疗，减轻脱垂症状。总之，对于内外科合并症的患者，术前可请相关学科会诊，仔细评估患者的心肺功能是否能耐受手术，积极控制原发病，保证患者的围手术期安全。

另外，如患者术前存在慢性腹压增加的疾病，则也应加以控制。如慢性便秘患者，应通过膳食调节、适当的通便药物保持大便通畅。慢性咳嗽也应得到治疗。肥胖的患者往往腹压增加，应适当减肥。如术后持续存在腹压增加，则势必影响盆底重建手术的效果，术后容易复发。

2. 盆底解剖、影像学评估

盆底的解剖结构是一个以骨盆为依托，由神经、肌肉、结缔组织和盆底器官共同构建的复杂的三维结构。1908 年 Paramore 认为盆底的肌肉、韧带及筋膜共同形成盆底支持结构，开始关注盆底结构的功能性解剖研究，1990 年 Petiostic 形成整体理论，其核心是韧带解剖结构改变使支持盆底的结缔组织损伤，最终导致盆底功能障碍性疾病的发生。整体理论在逐步完善的过程中吸纳 1992 年 Delancey 阴道三水平支持理论和 1994 年发表的吊床假说，明确盆底缺陷类别和层次，将女性盆腔分成前部（尿道外口－膀胱颈）、中部（膀胱颈－子宫颈）、后部（子宫颈－会阴体）三个腔室。每个腔室分别有三组相应的结缔组织结构。不同的结缔组织缺陷对应不同的症状。盆底三水平支持理论将盆底分为水平 1（上层支持结构，即主韧带－宫骶韧带复合体），垂直支持子宫、阴道上 1/3；水平 2（旁侧支持结构，即肛提肌群及直肠阴道筋膜），水平支持膀胱、阴道上 2/3 和直肠；水平 3（远端支持结构，即会阴体及括约肌），支持尿道远端。不同的腔和层面之间的损伤可以独立发生，也可以互相影响。整体理论提出了判断 PFD 的类别及层次，是根据盆底缺陷的不同水平而进行针对性修复的方法体系。盆底的三大理论系统是一个相互关联的整体，奠定了女性盆底重建外科学理论的基础，其精髓在于支持和重建。随着人们对 POP 认识的加深，它更被视为一种盆底疝，整体理论认为盆底是由肌肉韧带、神经和结缔组织支撑的一个相互关联的系统，结缔组织尤为容易受损，因此盆底的整体状况比局部状况要重要得多。相比其他疝，它的危害性大，病情复杂，并且基于这个疝的原理，在盆底手术中引进了网片。

目前，POP-Q 定量评分是国际上公认的女性盆底器官脱垂严重程度的评价体系。该评价系统较为客观、细致，但检查时使用站立位还是截石位、膀胱是否充盈、检查时是否使用窥器、Valsalva 动作是否充分等很多因素均可能影响到 POP-Q 评分的结果。另外，POP-Q 评分系统不能评估所有的盆腔缺陷，如阴道旁缺陷、阴道穹隆缺陷、会阴体脱垂常被忽略，而且该评分系统对尿道活动度的评价也有局限性。盆底的影像学评估弥补了上述缺点。盆底的影像学检查包括盆底超声检查、盆底磁共振检查和排粪造影等。由于超声有无创、非侵入、易普及、可重复性高等优点，超声被广泛应用于盆腔脏器脱垂的诊断及预后的推断。

3. 盆底功能术前评估

盆底重建手术不仅需要修复盆底的解剖缺陷，重建盆底解剖，而且需要恢复盆底器官的正常功能，主要包括控尿功能和控便功能。如果是尿失禁的患者，则需根据漏尿发生的诱因，鉴别是压力性尿失禁还是急迫性尿失禁。另外，鉴于阴道是女性的性交器官，手术前需要详细了解患者的性生活状况，尤其是性生活活跃的中青年患者。需充分告知阴道在植入网片后，可能发生的性交不适、性交痛等症状。老年患者如需行阴道纵隔成形术或阴道闭锁手术，应充分评估患者的性生活要求，并与其性伴侣充分沟通，避免术后反悔。生活质量评估可通过国际尿失禁咨询委员会尿失禁问卷表等问卷的形式获取。

此外，育龄妇女在术前尚需了解月经生育史。手术应避开月经期，以月经周期的前半周期手术为宜。阴道内的切口愈合前，月经来潮易致切口感染，影响切口愈合。有生育要求的妇女行盆底重建手术时，不宜植入不可吸收的人工合成材料。术前还应了解手术史，充分估计手术风险。还需行盆腔超声检查，排除盆腔占位。

（二）盆腔脏器脱垂的手术方式

1. 适应证的选择

盆底重建手术治疗主要适用于非手术治疗失败或者不愿意行非手术治疗的有症状的患者，最好为完成生育且无再生育愿望者。对于无症状 POP 患者，手术不能带来益处反而增加手术的风险。选择术式时应以整体理论为指导，根据患者年龄，解剖缺损类型和程度，期望，是否存在下尿路、肠道和性功能障碍，以及手术医生本人的经验、技术等综合考虑决策。

2. 手术的分类和选择

盆底修复手术治疗分为重建手术和封闭性手术。常见的子宫脱垂治疗的手术治疗有阴道前后壁修补术、曼氏手术、腹腔悬吊、阴式子宫切除术等，主要针对中重度脱垂。目前，用于治疗盆腔脏器脱垂的手术方式很多，盆底手术已向解剖的维持或缺陷修补、微创治疗、结构重建及替代物的应用等方面发展。不同脱垂需要不同的手术方案，详细而准确的术前评估是手术的关键。对于术式的选择需结合患者的年龄、病情的严重程度等具体情况制定个体化的治疗方案。

3. 盆底手术

我们就前、中、后盆腔划分，分别描述常见的盆底手术。

（1）修复前盆腔缺陷的重建手术。

前盆腔缺陷可以分为中央型缺陷和侧方缺陷。中央型缺陷是由于膀胱阴道筋膜的侧方移位所致，侧方缺陷与阴道旁的结缔组织（如盆腱弓筋膜）的缺陷有关。对于中央型缺陷可行传统的阴道前壁修补术和特异部位的修补术。文献报道，单纯阴道前壁修补术后 1～2 年的成功率较低，为 37%～83%。因此，对于有复发高风险的患者（如前壁缺损严重或复发患者），可以酌情加用网片（可吸收或永久性人工合成网片）或生物补片。最新的 I 级证据说明，相对于应用自体组织筋膜的盆底重建手术，经阴道前壁植入聚丙烯网片的手术能降低阴道前壁解剖学的复发率，增加主、客观成功率；在生命质量评分、术后新发性交痛及因脱垂复发再次手术率方面两者无明显差异；但是对于经闭孔路径放置的网片，手术时间、出血量、术后新发压力性尿失禁概率及新发阴道顶端和后壁脱垂概率增加。因此，是否加用网片应遵循个体化原则，权衡利弊，综合考虑。对于侧方缺陷的患者，可行阴道旁修补术或植入网片的盆底重建手术。

①传统的阴道前壁修补术。该术式认为，阴道前壁和膀胱膨出是由于阴道黏膜下覆盖于膀胱壁的一薄层耻骨宫颈筋膜的过度伸展变薄所致，手术就是通过折叠缝合及缩紧、缩小普遍伸展的筋膜组织达到治疗目的。该术式因切除了部分阴道黏膜，以加强阴道前壁支持力，从解剖学的观点来说，此种手术方式未达到加固盆底组织的作用，故术后复发率较高。该术式主要适于 I、II 度脱垂、年轻患者或年龄较大且有较多合并症而不宜行大手术者，但宫颈肥大、过长者不宜采用。有报道，对于绝经后子宫已萎缩患者，子宫切除与否不影响手术效果，单纯阴道前后壁修补术符合简单、安全、有效、经济的要求，保留子宫对患者的生理和心理影响较小，手术操作相对简便，疗效满意。该手术亦可同时用于阴式子宫切除后对阴道壁的加固，防止穹隆部脱出，但因其复发率高，现在常不单纯用于前盆腔脏器脱垂的治疗。

②经阴道旁修补术及改良阴道旁修补术。20世纪60年代研究认为膀胱尿道膨出是孤立的阴道前筋膜断裂所致，这种筋膜的断裂多数在盆腔筋膜附着于骨盆侧壁的位置，而耻骨膀肌筋膜起重要作用，耻骨宫颈筋膜可能因为一些诱因而出现四个缺陷（旁缺陷、中央缺陷、横向缺陷、远端缺陷），从而造成阴道前壁膨出。基于这个理论，1976年Richardson提出了阴道旁（筋膜）修补术。阴道旁（筋膜）修补术有开腹的耻骨后术式、阴道术式和腹腔镜耻骨后术式，随着对盆底解剖层次的进一步研究，逐渐发展为改良阴道旁修补术，进行桥式缝合。关于阴道旁修补手术的文献并不多，国外有报道称阴道旁修补术可能会出现双侧输尿管梗阻、耻骨后血肿、阴道脓肿和直肠膨出、泌尿系统症状、下肢外周神经痛、血性分泌物、复发盆腔脏器脱垂等；而改良阴道旁修补术以自体阴道轴膜为填充组织，通过电灼破坏其分泌功能，成为一种良好的盆底支托组织，加强了膀肌、尿道支托力量，避免了应用补片的并发症和增加费用等，又实现了较为完善的盆底修复和重建。手术的关键在于修补阴道前壁时，向两侧及上下分离，直至进入耻骨后间隙，完全暴露白线后，从尿道与膀胱连接水平到坐骨棘前上方在白线上缝合5～6针，再分别将此5～6针的缝线穿过相应水平处的前盆腔内缺陷筋膜的边缘及膀胱周围筋膜，并逐一打结，关闭阴道旁的缺陷。鲁永鲜对25例阴道前壁膨出患者采用阴道旁（筋膜）修补术治疗，发现患者术后6个月的客观治愈率为92%，手术的近期临床效果较好，并发症较小，但其长期的临床效果还需进一步观察。

③加用补片的阴道前壁修补术。补片可为自体筋膜或合成材料，目前倾向于应用不可吸收的合成材料，常用的如聚丙烯（多数学者对巨大膀胱膨出或手术后复发者，建议阴道前壁修补术时加用合成补片或自体筋膜的补片，以加固阴道前壁的支持。网片阴道侵蚀是最常见的并发症）。目前的多个研究表明，前盆腔重建术中网片修补术的治愈率高于单纯修补术和生物材料修补方法。大多数人认同网片修补术可有效减少术后复发率，但其相关并发症的文献资料却较少，主要以疼痛最为突出。美国学者搜集了美国食品与药品监督管理局医疗器械制造商和使用者报告系统中常用网片的报告，评估网片治疗POP并发症的特点，并没有定论哪一种网片有更突出的优势，其与并发症的相关因素和手术技巧及放置位置等诸多因素相关。

④前盆底重建术。1996 年，Julian 首次报道了应用 Marlex 补片修补严重的复发性阴道前壁膨出，前盆底重建不仅纠正了盆底的薄弱，加强了盆底的支持，并且因为不需要切除阴道黏膜，可以有效地保留阴道的深度和宽度，在膀胱和（或）直肠功能恢复的同时，实现了阴道功能的恢复，Feiner 等综述前盆底重建手术的文献后发现术后盆腔疼痛的发生率为 2%。其主要不良反应是术后侵蚀问题，其次是感染和排斥反应，对手术中补片置放方法、术后长期效果仍需做进一步的临床研究。

（2）修复中盆腔缺陷的重建手术。

对于盆底器官脱垂的患者，良好的顶端支持是手术成功的关键。阴道顶端缺陷的患者常合并阴道前后壁膨出，顶端支持有助于阴道前后壁膨出的改善。研究认为，顶端复位后可以纠正 50% 的阴道前壁膨出和 30% 的阴道后壁膨出。修复中盆腔缺陷的术式主要有阴道骶骨固定术、骶棘韧带固定术和高位宫骶韧带悬吊术等。

①曼氏手术（Manchester 手术）。传统的曼氏手术也属于修复中盆腔缺陷的手术，包括诊刮、子宫颈部分截除、主韧带缩短和阴道前后壁修补。主要适应证是症状性 POP-Q Ⅱ度以上伴子宫颈延长，无子宫病变，不存在重度阴道前后壁膨出，要求保留子宫的患者。

②子宫或阴道骶骨固定术（sacral colpopexy，SC）。1950 年 Shuguier 和 Scali 首次报道了经腹骶骨阴道固定术，1962 年 Lane 首次描述了用合成补片施行该手术。多数医生将此式式用于相对年轻、能够较好耐受手术及并发症或因其他原因需行开腹手术的中重度子宫或穹隆脱垂患者。手术可由开腹、腹腔镜或机器人手术完成，该手术将阴道前后壁顶端或子宫颈通过网片与第 1 骶椎（S1）椎体的前纵韧带桥接起来，是公认的治疗顶端脱垂的金标准术式。远期成功率可达 74%～98%。推荐使用轻质、大网孔、单纤丝编织的合成网片。由于腹腔镜子宫 / 阴道骶骨固定术手术时间长，对患者的创伤大，所以该手术适用于身体状况良好，能耐受腹腔镜手术者。根据中华医学会妇产科分会妇科盆底学组编制的腹腔镜子宫或阴道骶骨固定术专家共识，该术式的适应证为以中盆腔缺陷为主的 POP（POP-Q Ⅲ度及以上），特别适用于年龄相对较轻、性活跃的患者；有症状的阴道穹隆脱垂（POP-Q Ⅱ度及以上）；POP 术后阴道顶端脱垂复发（有症状，且

POP-Q Ⅱ度及以上）。该术式的禁忌证为严重的内科合并症，不能耐受手术；凝血功能障碍；有生育要求；盆腔炎性疾病和阴道炎的急性发作期；严重的阴道溃疡；多次盆腹部手术史和严重盆腔粘连者。保留子宫的患者应排除宫颈和子宫内膜病变。该手术主要利用修剪成"Y"形的自身筋膜或合成的聚丙烯补片，分别缝于阴道顶端的前后壁，另一头缝于骶骨的前纵韧带。腹腔镜下手术更容易分离暴露阴道直肠隔、直肠旁间隙及盆底的肛提肌，腹腔镜下骶骨阴道固定术结合了开腹骶骨固定术效果好的优点和内镜手术微创的优点。目前，机器人辅助的腹腔镜骶骨阴道固定术也有报道，有小样本短期的随访结果提示该手术有效且安全，但目前缺乏长期随机研究来证实，而且腹腔镜下缝合技术要求高、操作难度大、耗时长，限制了其自身的推广应用。其术中并发症最常见的是骶前出血，输尿管、膀胱、直肠损伤；术后早期并发症为伤口感染、泌尿系统感染和肠梗阻；压力性尿失禁、阴道前后壁脱垂、穹隆脱垂及网片侵蚀是术后晚期特异性并发症。

③骶棘韧带固定术。Sederl 首次报道了骶棘韧带固定术（sacrospinous ligament fixation，SSLF）治疗子宫切除术后的阴道穹隆膨出。该术式的手术要点是使用不吸收缝线，将右侧阴道穹隆黏膜下组织缝合在距离坐骨棘内侧 4 cm 处的骶棘韧带上。在我国，近几年刚开展的骶棘韧带悬吊术适用于Ⅱ度以上子宫脱垂、重度阴道前后壁脱垂及阴道穹隆部脱垂，以阴道穹隆部脱垂尤为有效，可获得比较显著的解剖位置复位，同时创伤小，尤其适合于老年体弱及有严重并发症者，不适于大手术者。SSLF 因具有微创、维持阴道的正常解剖轴向、保留阴道功能、恢复满意的性生活以及总的治愈率约为 80% 等优点，已成为目前盆底重建手术的重要方法之一。一般行单侧 SSLF 即可达到目的，阴道穹隆脱垂及阴道子宫脱垂手术后可应用。近年来有学者提出将阴道顶端分别固定在两侧骶棘韧带，可使阴道顶端固定得更牢固、匀称。该手术要求阴道有一定的长度以保证缝合到位。由于手术时间短、术后恢复快，主要适用于中盆腔缺陷为主的有症状的 POP-Q Ⅱ度以上患者，可在子宫切除完成后或者保留子宫进行此操作。骶棘韧带周围有丰富的血管神经及直肠，可能会出现直肠、神经、血管的损伤。SSLF 不需要网片，经济简单，易于推行，损伤相对较小，术后恢复活动快，同时复发后再行 SSLE 仍有效，并发症少，对年老体衰患者尤为适用。SSLF

术后复发包括阴道顶端脱垂 3.6％、肠疝 0.7％、膀胱膨出 4.6％、直肠膨出 1.5％。膀胱膨出的复发率为骶骨固定术的 2 倍，提示 SSLF 增加膀胱膨出的风险，但这也是所有悬吊或固定术共同的问题。文献报道，解剖学成功率为 67％～ 97％，脱垂相关症状的改善率为 70％～ 98％；由于该术式改变了阴道的生理轴向，术后阴道前壁膨出发生率高达 6％～ 29％。

④髂尾肌筋膜悬吊术。1963 年 Inmon 首次描述了采用髂尾肌筋膜悬吊阴道穹隆来治疗骶韧带松弛患者。髂尾肌筋膜位于坐骨棘前方 - 直肠侧方，由于其周围没有重要结构，手术不易引起副损伤，适用于子宫脱垂同时伴主韧带、骶韧带松弛者，尤其适合阴道短者，更适合于年老体弱者，特别是骶棘韧带位置深而缝合困难者。Maher 等报道主观成功率为 91％，客观成功率是 53％，方法与骶棘韧带固定术相似。手术操作相对容易，将阴道残端悬吊于髂尾肌筋膜上，即坐骨棘的前下方 1 cm 处。多数学者提倡双侧髂尾肌筋膜悬吊，理论上术后阴道的深度可能略短于 SSLF，但 Medina 等报道髂尾肌筋膜悬吊术不能显著缩短阴道长度，骶棘韧带固定术则缩短了阴道长度。2005 年，日本学者研究认为髂尾肌筋膜悬吊术不改变阴道的生理轴向，且能给阴道前壁一定的张力来支持膀胱和尿道，其联合改良 McCall 后穹隆成形术是有效且安全的阴道穹隆脱垂的治疗方法。该手术是相对简单的操作，也能给予阴道顶端足够的支撑，仅术后阴道的深度可能略短于 SSLF，但理论上可能减少 SSLF 术后远期阴道前壁膨出的发生率。

⑤坐骨棘筋膜固定术。与 SSLF、髂尾肌筋膜固定术相似，其缝合位点为坐骨棘最突出点外侧 1 cm 处的坐骨棘筋膜。这两种手术均简单易学，无须特殊器械，主、客观成功率与 SSLF 基本相仿。其手术适应证与 SSLF 相似，尤其适用于因阴道长度偏短、操作困难而无法完成 SSLF 的患者。一侧缝合后顶端支持不够时可缝合双侧。

⑥高位宫骶韧带悬吊术。该手术可经阴道或腹腔镜完成。当后穹隆无严重膨出时，仅将阴道残端在坐骨棘水平与同侧的宫骶韧带缝合，可避免影响直肠功能并保持阴道穹隆的宽度，保留足够深的阴道。为防止术后肠膨出，也可同时行 McCall 后穹隆成形术，即折叠缝合两侧宫骶韧带及其间的腹膜，关闭道格拉斯窝。其手术适应证同 SSLF。荟萃分析表明，阴道顶端、前壁和后壁的手术成功率分别为 98％、81％ 和 87％，症状缓解率为

82％～100％，因脱垂复发而再次手术率为9％。该手术后阴道的轴向较SSLF更符合生理，理论上能加强阴道前壁的支持。对于要求保留子宫的患者，可在腹腔镜下用不可吸收线连续缝合宫骶韧带全层3～4 cm至子宫颈周围环，打结使宫骶韧带折叠，文献报道也有满意的主、客观成功率。

⑦经腹阴道骶骨固定术。1950年Shuguier首次报道了经腹阴道骶骨固定术，1962年Lane首次描述了用合成补片施行该术式。该术式不断改进，成功率达78％～100％，是目前治疗阴道穹隆脱垂的"金标准"。因腹部手术创伤大，适合于能够较好耐受手术的中重度子宫或穹隆脱垂者。基本方法是分离出阴道穹隆及骶前区域，利用自身筋膜或合成补片将阴道悬吊到骶前正中纵韧带上，无张力缝合。手术途径有开腹、腹腔镜及机器人辅助腹腔镜手术。腹腔镜阴道骶骨固定术微创手术的优点是并发症少，患者的满意度高。

⑧阴道封闭术。阴道封闭术是将阴道前后壁的黏膜部分切除，缝合阴道前后壁使之闭合，适用于重度子宫或阴道穹隆脱垂伴内科合并症，无性生活要求的老年妇女。其优点是手术时间短、简单、安全、有效，手术副损伤及风险小。阴道封闭术可分为完全阴道封闭术和部分阴道封闭术。完全阴道封闭术指手术切除阴道前壁尿道口下0.5～2.0 cm以上和阴道后壁处女膜缘以上的全部阴道上皮，适用于无子宫者；部分阴道封闭术是手术时切除阴道前后壁中上段黏膜，然后予以荷包缝闭，只保留阴道下段近阴道外口约2～3 cm长的阴道黏膜。行阴道封闭术可同时行高位肛提肌折叠缝合以加强疗效。改良后的阴道封闭术不剥离或切除阴道前后壁黏膜，而是在阴道前后壁轴膜行"桥"式缝合，这样减少了术中膀胱和直肠损伤的概率，降低了手术难度，同时又增加了阴道前后壁轴膜的弹性和支撑能力，而且尽量保留子宫而维持中盆腔结构。

⑨经阴道后路悬吊带术（posterior intravaginal slingplasty，PIVS）。其由澳大利亚学者Petros首先报道，适用于治疗中重度子宫或阴道穹隆脱垂的患者，成功率为96.6％。因为使用吊带代替薄弱的宫骶韧带，为子宫提供了新的支撑，所以治疗重度子宫脱垂时可以保留子宫。聚丙烯吊带通过悬吊带术导杆在肛门两侧经直肠旁隙进入，由阴道顶穿出，将阴道后穹隆固定于坐骨棘水平，形成新韧带来加强薄弱的宫骶韧带，同时后壁可加固补片。童晓文

教授 2003 年将此术式进行改进,应用聚丙烯网片悬吊双侧骶棘韧带,将脱垂的子宫复位;经阴道放置悬吊带,以加固子宫骶骨韧带,在应用聚丙烯网片形成新的阴道直肠筋膜的同时,加固肛提肌板,完成中后盆底重建。并发症有直肠损伤、血肿、感染、悬吊带侵蚀、阴道会阴瘘、阴道前壁膨出等。因此,建议采用新型网片或使用聚丙烯吊带前要进行仔细检查。

⑩经阴道植入网片的全盆底重建术。2004 年法国的 MicheI Cosson 提出将一种单股编织的特殊尺寸和形状的聚丙烯网片系(pro Ⅱ ft 网片)通过置入以同时支撑前壁、后壁和顶部膨出器官。它是一种预先修剪好的不可吸收的轻薄、多孔、单股编织的聚丙烯网片系统,包括了前部、后部和结合部,可以从前、中、后三个区域对整个盆底进行重建,全面纠正盆底缺陷。该类手术通过将网片后部两翼固定于骶棘韧带上实现第一水平的支持;同时还能加强膀胱阴道筋膜和直肠阴道筋膜,实现第二水平的支持。主要优点是能够同时纠正多腔室缺陷,纠正中央型缺陷和侧方缺陷,简化手术操作。可使用成品网片套盒或自裁网片。中华医学会妇产科学分会妇科盆底学组对经阴道网片植入手术的主要适应证为 POP 术后复发的患者以及年龄偏大的重度 POP(POP-Q Ⅲ~Ⅳ度)初治患者。手术将聚丙烯网带通过前盆腔双侧闭孔和后盆腔两侧坐骨棘内侧经骶棘韧带穿出,固定于皮肤、皮下,从而对脱垂的盆腔脏器加强固定,修复整个薄弱盆底,进而由解剖重建达到功能重建的目的。全盆底重建术的目的是纠正由盆腔脏器脱垂引起的解剖缺陷以维持正常的排尿、排便以及性生活,所以盆腔重建术强调整体和生理结构的恢复。手术多用于年龄较大的性生活要求不高的重度全盆腔膨出或术后复发者,成功率达到 96.5%。结合患者情况也可选择前盆网片重建联合阴道后壁修补术。该手术的创伤较小。有报道阴道前壁网片联合骶棘韧带固定术治疗前中盆腔的联合缺陷的中短期疗效肯定,能减少术后复发率。手术并发症主要为膀胱损伤、血肿、臀部疼痛、网片侵蚀暴露及复发等。对于网片暴露、皱缩等并发症,有时处理困难,有时甚至无法完全解除症状。因此,对于有应用网片适应证的患者,应与其充分沟通,权衡手术的获益以及网片的花费和可能面临的并发症等问题。

(3)修复后盆腔缺陷的重建手术。

后盆腔缺陷可表现为直肠膨出、乙状结肠膨出及小肠膨出。比较公认的是经阴道后壁修补手术在主观症状改善、解剖学复位等方面均优于经肛门手术。手术方法分为传统的阴道后壁修补术和特异部位的修补术，以及会阴体修补术。阴道后壁修补术解剖学的成功率可达 76%～96%，部分肠道功能、性功能得到改善。行会阴体修补术时应注意，缝合球海绵体肌和会阴浅横肌时不宜折叠过度而形成棱状，否则容易出现术后性交痛。阴道后壁修补术时是否需要加用聚丙烯网片以提高治愈率目前还无定论。对于大便失禁或肛门括约肌严重缺陷者，可行肛门括约肌成形术。

①阴道后壁桥式修补术。澳大利亚 Petros 基于整体理论，于 1997 年提出阴道后壁桥式缝合术；国内进行了改革，将其用于阴道后壁膨出修补术，取得了很好的效果。它是在会阴体与阴道后壁穿隆的顶端之间做一个倒三角形切口。如会阴体无缺陷，则可采用棱形切口，全层切开三角区黏膜及其下方的阴道直肠筋膜层，即形成三角形"桥"体，然后锐性分离三角形"桥"体左右两侧附带阴道直肠筋膜的阴道黏膜全层（3～5 mm）以便缝合、电凝"桥"体表面的黏膜组织，破坏其分泌功能。内翻缝合处理后的"桥"体黏膜，使其形成一个管状结构，将阴道后壁"桥"体两侧的筋膜加固缝合于"桥"体上，用延迟可吸收缝线缝合阴道后壁黏膜，手术后的黏膜充当了类似于补片的作用。

②加用网片的阴道后壁修补术。后盆腔缺陷主要表现为会阴体组织的缺陷和直肠膨出，Tayrac 等对直肠膨出的患者加用网片阴道后壁修补术，术后随访 2 年，结果显示治愈率达 92.3%。由于盆底结构的整体性，手术在使前中盆腔脏器脱垂得到纠正的同时，可导致后壁出现新的脱垂或使原来的隐形脱垂变为显性，因此可在进行盆腔重建术的同时行阴道后壁网片手术、肛提肌缝合及会阴陈旧裂伤的修补。对以往经历手术而又复发的患者，可考虑在阴道后壁内加用网片修补，以起到更牢固的支持作用。

③直肠折叠悬吊固定术。采用直肠前侧壁折叠加后壁及两侧壁悬吊固定术，治疗重症直肠脱垂。通过游离直肠，找到直肠部明显变薄的交界点，在此下方通过肌层间断缝合折叠直肠 2/3 前侧壁。前壁悬吊于覆盖膀胱的腹膜以提升膀胱直肠窝的效果，侧壁悬吊固定于侧腹膜以加强盆底组织的强度。足够的直肠前侧壁折叠、可靠的悬吊固定是治疗成功的关键，术后肛门括约肌功能锻炼至关重要。

④直肠骶骨岬固定术。这适用于重症直肠脱垂的患者，手术中充分显露盆腔、直肠膀胱或直肠子宫陷窝，分离直肠后壁，游离直肠至尾骨尖，辨认骶骨岬，在平骶骨岬部位将直肠提起、拉直，用补片将直肠固定在骶骨岬突出部位的骨膜上，缝合直肠两侧后腹膜，使直肠恢复与肛门的直角。

4. 术后处理及随访

对于绝经后阴道黏膜萎缩的患者，排除雌激素应用禁忌证后，建议术后局部使用雌激素制剂（如欧维婷乳软膏或更宝芬软膏），每日1次。阴道切口痊愈后改为每周2次，至少半年以上。术后应禁烟、控制体重，避免便秘，避免提举重物，避免体力活动及一切可能增加盆底肌肉张力的动作。盆底训练也应在术后3个月以后进行。禁性生活3个月，或者至确认阴道黏膜修复完好为止。术后1个月、3个月、半年到医院随访，以后每年随访1次。建议终生有规律地进行随访，及时发现复发，处理手术并发症。

5. 总结

随着技术的发展和对盆底解剖研究的深入，丰富了盆底整体理论、吊床理论及女性盆底阴道支持结构理论，奠定了现代女性盆底重建手术的理论基础，对手术方式进行不同的改良。随着材料科学的发展，生物及合成移植物已被作为阴道组织的替代与加强物用于脱垂修补术中，使得阴道补片在临床的应用越来越多，许多新技术、新产品正在迅速应用于临床，并不断改良以降低并发症的发生率。同时，随着妇科手术的微创化，腹腔镜及手术机器人治疗也越来越在脱垂治疗的手术上得到推广应用。设计研究适合我国国情、个体化治疗盆底功能障碍性疾病的微创手术及重建手术是盆底学发展的趋势。

（三）盆腔脏器脱垂的手术并发症及处理

手术是治疗盆腔脏器脱垂（POP）的主要方法。随着老年社会的到来，POP的发病率上升，盆底重建手术的病例也逐年增加，其并发症的发生率也相应增加。美国食品与药品监督管理局（Food and Drug Administration，FDA）统计2008—2010年，美国共上报1503例与盆底重建手术相关的并发症，是2005—2007年间上报例数的3倍，其中包括数例死亡，为此FDA对盆底重建手术发出警告。由于盆底手术在阴道内操作，操作空间狭小，且盆底植入材料的穿刺属于"盲穿"，需要手术者有扎实的盆底解剖知识，以及制定充分的术中并发症的防治预案。当手术者对盆底手术的术前评估不够、盆底解剖知识不够、手术技术不够时，容易出现相关的并发症。盆底重建手术的并发症包括手术操作所致的脏器损伤、出血、感染的风险以及由盆底植入材料与人体组织的相容性导致的并发症。

1. 脏器损伤

与盆底重建手术相关的组织损伤包括泌尿系统损伤、肠道损伤，尤以膀胱和直肠损伤为主，尿道及输尿管损伤较少见。在一项阴道前壁补片植入对照研究中，下尿路损伤的发生率为1%，利用穿刺器放置的后路移植物的直肠损伤发生率为0～4%，膀胱损伤为0.9%～2.1%。

（1）膀胱损伤。

行阴道前壁脱垂修补术时，分离阴道前壁黏膜可发生膀胱损伤，尤其是在分离阴道前壁黏膜过程中解剖层次不清，分离过深可损伤膀胱。精确的水分离和解剖层次正确是预防膀胱损伤的关键。分离前将生理盐水注入黏膜下进行水分离，能够有效减少膀胱损伤。在需要行网片植入的重建手术时，分离闭孔后间隙不彻底，膀胱和闭孔结缔组织粘连，在做闭孔穿刺时易损伤膀胱。因此，行经闭孔穿刺前，术者必须确认穿刺路径无膀胱附着。当初学者不能确认时，可将金属导尿管置入膀胱，向闭孔方向探查，即可确定穿刺路径是否会损伤膀胱。穿刺时将示指置入闭孔后方，并引导穿刺针穿出。置入网片时，也需保护膀胱，避免网片切割膀胱壁。

术中如发现导尿管中尿液明显变红或者有小气柱，应怀疑膀胱损伤，需行膀胱镜检查以明确诊断。如果术中发现膀胱损伤严重，则建议不加用合成补片，或在覆盖膀胱损伤表面的合成补片表面加盖生物补片。术后开放保留 foley 导尿管 7～14 天。穿刺锥穿入膀胱导致的损伤仅需留置导尿管 1 周即可修复。如分离阴道前壁时剪破膀胱，则可用 3-0 可吸收线连续缝合破口处膀胱浆肌层 2 层，再留置导尿管 1～2 周。必要时也可请泌尿科医生会诊，协助处理。

经耻骨后路径的尿道中段悬吊手术导致膀胱损伤的发生率高于经闭孔路径的悬吊手术。近年来开展的单切口尿道中段悬吊术导致膀胱损伤的发生率明显降低。

（2）直肠损伤。

行阴道后壁脱垂修补术时，分离阴道直肠间隙不当可发生膀胱损伤。对于初学者应用水分离，将示指置入直肠中引导分离，往往可以避免直肠损伤的发生。在行需要植入后路网片的重建手术时，若阴道后壁组织分离范围不够，或者穿刺方向过于向内、向上，可损伤直肠侧壁。部分患者的直肠壶腹部特别宽大，在行会阴体部穿刺时，易发生直肠壶腹部的损伤。一旦损伤直肠，应立即退出穿刺锥，重新穿刺即可。若为大的直肠损伤，则应在术中及时修补，术后行肠外胃肠营养、抑制肠蠕动、抗生素抗感染等对症支持治疗。

（3）尿道和输尿管损伤。

尿道损伤常见于盆底重建。同时行尿道中段悬吊术时，术中要注意阴道黏膜分离层次，治疗方法同膀胱损伤。输尿管损伤很罕见，常是因为患者既往创伤或手术导致输尿管走行异常。在植入阴道前壁网片的重建手术中，第二穿刺点穿刺过深，闭孔后膀胱游离不充分，可发生输尿管的损伤。一旦发生输尿管损伤，需请泌尿科医生处理。

2. 血管及神经损伤

（1）术中出血。

盆底重建术术中出血量通常在 300 mL 以内，主要是分离阴道前后壁时组织渗血，个别患者的出血量可达 500 mL 以上。朗景和等研究显示，放置补片手术中并发出血者占 4.8%。减少出血量首先需要阴道黏膜分离层次准确。分离过浅，使阴道黏膜分层，不易到达闭孔后间隙，剥离面出血增加；分离过深，不仅增加脏器损伤风险，也会增加出血量。在阴道前壁修补术中，分离阴道与膀胱间隙出血过多的原因为阴道组织分离太薄，同时可能因为解剖层次不正确，过度分离耻骨后及坐骨棘侧方等。阴道后壁修补术中，过度分离尾骨肌上方或坐骨棘侧方，损伤了臀下血管、髂内静脉丛及阴部内血管时，可导致严重出血，危及生命。因此，在植入网片的盆底重建手术中，宜向坐骨棘方向分离闭孔后间隙。靠近膀胱颈附近的阴道黏膜下间隙结构致密，血管丰富，强行分离易致大出血。滴入少量去甲肾上腺素的生理盐水做水分离，也能起到收缩血管、减少出血的作用，但不宜用于有高血压的老年患者。手术者操作熟练，手术时间缩短同样能够减少患者失血概率。术后注意选择用纱条紧密填塞阴道，起到压迫止血的目的。盆腔脏器脱垂患者多为老年女性，其中一部分人因心血管疾病长期服用阿司匹林或华法林等抗凝药物，术前要停药 5～7 天。由于部分手术创面的出血可能渗入盆腔深部或沿穿刺路径渗入大腿及臀部，所以实际出血量要多于术中统计量，因此术后要注意及时复查血常规，对贫血较重的患者应予以输血及时、足量。术中出血首先建议直接压迫止血，放置引流管，建议对皮肤穿刺点不缝合，以利于引流。术中止血困难时，可行血管栓塞治疗。

（2）血肿和血管损伤。

血肿主要是由于盆底重建手术时盲穿，损伤耻骨后或闭孔的血管所致；也有由于经阴道切除子宫时，对子宫周围血管处理不当所致。文献报道盆底重建术后血肿发生率为 0～5.4%。但由于许多血肿的发生部位较深，检查不易发现，且盆底组织疏松，能够容纳较大血肿而无明显不适，因此实际发生率要高于报道水平。

手术者应熟知盆底血管的解剖。在盆底重建手术中做第 2 穿刺点时可能损伤闭孔血管，做第 2、3 穿刺点时可能损伤阴部内血管，当患者存在骨盆畸形或既往髋部手术影响体位摆放时更易发生。做第 2 穿刺点的要点是要靠近闭孔前缘，因为闭孔的血管和神经是从闭孔后缘穿过，这样的操作能有效避开闭孔血管和神经。做第 2、3 穿刺点的要点是从坐骨棘内侧 1 cm 处穿过，阴部内血管及阴部神经绕过坐骨棘进入盆底，如果紧贴坐骨棘穿刺，则容易损伤到上述组织。手术前摆放体位很重要，髋部尽量屈曲，大腿与躯体呈 90°，这样可减少第 3 穿刺点的穿刺难度。手术者应当技术熟练，在手术中切忌反复穿刺或在闭孔或坐骨棘附近上下调整方向寻找穿出点。

对于术后即时发现的阴道黏膜下的血肿，可行血肿切开重缝，并行阴道内的有效填塞以压迫止血。耻骨后及闭孔附近的深部血肿不易引流，如血肿大小稳定，可予输血、抗感染及支持治疗，多能自行吸收。同时，将大黄粉与芒硝按 1：3 比例混合装袋外敷，可加速血肿的吸收。若血肿进行性增大、血色素明显下降或者患者生命体征不稳，则要考虑经腹手术止血或 DSA 血管栓塞治疗。若形成脓肿而影响愈合时，需要清创引流。

（3）血栓形成。

盆底重建手术的患者多为中老年女性，是血栓发生的高危人群。盆腔操作、膀胱截石位及术后卧床也易形成血栓，因此需要重视血栓性疾病的预防。对有血栓高危因素的患者，术后可常规使用低分子肝素皮下注射以预防血栓发生。鼓励患者及早下地活动，有条件的医院可行下肢静脉泵辅助患者下肢血管流动，防止下肢血栓。

（4）神经损伤。

神经损伤多见于闭孔神经和会阴神经损伤，其原因同相伴行的血管损伤。也有报道患者因膀胱截石体位，腿部固定于腿架上时间过长导致腓总神经损伤，一般术后可恢复。

3. 网片的并发症

与合成植入材料相关的并发症有侵蚀（erosion）、暴露（exposure）、感染（infection）、疼痛（pain）、性交不适（dyspareunia）等，这些并发症与合成材料在体内的收缩（contraction）密切相关。2010年国际控尿学会和国际泌尿妇科学会联合规范了盆底植入材料并发症的名词。网片侵蚀是盆底重建手术的常见并发症，文献报道中得出的发生率差异很大，为0～33%，多发生于阴道残端及阴道侧沟。有研究发现需要手术切除的网片暴露发生在后壁及顶端要多于前壁，有部分患者甚至发生网片暴露合并感染，形成阴道壁脓肿，需经抗生素治疗、脓肿引流和手术处理网片暴露。

网片侵蚀的机理尚不明确，已知跟网片的孔径相关。根据网孔大小及编制方法，人工合成网片可以分成4种类型：Ⅰ型为大孔型，孔径大于75μm；Ⅱ型为小孔型，孔径小于10μm；Ⅲ型为包含微丝或小孔的大孔型；Ⅳ型为极微孔型，孔径小于1μm。目前，国内使用的合成聚丙烯网片均为轻质大孔型网片，其侵蚀发生率低于其他孔径类型的网片。国外研究认为，网片侵蚀的高危因素包括年龄、雌激素低下、严重生殖器萎缩、前次手术瘢痕、糖尿病、类固醇药物应用以及吸烟，部分学者认为性生活也是网片侵蚀的高危因素。一般而言，网片侵蚀与是否绝经、绝经年限、是否合并糖尿病、手术时间、术中出血量及术后最高体温等因素无相关性，而与年龄相关。55岁以下为性活跃年龄，术后过早性生活可造成网片侵蚀。

老年患者由于绝经时间长，雌激素水平下降，阴道修复能力下降，也易发生网片侵蚀。也有学者认为网片张力过高会增加侵蚀率，个别术者做第2、3穿刺点时过于靠近阴道黏膜，或者术中已穿破阴道黏膜，术后则易发生网片侵蚀。网片侵蚀也与分离阴道壁过薄及未固定网片有关，术中用丝线将网片与宫颈或者会阴体间断缝合固定以减少网片来回移动摩擦导致的侵蚀，固定网片后将黏膜下层做荷包或半荷包缝合，然后再缝合阴道壁，也能有效减少侵蚀发生。网片侵蚀多发现于术后2个月到1年，患者可有白带增多或阴道出血，个别患者可自行触及外露的网片。发现网片侵蚀后需将外露部分剪除，局部使用雌激素和抗生素软膏，通常可以痊愈，一般不需要拆除网片。此外，还应注意避免倒"T"切口、完整分离阴道壁全层、无张力平整放置网片、可吸收线连续非锁边缝合切口、术中术后压迫止血等。阴道局部感染可加重网片植入后的炎症反应，导致较强的纤维化和较严重的网片收缩，增加网片的暴露和排异率。

4. 疼痛及性生活困难

（1）疼痛。

植入网片后部分患者可出现大腿内侧、臀部及盆腔疼痛。术后疼痛与网片穿刺过程中损伤肌肉及神经相关，一些病例是因为第2、3穿刺点穿刺过深而穿入肛提肌，术后肛提肌活动时与网片摩擦产生疼痛。若网片与闭孔神经、会阴神经或骨膜过近，也会导致疼痛。网片皱缩是网片植入术后疼痛的另一个主要原因。聚丙烯网片（polypropylene mesh）是妇科盆底重建手术最常用的合成材料，其表面粗糙，植入体内后即启动机体组织炎症反应并伴有持续的纤维化过程，纤维成分在网片纤丝之间产生连接，使网孔变小，网片总面积缩小。临床随访均表明聚丙烯网片的皱缩面积最大可达50%。这类患者在网片走行处可触及条索状物，伴有明显的压痛。用手指用力压迫条索状物数下，使网片与粘连处松解，部分患者的疼痛可以立即缓解；如果无效，则需手术松解。因此，行网片植入的盆底重建手术时，应充分认识术中无张力放置网片的重要性，切忌网片放置过紧，术后网片进一步挛缩从而导致疼痛。

（2）性生活困难。

术后网片挛缩会造成阴道狭窄、性交痛或性生活困难，对于性生活困难的统计数据差异较大，为1.33％～45.00％。国内研究报道的性生活困难发生率低于国外，这可能与国内老年女性性生活较少及对性生活要求较低有关。国外研究得到一个有趣的结果，一般而言，对性生活活跃的患者尽量不放置网片，特别是在阴道后壁放置网片后对性生活影响更明显，手术中需注意不要过多切除阴道壁组织，重建会阴体时也不能修补得过高。对于网片暴露的患者，性生活也会造成男性生殖器损伤。

对于术后特殊体位疼痛或者性交痛，若保守治疗的效果较差，可行手术治疗。松解张力过高的网片，再进行表面黏膜修补，术后症状缓解率较高。另外，对疼痛触发点局部进行封闭治疗、盆底物理治疗等也可缓解性交痛或局部疼痛的治疗。

5. 感染

盆底重建术后感染率为0～8％。高危因素包括网片种类（Ⅱ型、Ⅲ型、Ⅳ型网片易发生感染）、手术操作不当、年龄及内科合并症。感染可表现为局部炎症、脓肿、窦道或瘘形成、盆腔炎。如感染伴有网片侵蚀，则需要剪除外露的网片，同时全身应用抗生素治疗，局部也可以使用雌激素促进网片侵蚀处愈合。窦道或瘘形成较为罕见，这种情况下必须拆除网片，同时剪除窦道或瘘的壁，一般的治疗效果良好。

6. 下尿路症状

一些术前无尿失禁表现的脱垂患者在盆底重建手术后出现了尿失禁的症状和体征，称为术后压力性尿失禁（postoperative stress urinary incontinence，POSUI）和术后新发急迫性尿失禁。POSUI主要是因为术前膀胱向前过度膨出从而导致膀胱颈部弯折，排尿不畅，掩盖了同时存在的压力性尿失禁；术后膀胱被修复到正常位置，隐匿的尿失禁就表现出来了。隐匿性尿失禁是盆底重建术后发生尿失禁的主要原因，因此术前评估异常重要，若患者有主观SUI、尿道下移明显、膀胱脱垂严重及MUPP低等发生隐匿性尿失禁高危因素，应与患者沟通，酌情选择同时行抗压力性尿失禁手术。对于POSUI，可于术前检查时将脱垂组织还纳入阴道再行尿失禁检查，一旦发现还纳后有尿失禁症状，则应告知患者术后发生POSUI的风险。如患者不愿接受二次手术风险，可考虑于手术中同时行尿道中段悬吊术，也可以在重建手术完成后即刻行膀胱诱发试验。如发现新发的压力性尿失禁，则同时行尿道中段悬吊术。个别患者术后出现尿潴留，是由于局部组织包埋或水肿压迫尿道所致，可更换较粗的导尿管并延长导尿管的放置时间，其他治疗方法还有口服溴吡斯的明、足三里等穴位针灸等，一般的患者可较快恢复。

逼尿肌不稳定是术后新发急迫性尿失禁的常见原因，发生率为 5%～20%，多认为是由于膀胱颈部压力升高或逼尿肌神经功能异常所致，还有的由缝合线或吊带材料刺激引起。一般在术后一段时间后可自行恢复，症状严重者可予酒石酸托特罗定等膀胱 M 受体拮抗剂治疗。

总之，由于盆底重建手术是在非直视状况下完成，增加了手术难度。手术者应深入了解女性盆底解剖，明确植入物置入指征，增加知识，加强训练，从而有效控制盆底手术风险，为治疗过程的顺利提供有力保障。此外，由于盆底解剖结构复杂，如能有效建立三维重建图像将盆底解剖可视化，也将有助于盆底功能障碍性疾病患者拥有精准的治疗方案，也符合精准医学的发展方向。手术的成功不仅仅取决于临床医生的精良娴熟的技术，术前的全面评估、正确认识患者疾病的病因也至关重要。借助新兴的组织工程技术，克服目前网片的诸多缺点，也是今后盆底重建的探索方向。

三、新技术展望

对于如何正确发展脱垂疾病技术，我们首先要了解盆底的历史和发展。对盆底疾病从最初的单一疾病和症状的认识，到整体理念的生成；对盆底疾病治疗从单纯解决症状，到早期预防发病；在脱垂治疗中，从早期的单纯切除，到现在的器官复位等。这些理念的更新与全面，结合了新技术的发展，为脱垂治疗提供了新的思路和正确的方向。随着现代医学及祖国医学的发展，POP 的治疗有了越来越广阔的思路和方向。

（一）早期预防

由于脱垂疾病与妊娠及衰老密切相关，许多发达国家和地区重视对盆底疾病的早期干预和预防。对围产期、高危人群的科普和康复理念的宣教和指导，对产后早期和疾病初期的治疗和控制，都对脱垂疾病的发生、发展有广泛而根本的控制，减少疾病进一步发生、发展带来的更大的经济损失和疾病损害。很多发达地区通过盆底治疗社区化,在关键时期通过仿生物电治疗、生物反馈治疗、专业康复指导等方法,通过仪器设备对区域内的患者进行早期康复和预防。盆底康复的仪器设备也在群众对盆底疾病的认识普及和提高下,其品类逐渐越来越多样化,治疗越来越精准化,为人们提供更多样的选择。另外,科普宣教的重视,也越来越为当下追求高品质生活的中国女性所认可。人们也逐渐认识到例如凯格尔运动、正确的运动锻炼、合理的生活习惯对预防自身盆底疾病的重要性。运用大数据的管理,将脱垂的防治与社区化管理、康复治疗、预防医学等相结合,防未病,治未病,是未来脱垂防治的根本性重要方向。

(二)手术技术发展

在手术方法方面,基于 Petiostic 整体理论的形成并在逐步完善,其吸纳 1992 年 Delancey 阴道三水平支持理论和 1994 年发表的吊床假说,整体理论将盆腔人为地分为前、中、后三腔,建立判断支持组织缺陷的三腔室系统,明确盆底缺陷类别和层次,将女性盆腔分成前、中、后三腔,水平方向分为三个层面,是确定修复层面和方法的整体系统。目前,盆底手术已向解剖方面的维持、缺陷修补或结构重建及替代物的应用等微创方面发展。我们在不断尝试新的术式的同时,微创化、个体化成为我们逐渐重视的要点,在人工智能蓬勃发展的今天,手术机器人在盆底领域的试水,为盆底手术领域打开了新的篇章。大数据和人工智能化也是我们未来手术发展的方向。

(三)手术补片材料的发展

以整体理论为依据的盆底重建手术也带动了网片植入的发展。随着现代盆底重建技术的逐渐成熟和盆底脱垂手术的发展,盆底外科医生运用局部补片来修补局部组织欠缺或加强局部手术的修复效果。大量的手术证明,在传统手术中运用材料后手术成功率明显提高。手术植入替代网片的作用是给予薄弱盆底组织一定的力学支持并诱导受损肌肉筋膜等组织的修复。理想的盆底组织替代材料应具有良好的生物相容性、力学性能及促进局部组织修复和重建的能力,不致过敏及炎症反应,且无菌、不致癌,能够保持一定的机械张力与缩复力,术后并发症少,临床操作简便等。现今,补片种类较多、特性各异，无论何种补片，均应符合以上特性，但目前尚没有一种替代材料可以满足以上全部要求。目前，主要的盆底修复手术材料有自体组织、捐赠异体组织、非人类的异种组织以及合成材料四种。现代外科移植片的时代起始于40年前而非现在，目前用于妇科手术的材料主要为自体移植片、异体移植片、异种移植片和合成材料移植片，其中合成材料有聚丙烯、四氟乙烯、聚乙醇酸和聚肌动蛋白。自体组织的排异性较好，但是制作自体组织需要时间和技术，特别是针对需要较多、较牢固组织来修复盆底脱垂手术的效果目前难以判断，难度也比较大。捐赠的异体材料的优点是不需要制作修复组织，但是手术试验证明，患者的临床效果差异非常明显，与异种材料相比没有明显的优势。异种材料目前越来越多，通常是猪和牛的组织。原理是起到支架的作用，刺激自身组织形成。已经有报道将猪小肠黏膜下层组织应用在脱垂手术中的效果明显，但暂时停留在早期试验。实际临床应用显示盆底修复手术中猪真皮组织手术成功率基本与不可吸收的合成材料运用成功率相当。而其他生物补片异种补片的运用主要还停留在动物试验上，合成材料补片具有易获得及持久耐用的特点，但是不可吸收材料补片会导致局部组织的糜烂、排斥以及形成窦道等并发症。在目前可以使用的合成材料补片中，现有的临床资料都不能证明到底哪种聚酯补片更好。

在临床应用这个理想材料之前，我们还在不断地寻找耐用、并发症少、更柔软的材料。国内补片的应用起步较晚，目前尚处于探索阶段，是一个新兴的领域。目前研究初步表明，人工合成补片手术明显降低了术后复发率，更好地重建了盆底解剖功能，但其补片有侵蚀、感染问题也是广大临床医生必须面对的；而在生物补片手术中虽然一定程度上弥补了人工合成材料的部分固有缺陷，侵蚀、感染发生率低，但是其在体内的降解导致了术后复发率高。因此，良好的生物相容性及力学性能、适当的体内降解速率等特性能使之在医学材料领域具有广泛的应用范围，若能将人工合成材料与生物材料的优点结合起来，弥补相互之间的不足，将是妇科泌尿盆底重建领域的一大突破。

（四）遗传研究

有临床研究证据支持PFD的发生与基因易感性相关，患有特定的先天性结缔组织代谢障碍性疾病的个体，如 Ehlers-Danlos 综合征（胶原基因缺陷）和 Marfan 综合征（弹性纤维基因缺陷）的患者，其合并尿失禁的发生率明显高于普通人群。病因学研究进一步表明基因缺陷所导致的细胞外基质成分与结构的变化是 POP 发生、发展的重要分子基础。国外一项 PFD 家系研究显示遗传因素在 PFD 发病过程中的作用不容忽视。部分专家在欧洲对 PFDs 患者所属 32 个家系进行单核苷酸多态性（single nucleotide polymorphism，SNP）研究，寻找 PFDs 发病与染色体异常发生的相关性。一部分研究者开展同卵双生子之间 POP 的发病率研究，进一步分析显示遗传效应和特异环境因素之间的关系。尽管由于种族差异、研究方法、样本量较少，这些结论还需要更多的数据和统计支持。而现在越来越发达的现代遗传学、基因组学以及医学科学、大数据和数据联网统计等学科不断深入发展，让我们能离找出原因更近一步，为我们揭示这一复杂疾病的发生、发展机制提供了理论与技术支持。

（五）子宫托的发展

子宫托作为盆腔脏器脱垂的保守治疗方法历史悠久。希波克拉底早在 16 世纪就开辟了用醋浸泡的半个石榴治疗 POP 的先河从而奠定了子宫托治疗 POP 的基础。该方法曾经因子宫托材质欠佳而一度被摒弃，但随着对 POP 研究的深入，子宫托的材料及形状不断更新，从最初的水果发展到今天的硅胶子宫托，材质、类型及型号各异的子宫托越来越多地开始被应用于临床治疗中。以硅胶材质制成的中空支撑型子宫托和中央充填型子宫托为主的遥硅胶型子宫托具有耐高温、易反复清洁、软硬适中、使用寿命长、不影响分泌物、强惰性等优点，成为现今应用较为广泛的类型。随着材料工程的逐渐发展，科学家不断为人类寻找柔韧、抗菌耐用的材料用于制作子宫托。我们为患者制定的子宫托，也趋向个体化、差异化，甚至专家期望通过 3D 打印技术来制作适合不同个体的子宫托及其他脱垂治疗盆底植入物。

（六）干细胞研究

干细胞研究是当代科学的研究重点。已经有科学家将干细胞注射到 SUI 患者尿道横纹括约肌上从而促进括约肌的再生。干细胞还可以释放增长因子从而促进神经再生，未来我们希望可以通过在体外培养成纤维细胞后制作出最适合人体的组织生物组织材料；但干细胞对盆底组织损伤修复的完整机制还不十分清楚，并且存在干细胞存活分化能力、伦理、不良反应、培养复杂以及周期长等问题。在短时间内，在技术和费用上都难以实现，但其潜力巨大，也是未来的发展趋势。

（七）电磁疗法

电磁疗法为被动的盆底复健方法，1998年开始利用磁场刺激来治疗尿失禁，其原理基于磁感应之法拉第定律。通过电磁刺激体内骶神经根，体外刺激会阴部组织，增强盆底肌肉力量，作为辅助治疗的方法之一。适宜频率和电流的电磁波，可促进细胞软化，激发细胞分化、组织重排、组织新生等功能。脉冲电磁波同时还有一定的杀菌作用，由于炎症不同吸收电磁波的浓度不同，可对特定部位的细菌和真菌产生不同的杀伤作用，结合抗生素具有更佳的抗感染作用。同时，磁场振动产生的涡电流进入组织可产生神经轴突的去极化作用，并向近端及远端方向传递神经冲动，终端运动神经轴突再将这种神经冲动传导给运动末板，并强制释放乙酰胆碱，从而完成相关肌肉纤维的去极化和收缩；并且调节磁活动，可以控制肌肉纤维的收缩率在正常的生理范围内，肌肉收缩率可被适宜频率的电磁刺激调至最大生理范围点，通过诱发肌肉被动性的收缩，从而促进恢复肌肉运动功能；还配合药物发生效应，从而使药物直接导入病灶局部并在局部保持高浓度。药物疗效期可配合西药进行抗感染治疗。盆底电磁治疗还在探索中，期望未来为预防和早期治疗POP提供新的方法和思路。

（八）中医中药

补中益气汤在临床应用广泛，也有中医学报道中药结合针灸对早期盆腔脏器脱垂的治疗有明确效果，但是单纯的中医中药对治疗盆腔脏器脱垂疗效有限。很多研究发现，针灸、中药结合理疗和手术结合，往往能起到事半功倍的效果，许多临床工作者正在寻找祖国医学在POP治疗中独特的作用。

四、病例分析

（一）治疗盆腔脏器脱垂的非手术方式

治疗盆腔脏器脱垂的非手术方式有健康教育、盆底肌锻炼、生物反馈、电刺激、盆底肌肉康复器辅助训练。必须根据每个患者的全身状况综合考虑脱垂的严重程度和类型、对排尿排便的影响、对性生活的需求、经济状况等因素。下面列举病例供大家分享。

患者姚某某，女，40岁。因"产后2个月伴外阴部下坠感"来院就诊。患者22年前阴道自然分娩1次，新生儿体重为3750 g，产后无明显不适，无相关盆底功能评估及治疗；2个月前再次阴道自然分娩1次，新生儿体重4050 g。自述二胎孕晚期站立时出现外阴部下坠感，至今未改善。

POP-Q评分如图5-1所示。

Aa： - 1.5 cm	Ba： - 1.5 cm	C： +1.0 cm
gh： 4.0 cm	pb： 3.0 cm	tvl： 7.0 cm
Ap： - 2.0 cm	Bp： - 2.0 cm	D： - 3.0 cm

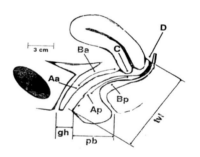

图 5-1 患者姚某某的 POP-Q 评分

辅助检查：盆底功能评估为Ⅰ类肌肌力1级、Ⅱ类肌肌力2级、肌电值3 μV，Ⅰ类肌肌力疲劳度2%、Ⅱ类肌肌力疲劳度1%。

盆底功能障碍评分：42分。

初步诊断：阴道前壁脱垂Ⅰ度，子宫脱垂Ⅱ度，阴道后壁脱垂Ⅰ度。

治疗方案：①健康教育。针对盆腔脏器脱垂防治知识的健康教育，包括与盆腔脏器脱垂有关的生理解剖常识、发病概况、危害、临床表现、防治常识等内容。②盆底肌锻炼。指导患者进行正确的盆底肌锻炼方法。③盆底电生理治疗。每次治疗30 min，每周2次，疗程10次。

操作流程：①给予Ⅰ类肌纤维电刺激和生物反馈，学会会阴与腹部的协调收缩，增加Ⅰ类肌纤维肌力。②给予Ⅱ类肌纤维电刺激和生物反馈，帮助患者学习Ⅱ类肌纤维收缩，锻炼其肌力。③加强盆底肌整体功能训练。④进行各种场景下的生物反馈模拟训练，如搬重物、下蹲、咳嗽等，使患者学会在这些场景下保持盆底肌肉收缩而不会出现器官脱垂。⑤使用盆底肌肉康复器进行家庭锻炼，巩固治疗效果。

治疗结果见图5-2。

Aa: −1.5 cm	Ba: −1.5 cm	C: −2.0 cm
gh: 4.0 cm	pb: 3.0 cm	tvl: 7.0 cm
Ap: −2.0 cm	Bp: −2.0 cm	D: −4.0 cm

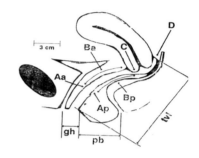

图5-2 治疗后的POP-Q评分

辅助检查：盆底功能评估为Ⅰ类肌肌力4级、Ⅱ类肌肌力5级、肌电值10μV，Ⅰ类肌肌力疲劳度0%、Ⅱ类肌肌力疲劳度0%。

盆底功能障碍评分：25分。

（二）治疗盆腔脏器脱垂的手术方式

治疗盆腔脏器脱垂的手术方式有多种，必须根据每个患者的全身状况综合考虑脱垂的严重程度和类型、对排尿排便的影响、对性生活的需求、经济状况及术者对各种手术的熟练度等因素。下面列举病例供大家分享。

1. 患者罗某某的案例

患者罗某某，女，77岁。因"外阴肿物脱出5年，加重1年"入院。患者5年前发现外阴肿物脱出，如鸽子蛋大小，走路或活动后脱出，平卧能自行还纳，伴腰酸坠胀不适，排尿、排便无异常。患者2年前于当地医院行"膀胱修补术"，术后1个月余，肿物再次脱出，约鹌鹑蛋大小，一年来上述症状逐渐加重，肿物增大至约鸡蛋大小，排尿正常，自觉排便困难，有排便不尽感。高血压30余年。足月阴道自然分娩4次，流产1次，无巨大儿生产史。绝经25年，丈夫去世5年。

患者罗某某的POP-Q评分见图5-3。

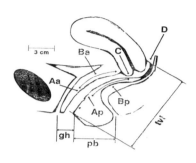

Aa: +3 cm	Ba: +4 cm	C: +5 cm
gh: 7 cm	pb: 2 cm	tvl: 7 cm
Ap: +1 cm	Bp: +3 cm	D: +3 cm

图 5-3 患者罗某某的 POP-Q 评分

辅助检查结果（盆底三维超声）如下。

■ ①前腔室：膀胱颈移动度 2.7 cm，膀胱后角完整，可见膀胱膨出声像；②中腔室：可见子宫脱垂声像；③后腔室：未见明显直肠膨出声像。

■ 未见肛提肌及肛门括约肌断裂声像。

■ 未见肛提肌裂孔扩张声像。患者配合欠佳。子宫萎缩，内膜单层厚 0.2 cm。

初步诊断：阴道前壁脱垂Ⅲ度，子宫脱垂Ⅲ度，阴道后壁脱垂Ⅱ度，高血压病，膀胱悬吊术后。

全面评估结果：①患者高龄、体弱，不能耐受较大手术；②有高血压病史，心脑血管意外发生风险高；③无性生活要求；④患者子宫脱垂及阴道前壁脱垂Ⅲ度，阴道后壁脱垂Ⅱ度。给予行阴道全封闭术。手术优点：经阴道自然腔隙操作；手术时间短、损伤小、心脑血管意外发生率低。患者术后恢复良好，大小便正常。

患者罗某某的术前和术后照见图 5-4。

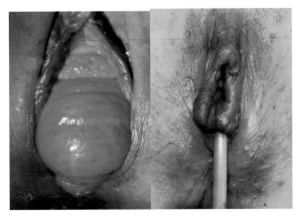

图 5-4 术前（左图）和术后（右图）

2. 患者何某某的案例

患者何某某，女，48岁。因"阴道内肿物脱出7年，加重2年"入院。患者7年前发现阴道内肿物脱出，脱出程度小，偶有膨出，可回纳，患者未就医。2年前患者阴道内肿物脱出，约鸽子蛋大小，持续凸出，可回纳。后膨出肿物持续增大，如鹅蛋大小，严重影响生活质量。平时月经有规律。足月阴道自然分娩3次，无巨大儿生产史。

患者何某某的POP-Q评分见图5-5。

Aa: +1 cm	Ba: 0 cm	C: +2 cm
gh: 7 cm	pb: 2 cm	tvl: 7 cm
Ap: - 2 cm	Bp: - 2 cm	D: - 1 cm

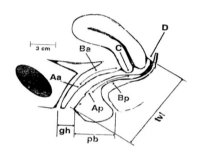

图5-5　患者何某某的POP-Q评分

辅助检查（盆底三维超声）结果如下。

■ ①前腔室：膀胱颈移动度2.62 cm，膀胱最低点位于参考线下1.0 cm；②中腔室：子宫脱垂声像；③后腔室：未见直肠膨出声像。

■ 未见肛提肌及肛门括约肌断裂声像。

■ 肛提肌裂孔约28.99 cm^2。

盆腔磁共振平扫：静息状态下膀胱颈位于耻尾线（PC线）上方约0.4 cm，宫颈前唇最低点位于PC线下方约1.4 cm，直肠肛管交界处约平PC线；力排相膀胱颈位于PC线下方0.6 cm，宫颈前唇最低点位于PC线下方约2.6 cm，直肠肛管交界处位于PC线下约0.5 cm，两侧肛提肌连续，略松弛改变。符合子宫阴道脱垂改变。子宫多发小肌瘤考虑。

初步诊断：子宫脱垂Ⅲ度；阴道前壁膨出Ⅱ度；阴道后壁膨出Ⅰ度；子宫多发肌瘤；宫颈慢性炎。

全面评估：①患者年轻；②有性生活要求；③宫颈高危病毒感染，曾行宫颈环形电切术，术后病理为黏膜慢性炎；④经阴道放置补片可能影响患者的性生活。结合该患者的特点，给予行经阴道宫颈部分切除＋阴道前后壁修补＋腹腔镜宫颈双侧腹壁悬吊术。手术优点：补片放置于腹膜下，不会影响性生活，复发概率较小，手术创伤小。手术要点：补片不能穿透腹膜，潜行于皮下组织与腹膜之间。术后患者恢复佳，宫颈最低点达坐骨棘上 1 cm，大小便正常。

术中剪裁补片形状、术前、术后分别见图 5-6、图 5-7、图 5-8。

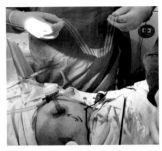
图 5-6　术中剪裁补片形状

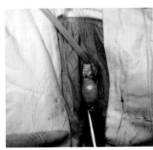
图 5-7　术前

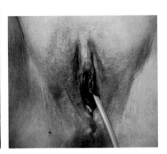
图 5-8　术后

3. 患者李某某的案例

患者李某某，女，45 岁。因"发现外阴肿物脱出 2 年，加重 5 个月"入院。

2 年前取环时发现"阴道壁膨出"，无明显不适感觉，未予任何治疗。5 个月前蹲下洗澡时自觉外阴肿物脱出，如鸽子蛋大小，平卧位可回纳，劳累后加重。无腰酸，无下坠感，无尿频、尿急、尿痛，大便正常，未予任何治疗。1 个月前自觉肿物脱出较前增大，自觉影响生活质量。平时月经有规律。足月阴道自然分娩 1 次，新生儿出生体重 3750 g，人工流产 2 次。

患者李某某的 POP-Q 评分见图 5-9。

Aa: − 1 cm	Ba: − 2 cm	C: +1 cm
gh: 3 cm	pb: 2 cm	tvl: 7 cm
Ap: − 2 cm	Bp: − 2 cm	D: − 3 cm

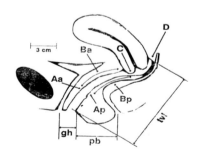

图 5-9　患者李某某的 POP-Q 评分

辅助检查如下。

■ 盆腔三维超声。前腔室：膀胱颈移动度在正常范围之内，膀胱后角完整，未见明显膀胱膨出声像；中腔室：子宫脱垂声像；后腔室：未见明显直肠膨出声像。

■ 未见肛提肌及肛门括约肌断裂声像。

■ 肛提肌裂孔约 25.18 cm^2。

盆腔磁共振平扫：静息状态下膀胱颈、宫颈前唇最低点位于耻尾线下方 0.5 cm，直肠肛管交界处位于耻尾线下方 0.5 cm；力排相膀胱颈、宫颈前唇最低点位于耻尾线下方 1.5 cm，直肠肛管交界处位于耻尾线下方 0.8 cm。宫颈多发纳氏囊肿；尾椎成角改变。

初步诊断：子宫脱垂Ⅱ度，阴道前壁膨出Ⅱ度，阴道后壁膨出Ⅰ度，会阴体陈旧性裂伤Ⅱ度。

全面评估：①患者年轻；②有性生活要求；③拒绝放置补片。故行阴道前后壁修补＋宫颈部分切除＋主韧带缩短术（曼氏）＋陈旧性会阴裂伤修补术。优点：用自身组织加固盆底支撑力，无异物被放置在体内，不会产生补片侵袭、排异和暴露的风险。缺点：有复发概率。术后恢复佳，大小便正常。

曼氏术前（麻醉状态）和曼氏术后分别见图 5-10、图 5-11。

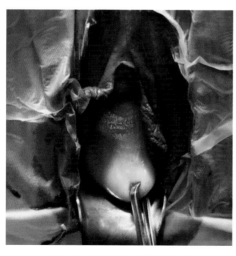

图 5-10 曼氏术前（麻醉状态）

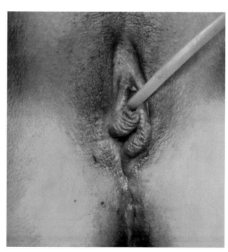

图 5-11 曼氏术后

4. 患者徐某某的案例

患者徐某某，女，57岁。因"外阴肿物膨出15年，咳嗽后漏尿10年"入院。患者15年前出现劳累后阴道肿物膨出，如鸽蛋大小，情况持续至今无明显变化。10年前患者咳嗽喷嚏后出现漏尿，无尿频、尿急、尿痛，无排尿困难，无腹痛、腹胀，未治疗。5年前漏尿症状逐渐加重，快走、跑步、爬楼梯后均出现漏尿，漏尿量增多，每天约需一片护理垫。院门诊行尿流动力学检查提示"压力性尿失禁"，妇科检查提示"子宫阴道脱垂"。糖尿病病史3个月，未行特殊治疗。7年前绝经。足月阴道自然分娩2次，新生儿体重分别为4200 g、3750 g，人工流产2次。

患者徐某某的POP-Q评分见图5-12。

Aa: +1 cm	Ba: +2 cm	C: -1.5 cm
gh: 4 cm	pb: 2 cm	tvl: 7 cm
Ap: 0 cm	Bp: 0 cm	D: -4 cm

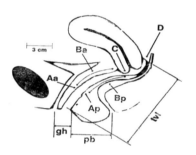

图 5-12　患者徐某某的 POP-Q 评分

压力性尿失禁临床评分见表5-5。

表5-5　压力性尿失禁临床评分

项目	选项一（每项得1分）	选项二（每项得2分）
频度	□每周发生	□每天发生
状态	□咳嗽　□打喷嚏　□提举重物　□跑步 □上楼梯　□行走　□大笑　□性交	
数量/日	□少于1张卫生巾	□大于2张卫生巾
分度	□轻度（1～3分）　□中度（4～7分）	□重度（>8分）

辅助检查结果如下。

■ 尿流动力学：膀胱感觉、容量及顺应性正常；压力性尿失禁；排尿期憋尿肌收缩力正常。

■ 盆底三维超声：①前腔室，膀胱颈移动度 2.6 cm，膀胱后角开放，可见膀胱膨出声像；②中腔室，未见明显子宫脱垂声像；③后腔室，可见直肠膨出声像。未见肛提肌及肛门括约肌断裂声像。未见肛提肌裂孔扩张声像。

■ 盆腔磁共振平扫：静息状态下膀胱颈位于耻尾线（PC 线）上方约 1.0 cm，宫颈前唇最低点位于 PC 线上方约 0.4 cm，直肠肛管交界处位于 PC 线下方约 0.6 cm；力排相膀胱颈位于 PC 线下方 1.0 cm，宫颈前唇最低点位于 PC 线下方约 0.5 cm，直肠肛管交界处位于 PC 线下方约 1.5 cm，左侧肛提肌欠连续，局部略松弛改变。子宫外形不大，宫腔黏膜光整。

初步诊断：压力性尿失禁（重度）；阴道前壁膨出Ⅲ度；阴道后壁膨出Ⅱ度；子宫脱垂Ⅰ度；会阴部陈旧性裂伤Ⅱ度；2 型糖尿病。

全面评估：①患者子宫脱垂轻度，阴道前壁脱垂重度，阴道后壁脱垂中度；②绝经后无性生活要求；③子宫无病变并可保持盆底的完整性，故选择行经阴道骶棘韧带悬吊术（加自裁"U 型"补片）；④重度压力性尿失禁，选择经闭孔尿道中段无张力悬吊术（TVT-O）。手术要点：补片需固定在坐骨棘内侧 2 cm 的骶棘韧带上，钳夹位置不超过骶棘韧带宽度的 1/3（图 5-15）。患者术后无明显漏尿，宫颈最低点位于坐骨棘水平，小便自解畅。

患者徐某某的术前和术后照分别见图 5-13、图 5-14。

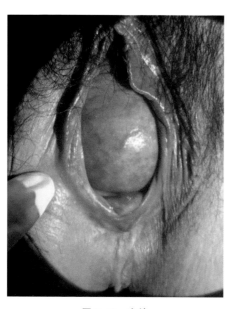
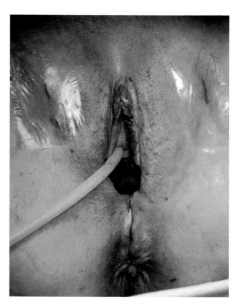

图 5-13 术前   图 5-14 术后

盆底功能障碍性疾病／诊治与康复 妇产分册

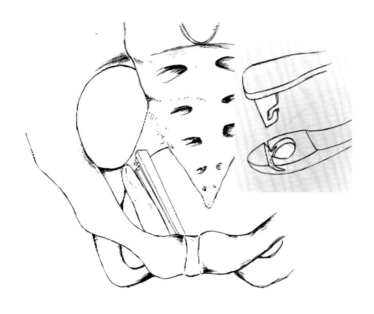

图 5-15　骶棘韧带悬吊示意图

（黄飞翔　徐峻苗　李香娟　戴莺莺　吴　迪　倪笑玲
蒋秀婵　郑利弟　吴氢凯　黄程胜　夏志军　陈涓涓）

参考文献

Wu JM，Matthews CA，Conover MM，et al. Lifetime risk of stress urinary incontinence or pelvic organ prolapse surgery. Obstet Gynecol，2014，123：1201-1206.

Smith FJ，Holman CD，Moorin RE，et al. Lifetime risk of undergoing surgery for pelvic organ prolapse. Obstet Gynecol，2010，116：1096-100.

Whiteman MK，Hillis SD，Jamieson DJ，et al. Inpatient hysterectomy surveillance in the United States，2000—2004. Am J Obstet Gynecol，2008，198：34.e1-7.

Cooper J，Annappa M，Dracocardos D，et al. Prevalence of genital prolapse symptoms in primary care：a cross-sectional survey. Int Urogynecol J，2015，26：505-10.

Ellerkmann RM，Cundiff GW，Melick CF，et al. Correlation of symptoms with location and severity of pelvic organ prolapse. Am J Obstet Gynecol，2001，185：1332-1337，discussion 1337-1338.

Swift SE. The distribution of pelvic organ support in a population of female subjects seen for routine gynecologic health care. Am J Obstet Gynecol，2000，183：277-85.

Trowbridge ER，Fultz NH，Patel DA，et al. Distribution of pelvic organ support measures in a population-based sample of middle-aged，community-dwelling African American and white women in southeastern Michigan. Am J Obstet Gynecol，2008，198：548.

Tegerstedt G，Maehle-Schmidt M，Nyren O，et al. Prevalence of symptomatic pelvic organ prolapse in a swedish population. Int Urogynecol J Pelvic Floor Dysfunct，2005，16（6）：497-503.

Goldberg RP，Kwon C，Gandhi S，et al. Urinary incontinence after multiple gestation and delivery：impact on quality of life. Int Urogynecol J，2005，16（5）：334-336.

沈文洁，鲁永鲜. 盆腔脏器脱垂发病相关因素研究进展. 国际妇产科学杂志，2006，33（3）：188-191.

O'Boyle AL，O'Boyle JD，Calhoun B，et al. Pelvic organ support in pregnancy and postpartum. Int Urogynecol J Pelvic Floor Dysfunct，2005，16（1）：69-72.

王静怡，朱兰. 盆腔脏器脱垂的发病机制研究进展. 疑难病杂志，2010，9（8）：637-640.

陈远群，任慕兰. 盆腔脏器脱垂发病机制的研究进展. 中国妇幼健康研究，2008，19（5）：507-509.

Hendrix S，Clark A，Nygaard I，et al. Pelvic organ prolapse in the women's health initiative：gravity and gravidity. Am J Obstet Gynecol，2002，186：1160-1166.

Bradley CS，Zimmerman MB，Q i Y，et al .Natural history of pelvic organ prolapse in postm enopau salwomen. Obstet Gynecol，2007，109（4）：848-854.

戴毓欣，朱兰，郎景和. 盆腔脏器脱垂相关因素研究进展.中国实用妇科与产科杂志，2009(5)：392-394.

Diaa EE，Rizk DE，Hassan HA，et al.Combine destrogen and ghrelinad Ministration restoresnumber of bloodvessels and collagen type I/ Ⅲ Ratioin the urethral and analcanal submucosaofol dovariectomized rats . Int Urogynecol J，2008，19（4）：547-552.

Kubik K，Blackwe UL，Heit M. Does socioeconomic status explain racial differences in urinary incontinence knowledge? Am J Obstet Gynecol，2004，191（1）：188-193.

朱兰，郎景和. 女性盆底学. 北京：人民卫生出版社，2014：66-67.

马宝璋. 中医妇科学. 北京：北京中医药出版社，2004：306.

刘娟，葛环，李环，等. 产后盆底康复流程第二部分：康复评估——病史收集、盆底组织损伤及盆底功能评估. 中国实用妇科与产科杂志，2015，31（5）：426-432.

夏志军，宋悦. 女性泌尿盆底疾病临床诊治. 北京：人民卫生出版社，2016：179.

白华. 女性盆底器官脱垂手术治疗的进展. 微创医学，2012，7（1）：53-55.

Zhang XH，Li BS.The suspension surgery for female pelvic organ prolapse.Medical Recapitulate，2015，10（21）：1822-1825.

Zhong Y，Xie JY. The progress of surgical treatment for anterior pelvic organ prolapse.Medical Recapitulate，2013，8（16）：2927-2930.

Bojahr B, Tchartchian G, Waldschmidt M, et al. Laparoscopic sacropexy: a retrospective analysis of perioperative complications and anatomical outcomes. Laparoendoscopic Surgeons, 2012, 16 (3): 428-436.

Gutman RE, Bradley CS, Ye W, et al. Effects of colpocleisis on bowel symptoms among women with severe pelvic organ prolapsed. Int Urogynecol J, 2010, 21 (4): 461-466.

Maher C, Feiner B, Baessler K, et al. Surgical management of pelvic organ prolapse in women: the updated summary version Cochrane review. Int Urogyneol J, 2011, 22 (11): 1445-1457.

Gutman RE, Bradiey CS, Ye W, et al. Effects of coipocieisis on bowel symptoms among women with severe pelvic organ prolapse. Int Urogynecol J, 2010, 21 (4): 461-466.

Su Q, Tan Y. Progress in surgical treatment for middle compartment dysfunction, 2012, 8 (5:) 377-380.

张庆霞, 朱兰, 郎景和. 中盆腔缺陷的手术治疗. 实用妇产科杂志, 2008, 5 (24): 276-279.

Misrai V, Cosseine PN, Costa P, et al. Colpocleisis: indications, technique and results and results. Prog Urol, 2009, 19 (13): 1031-1036.

King JK, Freeman RM. Is antenatal bladder neck mobility a risk factor for post partum stress incontinence. Br J Obstet Gynaecol, 1998, 105 (12): 1300-1307.

Dietz V, Maher C. Pelvic organ prolapse and sexual function. Int Urogynecol J, 2013, 24 (11): 1853-1857.

Delrey CA, Castro RA, Dias MM, et al. The use of transvaginal synthetic mesh for anterior vaginal wall prolapse repair: a randomized controlled trial. Int Urogynecol J, 2013, 24 (11): 1899-1907.

Amblard J, Cosson M. From TVM to Prolift (Gynecare): the development of atechnique for the treatment of pelvic prolapsed by vaginal route using aprosthetic support, based on a multi-center, retrospective study of 794 patients (684 TVM / I 10 Prolift). Pelv Pefineol, 2007, 2 (1): 3-11.

Sung VW, Rogers RG, Schaffer JI, et al. Graft use in transvaginal pelvic organ prolapse repair: A systematic Review. Obstet Gyneeol, 2008, 112: 1131-1142.

刘小春, 朱兰, 郎景和, 等. 应用全盆底重建术治疗重度盆腔脏器脱垂临床分析. 中国医学科学院学报, 2011, 33 (2): 180-184.

Maher C, Feiner B, Baessler K, et al. Surgical management of pelvic organ prolapse in women. Cochrane Database Syst Rev, 2010, 14: CD004014.

Haylen BT, Freeman RM, Swift SE, et al. An International Urogynecological Association (IUGA) / International Continence Society (ICS) joint terminology and classification of the complications related directly to the insertion of prostheses (meshes, implants, tapes) & grafts in female pelvic floor surgery. Int Urogynecol J Pelvic Floor Dysfunct, 2011, 22 (1): 3-15.

Nguyen J，Jakus-Waldman S，Walter A，et al. Perioperative complications and reoperations after incontinence and prolapse surgeries using prosthetic implants. Obstet Gynecol，2012，119：539-546.

Ganj FA，Ibeanu OA，Bedestani A，et al．Complications of transvaginal. monofilament polypropylene mesh in pelvic organ prolapse repair.Int Urogynecol J Pelvic Floor Dysfunct，2009，20（8）：919-925.

Muffly M，Barber MD．Insertion and removal of vaginal mesh for pelvic organ prolapse．Clin Obstet Gynecol，2010，53（1）：99-114.

Gauruder-Burmester A，Koutouzidou P，Rohne J，et al. Follow-up after polypropylene mesh repair of anterior and posterior compartments in patients with recurrent prolapse. Int Urogynecol J Pelvic Floor Dysfunct，2007，18：1059-1064.

Feiner B，Maher C. Vaginal mesh contraction：definition，clinical presentation，and management. Obstet Gynecol，2010，115：325-330.

孙秀丽，王世言，申太峰，等．全盆底重建术后新发压力性尿失禁临床分析．中国妇产科临床杂志，2013，14（2）：102-105.

Richter HE，Burgio KL，Brubaker L，et al. Continence pessary compared with behavioral therapy or combined therapy for stress incontinence：a randomized controlled trial. Obstetrics & Gynecology，2010，115（3）：609-617.

Cundiff GW，Weidner AC，Visco AG.A survey of pessary use by members of the American．Urogynecologic Society，2000，95（6）：931-935.

Farrell SA. Pessaries for the management of stress urinary incontinence. Journal Sogc，2001，23（12）：1184-1189.

Heit M，Rosenquist C，Culligan P，et al. Predicting treatment choice for patients with pelvic organ prolapse. Obstetrics & Gynecology，2003，101（6）：1279-1284.

Adams E，Thomson A，Maher C，et al. Mechanical devices for pelvic organ prolapse in women. Cochrane Database of Systematic Reviews，2004，2（2）：CD004010.

雷玲玲，宋岩峰．生物力学在妇产科学的研究进展．国际妇产科学杂志，2006，33（2）：26-29.

第六章　下尿路功能障碍

第一节　定义及分类

一、定　义

上尿路包括双肾和输尿管，下尿路包括膀胱和尿道。在功能上，上尿路是产尿和运输尿液的器官，下尿路是储尿和控尿的器官。下尿路功能障碍（lower urinary tract dysfunction，LUTD）是排尿障碍的总称，分为储尿期障碍和排尿期障碍，是泌尿系统的常见病。在储尿期，患者常表现出尿频、尿急、尿失禁等症状；在排尿期，常表现出排尿困难、尿潴留、排尿不尽等症状。

二、分　类

（一）储尿期

■ 膀胱功能。逼尿肌活动性分为正常和过度活动两种。

■ 膀胱感觉。其有正常、增强或过敏感、减弱或感觉低下、缺失。

■ 膀胱容量。其有正常、增大、降低三种。

■ 顺应性。其有正常、增高、降低三种。

■ 尿道功能。其有正常、功能不全两种。

（二）排尿期

■ 膀胱功能。逼尿肌收缩性有正常、收缩力低下、无收缩三种。

■ 尿道功能。其有正常、梗阻两种。

第二节 压力性尿失禁

尿失禁即尿液不自主从尿道口流出，尿失禁普遍影响着女性健康，造成了女性个人卫生和社交障碍问题。据统计，大约 25%～45% 的成年女性患有尿失禁，这其中约一半为压力性尿失禁。压力性尿失禁为患者带来严重的心理负担和生活质量的下降，影响患者的家庭生活和社会活动。

一、概 念

压力性尿失禁（stress urinary incontinence，SUI）是指在无膀胱逼尿肌收缩情况下，由腹内压增加（咳嗽、大笑、跑步、负重等）导致的排尿不受控制，尿液不自主从尿道流出。其特点是正常状态下无漏尿，而腹压增加使膀胱内压力大于尿道内压力，继而出现漏尿。

二、病 因

（一）年 龄

年龄与尿失禁有显著相关性，随着年龄增长，女性尿失禁患病率逐渐增高，高发年龄为 45～55 岁。其相关性可能与随着年龄的增长而出现的盆底松弛、雌激素减少和尿道括约肌退行性变等有关。一些老年常见疾病，如慢性肺部疾患、糖尿病等，也可使尿失禁有进展。

（二）生 育

生育胎次及方式影响压力性尿失禁的发生。胎次与压力性尿失禁正相关，经阴道分娩的女性比剖宫产的女性更易发生压力性尿失禁，行剖宫产的女性比未生育的女性发生压力性尿失禁的危险性要大，使用助产钳、吸胎器、催产素等加速产程的助产技术同样有增加压力性尿失禁的可能性。

（三）盆腔脏器脱垂

压力性尿失禁和盆腔脏器脱垂紧密相关，两者常同时存在。盆腔脏器脱垂患者的盆底支持组织平滑肌纤维变细、排列紊乱、结缔组织纤维化和肌纤维萎缩可能与压力性尿失禁的发生有关。慢性便秘患者亦有盆腔脏器脱垂，与压力性尿失禁相关。

（四）肥　胖

体重指数过高的女性发生压力性尿失禁的概率显著增高，减重可降低尿失禁的发生率。

（五）遗传因素

遗传因素与压力性尿失禁有较明确的相关性，压力性尿失禁患者的患病率与其直系亲属患病率显著相关。

三、病理生理机制

（一）膀胱颈及近端尿道下移

正常情况下，增加的腹压可传递至膀胱，同时也传递至近端尿道，引起尿道关闭。盆底组织松弛、既往手术损伤膀胱尿道周围组织等使膀胱颈及近端尿道解剖位置改变，增加的腹压不能同时传递至近端尿道，引起压力性尿失禁。

（二）尿道黏膜的封闭功能减退

绝经后女性性激素分泌减少、缺乏可致尿道阻力降低，尿道黏膜受损萎缩，密封功能下降。

（三）尿道固有括约肌功能下降

尿道括约肌纤维化、受损及分娩后尿道括约肌麻痹亦可导致尿道阻力降低，引起压力性尿失禁。

（四）支配控尿组织结构的神经系统功能障碍

任何与控尿有关的神经受损均可导致尿道关闭功能不全而引起压力性尿失禁。

四、分型及分度

（一）分　型

1. 解剖型 / 尿道内括约肌缺陷型

解剖型：占绝大多数，多由盆底组织松弛导致。

尿道内括约肌缺陷型：占极少数，为先天发育异常所致。

2. 腹压漏尿点压（abdominal leak point pressure，ALPP）结合影像尿动力学分型

- Ⅰ型压力性尿失禁：ALPP $\geqslant$ 90 cmH$_2$O。
- Ⅱ型压力性尿失禁：ALPP 在 > 60 ～ < 90 cmH$_2$O 内。
- Ⅲ型压力性尿失禁：ALPP $\leqslant$ 60 cmH$_2$O。

（二）分　度

SUI 有主观分度和客观分度两种。

1. 主观分度

根据尿失禁的程度可分为轻度、中度、重度。

- 轻度：在剧烈压力下如咳嗽、打喷嚏时发生。
- 中度：在中度压力下如快速行走、上下楼梯时发生。
- 重度：在轻度压力下如站立时发生，但在仰卧位时可以控制尿液。

2. 客观分度

客观分度主要基于尿垫试验，推荐 1 h 尿垫试验。

- 轻度：1 h 漏尿量 $\leqslant$ 2 g。
- 中度：2 g < 1 h 漏尿量 $\leqslant$ 10 g。
- 重度：10 g < 1 h 漏尿量 < 50 g。
- 极重度：1 h 漏尿量 $\geqslant$ 50 g。

五、诊　断

压力性尿失禁的诊断依靠对患者的病史询问、一般检查及特殊检查来进行，以区分尿路感染及其他类型尿失禁。

（一）病史询问

询问病史时需注意以下几个方面。

1. 全身情况

通过交流观察患者的智力认知，询问有无与压力性尿失禁有关的全身疾患及是否有发热。

2. 压力性尿失禁症状

询问尿失禁发生时是否伴有腹压增加，是否在咳嗽、打喷嚏、快速行走时发生，平卧位停止增加腹压动作时尿失禁是否消失。

3. 泌尿系统症状

是否伴随尿频、尿急、排尿困难，是否有腰腹痛等。

4. 其他病史

询问月经史、生育史、既往病史、家族史等。

（二）一般检查

一般检查包括常规体格检查、妇科检查及相关神经系统检查。

1. 常规体格检查

常规体格检查包括生命体征、步态及对事物的认知能力。

2. 妇科检查

外阴皮肤是否正常，有无长期感染导致的皮损、异味，阴道分泌物是否增多，是否伴随宫颈及阴道前后壁脱垂，子宫大小及位置，双侧附件区有无异常等。

3. 神经系统检查

神经系统检查包括会阴部感觉、会阴部肌张力、双下肢肌张力及病理征。

（三）特殊检查

1. 压力试验

患者膀胱充盈时，取截石位检查。在嘱患者咳嗽的同时，医生观察尿道口。如果每次咳嗽时伴随着尿液不自主溢出，则可能提示 SUI。延迟溢尿或有大量尿液溢出提示非抑制性的膀胱收缩。如果在截石位状态下没有尿液溢出，则应让患者在站立位时重复压力试验。

2. 指压试验

检查者把中指、示指放入阴道前壁的尿道两侧，指尖位于膀胱与尿道交接处，向前上抬高膀胱颈，再行诱发压力试验，如压力性尿失禁现象消失，则为阳性。

指压试验示意见图 6-1。

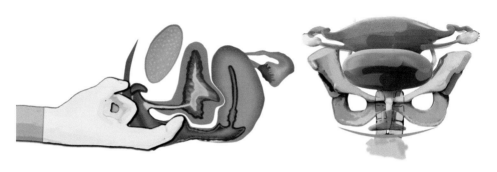

图 6-1　指压试验示意

3. 棉签试验

患者取仰卧位，医生将涂有利多卡因凝胶的棉签植入尿道，使棉签头处于尿道膀胱交界处，分别测量患者在静息时及做 Valsalva 动作（紧闭声门的屏气）时棉签棒与地面之间形成的角度。在静息及做 Valsalva 动作时若该角度差小于 15° 则为良好结果，说明有良好的解剖学支持；如角度差大于 30°，则说明解剖学支持薄弱；若角度差在 15° ～ 30°，结果不能确定。

棉签试验示意见图 6-2。

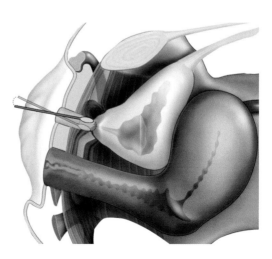

图 6-2　棉签试验示意

4. 尿动力学检查

尿动力学检查包括膀胱内压测定和尿流率测定，主要观察逼尿肌的反射以及患者控制或抑制这种反射的能力，并可以了解膀胱排尿速度和排空能力。

5. 其他检查

尿液常规检查及尿培养，能够排除尿路感染所致的尿失禁。尿道膀胱镜检查可以协助观察有无膀胱结石、肿瘤等，超声检查利用及时或区域超声可获得患者休息时和做 Valsalva 动作时关于尿道角度、膀胱基底部和尿道膀胱连接处的运动与漏斗状形成的信息，另外也可能发现膀胱或尿道憩室。

六、鉴别诊断

压力性尿失禁需与急迫性尿失禁、充溢性尿失禁及神经源性尿失禁相鉴别。发生压力性尿失禁时膀胱逼尿肌无收缩，主要表现为尿道闭合功能不全，压力试验腹压增高时出现漏尿，患者表现出典型的症状时无须行尿动力学检查。急迫性尿失禁主要由膀胱的感觉异常和逼尿肌不自主收缩引起，典型症状表现为尿频、尿急、日间排尿次数增多和夜尿等，压力试验咳嗽后延迟或持续出现漏尿，常提示逼尿肌过度活跃；尿动力学检查常表现为膀胱过度敏感以及膀胱充盈期的逼尿肌异常收缩。充溢性尿失禁是指膀胱过度膨胀时发生的非随意性排尿，患者可无排尿感觉，排尿后膀胱内仍有较多剩余尿；尿动力学检查一般表现为膀胱容量大，残余尿多，膀胱感觉减退或消失，充盈过程无逼尿肌收缩。神经源性尿失禁是由神经系统疾病所致的膀胱尿道功能障碍，属于尿路功能异常，在神经系统检查中重点检查神经反射。

七、治 疗

压力性尿失禁的治疗包括非手术治疗和手术治疗。

（一）非手术治疗

较多的患者因惧怕手术，最初选择非手术治疗；一些老年患者因合并慢性疾病无法耐受手术，亦寻求非手术的治疗方法。非手术治疗包括行为疗法、物理疗法、子宫托、药物治疗等，其适用于轻中度压力性尿失禁患者和手术治疗前后的辅助治疗。

1. 行为疗法

行为疗法包括盆底肌肉锻炼、生活方式改变等。

（1）盆底肌肉锻炼（pelvic floor muscle training，PFMT）：主要包括Kegel训练及阴道锥训练。Kegel训练由凯格尔医生于1950年首次应用于产后尿失禁患者，是以有意识地锻炼耻骨尾骨肌肉为主从而增加尿控能力的一种复健方法。患者通过有意识地收缩和舒张盆底肌肉群，进而增强盆底肌张力，增加尿道阻力，恢复盆底肌功能，达到预防和治疗压力性尿失禁的目的。具体方法如下：收缩盆底肌（提肛运动）并坚持2～6 s，然后放松2～6 s，反复10～15次为一组，每日训练3～8组，至少持续训练8周。阴道锥训练较Kegel训练复杂且阴道不适感较强烈，临床上不常用该方法。

（2）生活方式改变：主要有训练排尿、控制体重、减少咖啡因的摄入、治疗便秘等。

训练排尿：排尿时做2～3次收缩尿道肌肉，中止排尿并坚持几秒后继续排尿的训练，可以帮助恢复尿道括约肌的功能，指导患者有意识地延长排尿的间隔时间，最后达到每2～3小时排尿1次，每次排尿量大于300 mL。

控制体重：有研究证实肥胖会使腹内压增高，患者可通过控制饮食、加强运动来减轻体重，减轻腹内压。

控制液体的入量和预防便秘：指导患者调整液体摄入的种类、时间和量，避免患者因害怕漏尿而自动减少摄入水量，嘱患者尽量在白天饮水，夜晚减少饮水。避免饮用浓茶及含酒精、咖啡因等刺激性物质的饮料。适当进食富含粗纤维的食物，多运动，预防便秘。

2. 物理疗法

（1）电刺激疗法：用电刺激治疗女性SUI是近年来国外认为较为有效的治疗方法。将电极置于阴道，以低电流刺激阴部神经，引起盆底肌肉群被动收缩，增加盆底肌的收缩力，提高尿道关闭能力来改善尿控。每次20 min，每周2次，6周为1个疗程。

（2）生物反馈治疗：又称加强的盆底肌锻炼，借助电子生物反馈治疗仪，监视盆底肌、腹部肌肉和逼尿肌的电活动，将这些肌肉的电活动反馈给患者，指导患者进行更有效的盆底肌肉锻炼。

（3）体外磁刺激治疗：借助外部电磁脉冲刺激会阴部神经产生冲动，使其支配的盆底肌肉收缩，是一种非侵入的治疗方式。

3. 子宫托

有结子宫托可以抗尿失禁，其前端有结，放置时将结放于尿道下方，增加尿液流出道压力，减轻腹压增加导致的尿失禁症状，特别适用于同时伴有轻度子宫脱垂的患者。若子宫托的放置刺激阴道黏膜，则可引起阴道分泌物增多、异味、阴道黏膜糜烂，甚至溃疡，重者可引起膀胱和直肠穿孔，有过敏者禁用。

4. 药物治疗

（1）雌激素：其是女性体内的重要激素之一。研究发现，绝经后压力性尿失禁患者阴道前壁组织中的雌激素水平低下导致阴道前壁退行性病变，对尿道的支持力减弱，尿道闭合能力下降。阴道局部使用雌激素可增强盆底肌肉的张力，但长期应用需要定期观察子宫及乳腺相关疾病。

（2）肾上腺素激动剂：如盐酸米多君，其是外周 α 受体的一种强力选择性激动剂，选择性作用于 $α_1$ 受体，可以刺激尿道和膀胱颈部的平滑肌收缩，对 SUI 有一定的疗效。由于不良反应较大，所以其不作为 SUI 的指导用药。

（二）手术治疗

手术方式的选择应根据 SUI 患者的病因、年龄、尿失禁的程度和类型进行综合分析，选择最恰当的手术方式，以最大限度地矫治尿失禁和尽可能避免或减少并发症。手术要解决的问题：一是提高膀胱颈的位置，恢复膀胱尿道后角及解剖移位；二是延长尿道，缩小尿道腔径，增强尿道壁张力，从而增加应激状态下尿道闭锁压力和功能尿道长度，进而控制尿失禁。

1. 手术适应证

（1）非手术治疗无效果或效果欠佳，不能坚持、不能耐受的患者。

（2）中重度压力性尿失禁，严重影响生活质量的患者。

（3）追求较高生活质量的患者。

（4）伴有盆腔脏器脱垂等盆底功能病变而需行盆底重建者，应同时行抗压力性尿失禁手术。

2. 手术禁忌证

（1）伴有尿道来源的排空困难。

（2）膀胱逼尿肌不稳定。

（3）合并严重的循环、消化或泌尿系统疾病。

3. 手术方式

（1）阴道无张力尿道中段悬吊术。目前它得到的应用最广泛，分为耻骨后路径和闭孔路径两种方式。经耻骨后无张力尿道中段悬吊术及经闭孔阴道无张力尿道中段悬吊术是目前公认的安全有效的微创治疗方法，手术操作简单、术后短期治愈率高。手术的并发症主要有尿路感染、膀胱穿孔、尿潴留、神经疼痛、尿道损伤和耻骨后血肿等。

耻骨后路径，即经耻骨后无张力尿道中段悬吊术（tension-free vagilla tape，TVT），术后治愈率超过80%，手术常见并发症为膀胱穿孔、耻骨后血肿。膀胱穿孔多发生在TVT开展的早期，应当穿刺前排空膀胱，穿刺时针尖朝向同侧肩部外缘，紧贴耻骨体面上行至腹直肌下，即可避免穿破膀胱。另外需注意，手术结束之前，可进行膀胱镜检查。

经闭孔路径，即经闭孔阴道无张力尿道中段悬吊术（tension-free vagilla tape-obturater，TVT-O），由于手术路径的改变，降低了膀胱和髂血管的损伤风险。TVT-O常见并发症多为大腿内侧疼痛。

（2）耻骨后膀胱尿道悬吊术。该手术的基本原则是缝合阴道和阴道旁组织并将其固定在软骨膜，目的是为了提高和支持膀胱颈，增加膀胱颈的阻力以提高控制排尿能力，手术治愈率超过75%，常见经腹部的耻骨后膀胱尿道悬吊术，有MMK式式和Burch式式。

阴道侧穹隆筋膜—髂耻韧带悬吊术（Burch手术），即经耻骨后将膀胱底、膀胱颈、近段尿道两侧之间的阴道壁缝合于Cooper韧带上，使膀胱颈及近段尿道抬高，恢复膀胱尿道后角，从而减少膀胱颈的活动度。具有经腹和腹腔镜两种方式，经腹Burch手术术中创伤大，术后恢复慢；而经腹腔镜

Burch 手术创伤小，术后患者恢复快，并且并发症发生率低。手术并发症为耻骨后静脉丛损伤、膀胱颈与近段尿道不可逆损伤、膀胱出口梗阻及尿道坏死等。

尿道筋膜耻骨后骨膜悬吊术（又称 marshall marchetti krantz，MMK 手术）是将膀胱颈、膀胱底、尿道及其两侧的阴道前壁缝合于耻骨骨膜上，可提高膀胱底、膀胱颈的位置，恢复正常的膀胱尿道后角，进而延长了功能性尿道长度。该手术的主要并发症是耻骨骨膜炎，多需口服抗生素治疗。

（3）膀胱颈吊带术。自膀胱颈及近端尿道下方将膀胱颈向耻骨上方悬吊并锚定，固定于腹直肌前鞘，以改变膀胱尿道角度，固定膀胱颈和近端尿道，并对尿道产生轻微的压迫作用。疗效值得肯定，初次手术平均控尿率为 82%～85%；用于二次手术患者时，控尿率为 64%～100%。本术式需考虑吊带对尿道松紧度的影响，术中在膀胱完全充盈时嘱患者咳嗽，有利于判断吊带的松紧度。常见并发症有排尿困难、逼尿肌过度活动、出血、尿路感染等。

（4）注射治疗。将聚四氟乙烯、碳颗粒、硅酮、干细胞、自体脂肪、胶原等注入后尿道，使尿道管腔缩小变窄，可以刺激尿道和膀胱颈部的平滑肌收缩，进而提高尿道阻力，从而缓解 SUI 症状。有近期尿路感染、尿路黏膜组织脆性大、对注射的药物过敏、行放射治疗的患者禁止行注射治疗。注射治疗创伤小、易于操作，并发症少，患者易于接受，但有研究表明，与手术相比，以尿道中段悬吊术为例，尿道中段悬吊术的有效率优于尿道注射治疗。

八、病例分享

（一）病例 1

王某，女，55 岁，就诊时间：2016 年 9 月 27 日。主诉：尿失禁 9 个多月，伴尿频、尿急、尿痛 3 天。病史：9 个多月前患者无明显诱因而出现咳嗽、喷嚏时有尿流出，当时未进行治疗，3 天前患者因憋尿后出现尿频、尿急、尿痛等症状，暂未进行药物治疗，患者为求进一步治疗遂来门诊就诊。月经及婚育史：绝经 4 年余，育有一女，无家族遗传史。体格检查：双侧肾区无叩痛，双侧输尿管移行区无压痛。外生殖器无畸形，棉签试验（-）、压力诱发试验（+），膀胱颈抬举试验（+）；1 h尿垫试验（+）。超声诊断提示：双肾、输尿管、膀胱未见明显异常；查尿液分析：尿蛋白2+、隐血1+、红细胞718/ul、白细胞504/ul。经检查，临床诊断为压力性尿失禁伴尿路感染，当即予以抗感染治疗，给予盆底肌肌肉锻炼，指导生活习惯调整；2016年10月25日复诊，尿频、尿急、尿痛等症状基本消失，复查尿常规未见异常，继续给予积极盆底肌肉锻炼，随访。

（二）病例2

李某，女，68岁，就诊时间：2017年5月19日。主诉：尿失禁2年多。病史：患者诉2年多出现站立时尿液不自主流出，夜尿（0～1）次/晚，无尿痛、尿血、下腹不适等。月经及婚育史：绝经10多年，适龄婚育，育有三女，家人均体健。体格检查：双侧肾区无叩痛，双侧输尿管移行区无压痛，膀胱无叩浊。外生殖器无畸形，棉签试验（+），压力诱发试验（+），膀胱颈抬举试验（+），1 h尿垫试验（+）。超声诊断提示：双肾、输尿管、膀胱未见明显异常；查尿液分析：未见明显异常。临床初步诊断为重度压力性尿失禁。给予完善相关检查，于2017年5月23日行TVT手术治疗，术后恢复良好，继续膀胱功能锻炼，积极改变生活习惯。

九、新技术展望

随着人口老龄化愈加严重，SUI的发病率越来越高，给家庭和社会带来极大的负担。尽管有各种非手术治疗方法，但是从治愈率和远期效果来看，手术治疗优于非手术治疗。微小吊带手术是近年来相关学者在耻骨后路径及经闭孔路径阴道无张力MUS的基础上，发展出的一种更微创、体内放置吊带更少、无身体皮肤切口的治疗方法。短期随访治愈率超过50%；远期结果尚待验证其疗效，尚不能作为常规一线抗SUI的手术方法。

第三节 其他类型下尿路功能障碍

下尿路功能障碍如前文所述，分类较多，除压力性尿失禁之外，常见的有膀胱过度活动症及尿潴留等。本节主要概述以下两种下尿路功能障碍，其他类型下尿路功能障碍详见泌尿外科分册。

一、膀胱过度活动症

在排除感染及其他病理改变的前提下，出现下列症状的症候群：尿急，伴或不伴有急迫性尿失禁，通常有尿频和夜尿增多，称为膀胱过度活动症（overactive bladder，OAB）。近年来OAB发病率逐年上升，发病机制尚不明确，可能与以下有关：①膀胱感觉功能异常；②中枢神经系统病变；③膀胱运动神经病变；④逼尿肌病变。此病是以临床症状作为主要诊断依据的，基本评价包括病史的询问、体格检查及适当的辅助检查。首选治疗主要有行为疗法和药物治疗。行为疗法包括膀胱训练及盆底功能锻炼等，药物治疗主要包括选择性受体阻滞剂、非甾体类消炎药物和中草药等。可选治疗主要包括药物灌注治疗、骶神经调节和手术治疗等。

二、尿潴留

尿潴留即患者因膀胱出口的机械性梗阻或各种器质性病变造成尿道堵塞而致使尿液不能正常排出。目前，宫颈癌发病率呈现升高趋势，其临床治疗手段主要是腹腔镜下进行根治手术，术中因切断了部分支配膀胱输尿管的神经，术后患者尿潴留的发生率较高，多为排尿动力障碍所致的动力性梗阻型尿潴留。临床表现为患者术后尿管拔除后难以自行排尿，尿量明显减少、无尿，并伴随耻骨上区胀痛感；查体见耻骨上区叩诊浊音。术后积极进行排尿功能锻炼有利于患者自行排尿功能的恢复，减少导尿管相关尿路感染的发生率。导尿管拔除前3天起间歇夹闭尿管，2 h开放排尿1次，每次开放半小时，以刺激排尿反射恢复。

（张广美　高建华　牛　荔）

参考文献

Muhammad S，Amer HK，Syed ASS，et al. Effect of calcium channel blockers on lower urinary tract symptoms：a systematic review. BioMed Research International，2018，32：273–284.

Liang ZC，Xian JC，et al. Urodynamic analysis of the female lower urinary tract dysfunction. Fujian Med J，2012，34（1）：15–18.

Li ML.A Plea for classification of comprehensive urinary tract dysfunction for neurogenic bladde. Chin J Rehabil Theory Pract，2010，16（12）：1101–1102.

顾斐斐，徐燕. 近5年我国女性尿失禁发病现况研究及对护理的启示. 解放军杂志，2017，34（1）：45–53.

Mallett VT. Female urinary incontinence：what the epidemiologic data tell us. Int J Fertilitu Women Med，2005，50（1）：12–17.

Minassian V，Drutz H，AL–Badr A. Urinary incontinence as a worldwide problem. Int J Gynaecol Obstet，2003，82（3）：327–338.

廖利民，付光. 尿失禁诊断治疗学. 北京：人民军医出版社，2012：96.

白军，杨斌健，陈薇玲，等.压力性尿失禁的病因学研究进展.中南医学科学杂志，2017，45（2）：97–205.

卢燕燕，蒋美萍.多种因素对女性压力性尿失禁的影响研究.中国妇幼保健2014，29（17）：2705–2707.

Juan W，Guo QL，Yong D. Clinical characteristics of women with stress urinary incontinence and comparison of two surgical methods. J Mod Urol，2017，22（11）：839–843.

Qian S，Li T，Shi Y. Research progress of female stress urinary incontinence. Anhui Medical and Pharmaceutical Journal，2013，17（3）：364–367.

De YL，Hong Sh. Diagnosis and differential diagnosis of female urinary incontinence. Chinese Journal of Practical Gynecology and Obstetrics，2017，33（10）：1002–1005.

徐娇，胡丽娜.女性尿失禁的病史收集、特殊检查和压力性尿失禁的术前评估.中国计划生育和妇产科，2017，9（7）：10–13.

Jian WL. Advance of non–surgical treatment for stress urinary incontinence. Shanghai Medical & Pharmaceutical Journal，2016，37（14）：10–12.

刘春雷，张道秀，索晋柳，等.女性压力性尿失禁非手术治疗研究新进展.医药论坛杂志，

2015，36（6）：174-176.

Ling LH，Yue H，Jin Z. Application of neuromuscular stimulation therapy combined with pelvic floormuscle training in postpartum stress urinary incontinenc. Mod Diagn Treat，2016，27（24）：4589-4590.

克盟歌，史惠蓉. 雌激素及其受体与盆底功能障碍性疾病的研究进展. 中国妇幼保健，2016，31（24）：5548-5550.

陈婷，闫怀超. 无张力尿道中段悬吊术治疗女性压力性尿失禁的临床分析. 实用妇科内分泌杂志，2016，3（14）：29-30.

Qi C，Ning N，Xue L，et al.A control study on the clinical outcome of tension-freevaginal tape-obturator and mdified tension-free vaginaltape-obturator for femalestree urinary incontinence. Journal of xi'an Jiaotong University Medical Sciences 2017，38（1）：96-99.

Zhen GH，You HC，Han FX，et al. Evaluation of clinical therapeutic effect of TVT-O surgery on female stress urinary incontinence. Medical Science Journal of Central South China，2017，37（5）：476-477.

Lin LD. Clinical analysis of laparoscopic Burch surgery in treatment of stress urinary incontinence. China Modern Medicine，2013，20（10）：56-57.

朱兰，陈娟.女性压力性尿失禁手术治疗的几个新观点.中国计划生育和妇产科，2015，7（8）：16-22.

Wei MY，Xiao Y. Advances in diagnosis and therapy of overactive bladder. Journal of Clinical Urology，Journal of Clinical Urology，2011，26（1）：1-3.

赵永斌.膀胱过度活动症的治疗进展.中国现代医学杂志，2010，20（3）：400-405.

许士海，宋奇，王进，等.急性尿潴留的诊断与治疗进展.全科护理，2017，15（36）：4502-4505.

Yue TY. Clinical observation of foreseeable minimally invasive nursing for urinary retention after laparoscopic radical operation of cervical cance. Journal of Practical Gynecologic Endocrinology，2017，4（20）：34-35.

第七章　性功能障碍

第一节　性欲、性行为及女性反应周期

一、性　欲

（一）概　念

性欲是指一个个体期盼与另一个个体发生性关系或身体接触的想法。性要求与青春期伴随而来。青春期时，女性产生荷尔蒙激素水平逐步升高，从而性机能变得成熟，性需求愈发强烈；如果性需求遭到压抑，则导致青春期性焦虑。女性的性欲从身体四周集合至生殖器，可以采取性幻想、抚摸、接吻和性生活等方法来满足性要求。

（二）生理基础

性欲的产生与两性的生理基础相关。首先，性分泌系统包含性激素、性腺，其能够增加两性性欲的基本张力以及兴奋性；其次，由大脑皮质、脊髓低性兴奋中枢、性感区和传导神经所构建的神经系统，确保身体的应答。据文献报道，性欲为人类原始产生的想法，促成人类的繁衍生息，但是，大部分生物只在发情期产生。就人类而言，却无此说法，换言之，人类任何时间都可发情。如果无法掌控性欲，则会走上犯罪的道路。单身的男女能够用自慰来满足自己的欲望，它不是不正常的。无论男女都可采用此种方式，了解自己的身体，对自己之后的婚姻有帮助。

女性在 20～30 岁之间，对性的概念还是比较懵懂、害羞。在 31～40 岁之间女性逐步了解性欲。41～50 岁女性的性欲到达高峰期。51～60 岁女性的性要求明显变少。在 61～70 岁女性性欲明显降低。71 岁以上女性，性欲减少，只是偶尔发生性生活。

（三）影响因素

1. 饮食方式

有报道指出，对食物极其注意、苛刻的人群，跟对食物随性的群体比较，精力低于后者，性欲也如此。而同时，由于性欲降低，容易导致食欲减退，性欲就更低，为恶性循环过程。

2. 烟酒

少量饮酒（血液中酒精含量每 120 mg/100 mL）的人群中大部分出现兴奋，性欲提高。但反之，血液中酒精含量大于 140 mg/100 mL 时，人的反应减慢，动作愚钝，性欲减少。所以，长期大量酗酒，将会造成性腺体的酒精中毒，从而进入恶性循环。

3. 消极情绪

消极情绪是指情绪抑郁、苦恼的消极心情。文献指出，此情况可导致负面状态。

4. 外部环境

外部环境在一些阶段可以对性欲造成严重影响，如结束了一天的工作，心情还是久久不能自拔，必然会降低性欲。

5. 避孕方法

一些做过输卵管结扎术的女性，因在情绪上觉得性欲减少以及性冲动遭到压抑，常通过心理咨询得到治疗。放置避孕器的女性会因月经的改变而受到影响。口服避孕药的组成成分里有合成雌激素，会导致阴道干涩，对性爱造成不适，导致性欲减少。

6. 体育锻炼

体育运动不仅能使人的形体健美，而且还能增强人们对性生活的兴趣。科学家认为，运动期间体内可释放一种令人振奋的内啡肽物质，这种物质恰恰是机体自然发生的内分泌物，可以使人产生愉悦感，对增加性欲大有好处。有研究报道发现，从事有氧运动的妇女 83％一周有 3 次性生活，而不经常运动的妇女只有 60％一周有 3 次性生活。

7. 肥胖

文献指出，身体的雄激素水平对性欲有明显的影响。而肥胖可以导致雄激素水平紊乱，从而影响性欲。

8. 气味

当恋人相结合到达某一刻时，大脑中的奇妙"开关"立即发生转换，大脑的嗅觉中枢会把电信号传递到相关部位，使恋人无意识地感知到对方的气味，发生一种十分微妙的性反应。合成的男性信息激素也同样能影响男女间的性生活。

9. 夫妻关系

通常来讲，融洽的爱人可以稳定夫妻的性欲基线，使之不会有较明显的变化。一旦对性生活产生分歧，但是又无法解决消除它，这就会导致夫妻的性欲、性生活的次数以及方式发生改变。男方要求女方满足顺从自己，但却不考虑对方的感受，使女方产生负面情绪，甚至阴影。当然，长期过那种刻板、单调、例行公事式的性生活，也会降低性欲，需要大家的重视。

10. 便秘

有报道指出，慢性便秘的女性会有性欲低下或性生活不正常现象。其肛门括约肌收缩过紧或痛经，大部分的女性感受减弱。另有一些便秘的女性的盆腔底部呈痉挛性收缩，导致尿滞留，出现尿频、尿痛等症状，间接造成性欲降低。舒适温度的淋浴、池浴、盆浴和桑拿浴，可以使心跳速度变快，血液循环加速，增强人的性欲。增强性欲的水果有荔枝、莲子、葡萄、猕猴桃、杧果等。

二、性行为

（一）概　念

性行为是指为了满足个人的性需要而进行的性接触，有拥抱、接吻、爱抚、性交等，性生活不限于性交。性行为是夫妻生活的主要部分，保证了人类的繁衍生息。

（二）组　成

性行为由性信号、性高潮、性后戏组成。

1. 性信号

性信号指男女之间相互传递性行为的欲望和感受。适度的掌控、正确的传导信号是文明的体现，它可以加强男女之间的感情和加速性唤起。一旦男性欲望到来时，在性信号没到达时就要去性交；女性在毫无准备的情况下，阴道干涩，进入困难，造成疼痛，厌恶性交。性信号是指一方以眼神、手势、语言或别的特别动作给另一方以提示。有些男女借故拒绝或提出要求要挟，对对方进行惩罚，造成开端性信号就黯然失色，产生心理阴影，是造成性失衡的最主要原因。性前戏指性挑逗行为，互相拥抱是亲昵的重要方式，接吻以及抚摩可使性腺的分泌液增多。人体的不同部位对性刺激有敏感和不敏感两种分类，前者称为性敏感区。抚摩是通过触觉来完成的，据文献指出皮肤是面积最大的性感系统，触摸女性的手臂、面颊、大腿内侧的副性感区都能造成性兴奋。文献指出，女性的性敏感区大约有 25 处，再算上分支区约 50 处。女性性敏感区从强至弱的规律如下所示。

（1）外生殖器：阴蒂、大小阴唇、阴道口、阴阜。

（2）乳头和乳房。

（3）口、唇、舌：女性的口、唇与生殖器关系密切。从中医经络理论看，对生殖器功能有很大作用的经络的循行路线贯穿口、唇和生殖器。

（4）颈部、大腿内侧或生有毛发的部位（如头皮等处）。

抚摩也叫爱抚。用手去爱抚，抚摸搔抓、揉捏或挤压主要性感点的乳房以及乳头，会产生特殊快感。乳房同男性阴茎一样。在搓揉或吸吮刺激中即有竖起现象。外阴是性刺激的主要部位，特别是阴蒂，一旦被爱抚刺激，就会唤起性兴奋。以上主要性敏感区的双重刺激，可使女性体会到性交之外的极大满足。目前，比较确定的性敏感区是女子的阴蒂。性系统的核心器官是皮肤，尤其是与黏膜交接区域，发欲带是广泛存在的。性高潮困难及无性高潮的女性，可以自己探索找到可能有的发欲带，浴后裸体躺在床上，爱抚、摩擦自己的身体，找到性高潮的性快感。但是性敏感区与以此为基础的性感集中训练并不是万能的，最关键的还是情感交流、相互信任、彼此的奉献精神。如果感情浓厚，那么在身体各处都能感觉到有性敏感区；

但是，如果双方处于愤怒情绪之下，就算是乳头、阴蒂也会变得对刺激毫无感觉，甚至还有厌恶。

2. 性高潮

女性阴蒂是引起性感觉的器官，阴蒂有着丰富的感觉接受器，感觉敏锐，为女性最敏感的性器官，在性反应方面有着重要的地位，它也是人类唯一一个跟性功能有关的器官。小阴唇、阴道、尿道和其他外生殖器官也有勃起的功能，在性交活动中对以上这些器官施以压力和摩擦，从而器官充血、肿胀发热、湿润，发生一种无意识的肌肉活动和用盆腔靠近男性的强烈愿望以及对男性阴茎完全彻底的接受感，也称为阴道容纳欲望（所谓"阴道饥饿"），使女性达到心理上的满足。通过强烈刺激，全身会有寒战一样的感受，产生了快感高潮。在性高潮中，女性通常感到宫颈收缩。外阴唇不断开合，每次都产生黏液，宫颈慢慢充血并变软，宫颈口张开。宫颈延伸、吸引，通过吸引活动将精液吸进宫颈管。

3. 性后戏

性后戏指性交结束后的性活动。此为性交行为的最后一个步骤，可以理解为性交的后续和补充。男性和女性的性反应周期不同，女性的消退期时间比男性的长，有些女性的性紧张度逐级下降，因此需要适当的性刺激。一些时候，在性交中一方未达高潮，则更要有补充性的性刺激。性后戏的主要形式为言语和爱抚。不重视性后戏或性后戏不良，是性生活不和谐的主要因素之一。有的女性即使没有出现高潮，在丈夫拥抱下，性反应过程中所未能获得的欣快感油然而生。

（三）最佳性行为次数

在不同的年龄段，性生活次数不能一概而论，要随机应变。基本上是通过性生活的第二天不出现明显的疲劳、精神萎靡、腰酸乏力等症状为准，不应耽误工作和学习，主要根据个体的年龄、体质、性格等因素来决定。一般来说，小于30岁的青年人每周2～4次，30～40岁的每星期1～2次，40～50岁的每周1次，50～60岁的每3～4周1～2次，60岁以上的每4周1～2次。人们要注意的是不要一味刻意追求性交的次数，还要注意性生活的质量，一次完美的性交比两次不完美的性交更令人愉悦。

（四）多次性行为对健康的害处

多次性行为是指在一天内或一个晚上有两次及以上的性行为。多次性行为对健康是不利的。

■ 对男女双方而言，在身体上有较大的耗损。长时间下去，对体质及精神状态、思维能力、记忆力、分析能力等会产生负面影响。

■ 由于性冲动的多次产生，无论男女都会加重性控制神经中枢与性器官的负担，经常性的劳累会适得其反，造成性负担，从而使性功能"未老先衰"。

■ 女子经常进行多次性生活，其性器官始终处于充血状态，从而产生盆腔充血、下身酸痛感等症状。

■ 不论男女，多次性生活时，性满足度肯定比前一次差，从而产生心理上的影响，认为自己的性能力有问题，最终可能导致心因性的性功能障碍。

（五）意外处理

■ 性爱过敏。性生活过敏的发生大部分是由于对霜乳胶和对其他避孕用具及药物不适应，女性常会感到阴道不适感。一旦感到不适，可用水、湿毛巾冲洗阴道或者擦拭除去残留的液体、霜剂等，之后再洗温水浴。

■ 挛缩疼。其原因可能与性生活时动作过于剧烈及肌肉过度拉伸密切相关。性前戏充分是避免的主要方法，动作要轻缓。一旦发生，应停止，待症状缓和下来。

■ 避孕工具脱落。这是大多夫妻都会经历的意外。应72 h内口服两次事后避孕药；假如安全套脱落在阴道内，只需轻轻捏住其根部将其拽出。

■ 阴道隔膜。较剧烈的运动将其推进阴道深处，造成取出困难。可以取蹲位，然后屏住呼吸收缩腹部，阴道隔膜就会被向外推至可以够得着的位置，自己将其取出。

■ 盆腔充血。女性在性兴奋时，大量血液涌入盆腔组织。此时需要平卧，用靠垫把臀部垫高，每次持续30 min，每天3～4次，对血液反流起到帮助，与此同时可服阿司匹林等抗感染药物。

■ 尿路感染。一般来讲，每星期达4～5次或每次性生活的时间长都属于"过度"，过度性生活造成细菌侵入尿道甚至上行膀胱，导致泌尿系统感染。

■ 颈部疼痛。颈部肌肉的僵硬或是牵拉容易导致扭伤，可用毛巾扭成一股而围在脖子附近，并将两端系紧来支撑头部从而减轻肌肉的负担。

■ 背部扭伤。正常的性生活应该是愉悦的，不应该是痛苦的。性生活中背痛多见于背部肌群相对较薄弱的女性，处理方法是立即屈膝侧卧，两膝之间放一个枕头，并局部冷敷。

（六）作　用

性生活可以繁殖后代、抚慰治疗。愉悦的性生活能使人情绪高涨，可降低紧张感。据文献指出，在性生活过程中神经系统会释放内啡肽，其为一种天然的止痛剂，可以促进组织的松弛。性生活有如下作用。

（1）关于性与心脏：专家认为性欲不能满足，是导致心脏病诱发的原因之一。在一千名心脏病的妇女中，有超过一半的女性在住院前提示性欲得不到满足。

（2）关于免疫系统：据文献指出，在其中一份乳腺癌患者的报告中提示，当性欲满足时，血液中的 T 细胞含量明显升高。

（3）关于经前期综合征：在月经的前 5 ～ 7 天，女性骨盆充血，导致盆腔肿胀、疼痛；在性高潮时，感情升华，肌肉收缩迫使血液迅速从骨盆区外流，骨盆组织松弛。

（4）治疗疼痛：性高潮是良好的去痛药，性高潮时可以显著提升阈值。性高潮时可以产生内啡肽，其作用类似吗啡，明显缓解疼痛。性生活也有镇静的作用，它可以安抚心情，消除焦虑。性生活越和谐，越易入睡。

（5）对于精神健康：和谐的性生活能产生良好的精神状态。曾经有文献对 37500 名成年人的性生活做了调查，指出性生活和谐甜蜜的人少有极端情绪、暴力观念和敌对状态。这种和谐的感情会互相扩展到配偶之间，并融入夫妇的关系中。和谐的性生活可让人产生较好的状态。

（6）减缓衰老：女性在 35 岁左右会有钙流失，性生活能够使胆固醇重新调配，使骨骼的密度增强，减慢骨质疏松的速度，使整个人看上去状态年轻，身体的灵活性也强。

（7）有助于保护头脑年轻：根据日本的医学研究表明，"用进废退"的性萎缩，也适用于缺乏性生活的人。适当的性生活可延缓大脑退化，加快新陈代谢，提高记忆力。

（8）有利于消除失眠：几乎人人都想要深沉、甜美的睡眠，女性更容易被各种问题困扰从而失眠。但是通过和谐的性生活，紧张的身体、情绪得到安抚，肌肉在紧张后得到安抚，睡意袭来是必然的，性生活越和谐，入睡越容易。

（七）辅助作用

■ 有效减肥。30 min 的性生活能够消耗 200 cal，使人轻松减肥。

■ 有助睡眠。性行为可产生促进睡眠的内啡肽，防漏尿。性行为可以使盆底肌肉收缩，促进其功能，降低尿失禁的发生概率。

■ 缓解疼痛。性行为产生的内啡肽有止疼作用，缓解月经疼痛。

■ 月经规律。女性如果保证一周约有不低于一次的性生活，则月经周期也会变得越来越正常。

■ 放松。性爱可以有效缓解焦躁情绪，因为情侣之间缓慢、轻柔的爱抚，使人冷静下来，忘却忧愁。

■ 缓解、释放压力。

■ 增强幸福感。

■ 健康有规律的性生活，可以延缓衰老。

（八）性行为的神经调节

女性的性行为包括性欲产生、性兴奋、前庭大腺及阴道润滑液增加、性高潮出现、性欲消退等。性生活不仅涉及生殖系统，而且还和体内的其他系统相互关联、相互作用、相互协调。这主要受神经系统和内分泌系统的控制。

性功能由三级神经中枢控制。第一级：也是性功能的初级中枢，位于脊髓中枢。文献证明，女性的阴蒂即使和男性的阴茎在体积上差别极大，但感觉末梢数量几乎相同。这就是女性阴蒂极度敏感的主要原因。控制性兴奋与性行为的初级中枢在脊髓，由交感、副交感神经调节。从一、二、三腰髓传出的交感神经，经肠系膜下神经节到达性器官及其附近的器官。由二、三、四骶髓传出的副交感神经通过盆腔神经（勃起神经）到达性器官，主要支配阴茎或阴蒂活动以及附属性腺的分泌。脊髓骶段直接调控女性阴蒂的勃起、阴道壁血管的充血以及阴道壁下 1/3 段的平滑肌节律性收缩。第二级：即性功能的高级中枢，位于下丘脑和间脑的皮质下中枢。这里也是产生促性腺激素释放激素的部位，因而与内分泌功能有密切联系。第三级：即性功能的最高中枢，是大脑皮质的边缘系统。第三级和性功能有关的神经中枢相互紧密联系。初级中枢功能比较单纯，刺激它后可以得到肯定一致的反应，高级中枢是初级中枢活动的调节者，促进或抑制各初级中枢的活动。性冲动是神经系统的一种反射活动，当性器官的感觉神经末梢接受性刺激后，形成感受器—传入神经—反射活动—传出神经—反应器的神经反射通路，构成反射弧，并可通过自主神经（即交感神经和副交感神经）上传到上一级性中枢。

（九）法　则

性生活需要坚持的原则是有节制的房事。古人认为房事开始的最佳年龄为男性 22 岁、女性 20 岁。把握好生育的时机。如果生育过早，则有损伤其精血的风险。晚育对胎儿的生长发育也不利。女性最佳生育时间在 28～30 岁。注意房事卫生。

性生活是某些疾病的传播途径，所以，人们应注意性生活的卫生，最好是在性生活前后清洗外阴。中医养生学家在房事养生中非常讲究房事损益。在这里，"损益"指的是在房事过程中以及房事前后，对人体有益的行为以及对人体健康造成危害的行为。其中最有代表性的观点，就是房事的"七损八益"。

"七损"指的是对人体健康造成危害的七种有关房事的行为，主要为闭、泄、竭、勿、烦、绝、费。"八益"指的是有益身体健康的有关房事的八种行为，主要为治气、治沫、知时、蓄气、和沫、窃气、寺赢、定倾。

（十）性生活行为过度的危害

性生活行为过度的危害有易疲劳，精神能力、分析能力、记忆能力、思维能力下降；对中枢神经系统和性器官造成负担；容易引起性功能衰退。

（十一）性行为事后的措施

首先是避孕。在无任何防护措施的性生活后 24 h 内首次使用紧急避孕药，最迟不超过 48 h。其次是私处卫生。无论男女，在性生活前都要清洗私处。不然女性很容易患上妇科疾病。在性生活后，清洗也是十分必要的，但值得提出的是，清洗不要过度，否则会破坏阴道酸碱平衡，也会破坏私处的自洁能力，用温水清洗就可以了。

（十二）孕期事项

对于曾经有流产史的女性，建议孕妇在怀孕头几个月最好禁止性生活，直到流产的风险过去。已有流产的威胁存在时：如果孕妇在性交当时或之后有阴道流血的情况发生，或者腹痛，则应马上到医院就诊。准爸爸患有性病：性病的病菌会在性交时传染给孕妇及胎儿，所以在彻底治愈之前，应禁止性生活。准妈妈的阴道发炎：在性交时会将病菌传递给胎儿，因此在彻底治愈之前，应禁止性生活。胎盘有问题时：如果准妈妈有前置胎盘，或胎盘与子宫连接不紧密时，性交可能会导致流产，应暂时停止性生活，等情况稳定后才可恢复性生活。子宫收缩太频繁时为了避免发生早产，还是要避免性生活，并找医生检查。子宫闭锁不全时：随时都有流产的危险，应避免性生活，防止早期破水。

（十三）禁止性行为的时间

通常来讲，在大病初愈或患病期间应禁止性生活。月经期间，女性阴道分泌液通常呈酸性，可以杀死外来细菌。但在月经期阴道分泌液被经血中和成碱性，成为良好的细菌繁殖场所；月经来潮时，子宫内膜脱落，子宫内有伤口，子宫口又微开，性交易将细菌带入，导致阴道炎。若原来就有慢性盆腔炎者，经期性交更会引起急性发作。经期性交也可加重子宫充血，使经血增多、经期延长或经期不适加重。妊娠头 3 个月及最后 3 个月要禁房事。分娩后约 6 ～ 7 周禁止性行为，否则容易造成生殖器官发炎，延迟会阴、阴道伤口的愈合。分娩之后，如果产后阴道血性分泌物（恶露）持续时间较长，则节欲时间也要相应延长。女性有宫腔操作时也要适当禁止性行为的发生时间。

（十四）过早性行为的危害

过早的性行为会引起处女膜的严重撕裂和阴道出血，并在不同程度上给阴道带来一些病原微生物或污物，而这时妇女自身的防御功能差，容易引起尿道、外阴和阴道的感染。如果控制不及时，就会传播感染，甚至对婚后的正常性生活产生损害。

（十五）常见误区

第一次性行为女性会有轻微的疼痛，由处女膜破裂引起的。但由于性冲动，这种轻微的疼痛很容易被掩盖。除了对初次性疼痛的恐惧之外，许多人认为所有的姿势都是不正常的。其实，只要是在结婚的范围内，按照健康的要求，双方都是完全愿意的，任何模式都是合理合法的，社会和宗教不应随意干涉。并不是性行为的时间越长越好。性生活和性心理应满足性生活质量。时间长短取决于双方的共同需要。当时间过长时，男人可能会感到疲倦；而女人的分泌物会逐渐减少，阴道从润滑到干燥，从兴奋到麻木。生殖器和盆腔长期充血可能影响局部血液循环，两侧可能出现腰痛、下腹痛或直肠痉挛等现象。因此，性行为的持续时间应该有一个程度，没有标准值，但它可以衡量，即："满意"。

三、性反应周期

（一）定　义

性反应周期是指从性冲动开始到性高潮，然后从性高潮到最初的生理状态，即性反应的一系列周期性变化。性反应周期通常经历四个阶段：性欲期、兴奋期、高潮期和消退期。

（二）分　期

1. 性欲期

这一时期包括性活动的幻想和向往。性欲是指启动活动的冲动或生物驱动力。性欲的内分泌基础是性激素，性欲的神经基础是神经反射弧，由性敏感区、传入神经、脊髓低中枢、高级脑中枢、传出神经和效应器（如性器官和全身肌肉等）组成。它的作用是维持身体对环境刺激的有效反应，刺激或形成性欲冲动，导致性行为，即性欲望。总之，性欲可以通过物理刺激诱发，也可以通过视觉、听觉和嗅觉等特殊感官的刺激来诱发。它也可能是由个人心理刺激引起。个人之间的性欲是完全不同的。即使是同一个人，他的性欲也会随着时间、地点、处境和对象而改变。性欲也受年龄、身体状况、工作压力、人际关系、思想道德价值观等多种因素的影响。一般来说，很难设定一个正常的性欲限度，所以很难设定一个低性欲或过度性欲的标准。对性欲低下的诊断通常是通过患者、伴侣和医生的共识来实现的。

2. 兴奋期

这一时期包括主观感受和伴随的性快感生理变化。女性盆腔充血，阴道润滑扩张，外生殖器肿胀。

3. 高潮期

新的文献指出：强烈的快乐感觉，通常伴随着周围的阴道盆腔静脉有节奏地收缩，有时伴有子宫收缩和肛门肌肉的紧张，从而减轻或释放由性刺激引起的血管充血（有时只是部分解决），这往往导致幸福感和性满意度。个体的差异性及时间差异性都是巨大的。这一时期包括性快感的高峰期，伴随着会阴肌肉和生殖器官的性张力和收缩。阴道壁外 1/3 有节奏地收缩并不是每个人都能感觉到的。男女肛门括约肌都会有节律地收缩。引起性高潮可能来自生殖器的不同器官，甚至是精神想象、幻觉或催眠。高潮的发生并不一定要求女性保持清醒，因为她们也可以在梦中达到高潮。性高潮也可以在没有明显的性刺激的情况下发生。

一些研究指出，女性也可以通过阴道颈的自我刺激达到高潮，而这种刺激被认为是通过脊髓的迷走神经实现的，它为高潮的感觉提供了一条传入途径。很明显，女性性反应不是一个单一的线性模型，当女性开始性活动时，是否性高潮与性欲无关（如被引诱甚至强奸时的高潮）。刺激性或性刺激可能引起性高潮。不管有多少次高潮已经实现或根本没有高潮，女性均可以达到性满足。性学家们越来越认识到传统的线性响应模型往往过于简单化和神秘化评价性反应，特别是对女性性反应的评价，我们必须考虑到各种变化和可能的结果。例如，人们研究了年龄、教育经历、社会地位、宗教信仰、个性以及与女性高潮的关系等社会心理因素之间的关系，但到目前为止，没有研究结果证实单一的社会心理因素可以导致女性性高潮障碍的假设。

4. 消退期

这一时期指的是兴奋和平静的恢复过程，包括性冲动和性紧张释放后的肌肉放松和总体幸福感。女人可以随时对刺激再次产生回应。

（柳英兰）

第二节　女性性功能障碍

女性性功能障碍（female sexual dysfunction，FSD）非常多见，但其诊断方法和标准不一，治疗效果各异。随着社会文明和性医学的发展，人们对性健康的要求越来越高。和谐满意的性生活对女性非常重要。但在实际生活中，性功能障碍的女性患者并非少见，这严重影响并伤害女性的生活质量和自尊。随着社会文明进步和性医学的发展，广大妇女对高质量的性生活期待越来越高。

一、概　念

FSD 是指女性性反应周期的一个或几个环节发生障碍，或出现与性交有关的疼痛。在 20 世纪 50 年代前，尚无人从学术方面讨论性的问题。

二、分类及临床特征

（一）分　类

1953 年，Kinsey 在其《人类女性性行为》一书中首次介绍了女性性生活的特点。据此，2000 年修订的《美国精神疾病诊断与统计手册》（第四版）（The Diagnostic and Statistical Manual of Mental Disorders- Ⅳ -TR，DSM-Ⅳ -TR）将 FSD 分类，即性欲障碍（性欲低下障碍和性厌恶障碍）、性唤起障碍、性高潮障碍（疼痛）、性交疼痛（性交时盆腔痛）和阴道痉挛（由盆底肌痉挛导致）。2013 年，DSM-Ⅴ将 FSD 分为性欲、性唤起障碍（包括性欲和性唤起障碍，删除性厌恶障碍），性高潮障碍和生殖器 - 盆腔疼痛 / 插入障碍（包括性交疼痛与阴道痉挛）。但无论哪种分类，均有其不足之处。

性欲障碍分为性欲低下和性厌恶。性欲低下是指持续或反复性幻想、和（或）向往或接受性活动的欲望不足（或缺乏），并引起个人痛苦。性厌恶是指持续或反复恐惧、厌恶，回避与性伴侣的性接触，并引起个人痛苦。

性唤起障碍是指持续和反复不能达到或维持充分的性兴奋，引起个人痛苦，可能表现为缺乏主观的性兴奋，或缺乏生殖器（润滑 / 肿胀）或其他躯体反应。

性高潮障碍是指在充分的性刺激和唤起后，持续或反复难以达到、推迟，甚至不能获得性高潮，并引起个人痛苦。

性交疼痛障碍分为三个类型：性交疼痛、阴道痉挛和非性交性疼痛。性交疼痛是指持续或反复发生与性交相关的生殖器疼痛。阴道痉挛是持续或反复地在阴茎插入时出现阴道外 1/3 肌肉的痉挛性收缩，导致阴道插入困难，并引起个人痛苦。非性交性疼痛障碍是指在非插入性刺激下引起持续或反复的生殖器疼痛。

根据病史、体格检查和试验室检查，各类性功能障碍又可分为原发性和继发性；完全性和境遇性；器质性、心因性、混合性和原因不明性。

（二）临床特征

1. 性欲障碍

（1）性欲低下：涉及性欲低下时需从不同侧面询问了解性欲的状态，包括自觉性欲下降的发生时间和关注时间、是否有性期望 / 幻想或白日梦、是否有能改善情况的因素、夫妻情感如何等。

（2）性厌恶：性厌恶以往被作为性欲低下的亚型，常与性欲低下混淆。很多学者认为尽管性厌恶被作为性功能障碍进行疾病分类，但实际上是属于恐惧症或焦虑症。

（3）性欲亢进：在 DSM-Ⅳ和 ICD-10 以及 CCFSD 的性欲障碍的分

类中无性欲亢进。性欲亢进是指性兴奋出现过多、过快、过剧，性要求不能自我控制，若得不到满足，便十分痛苦，甚至要求一天数次。往往见于有器质性疾病患者，这些器质性疾病包括下丘脑/垂体/卵巢/肾上腺肿瘤、甲状腺功能亢进、躁狂型精神病，也有由终日沉溺于性影像资料等导致的。

2. 性唤起障碍

（1）主观性唤起障碍：通过各种性刺激方式后，尽管阴道润滑等生殖器充血反应正常，但主观缺乏性兴奋和性快感，或性兴奋和性快感明显降低。

（2）生殖器性唤起障碍：生殖器性唤起（外阴肿胀、润滑）的缺乏、降低。尽管非生殖器刺激也能发生主观性兴奋，但通过各种性刺激方式后自我感觉仅有轻度的外阴肿胀或阴道润滑，刺激生殖器时的性感受能力降低。生殖器性唤起障碍的诊断主要针对自主神经损伤和雌激素缺乏情况，尽管临床不能证实以上存在病理改变，但其在性活动中不能出现血管充血反应。虽然存在主观性唤起，但是包括高潮在内的所有生殖器反应强度都明显减弱。

（3）混合性唤起障碍：通过各种性刺激方式后，主观缺乏性兴奋和性快感，或性兴奋和性快感明显降低，同时伴有生殖器性唤起（外阴肿胀、润滑）的缺乏或降低。混合性唤起障碍最为常见，患者常主诉性欲低下。

（4）持续性唤起障碍：在缺乏性兴趣和性欲的情况下出现自发的、侵入性的和意外的生殖器唤起（诸如肿胀、抽动等），伴典型的主观性唤起，有时可有性快感，性唤起一次或多次的性高潮后仍不能缓解，甚至持续数小时至数日。

3. 性高潮障碍

性高潮障碍发病的相关因素有人际关系和婚姻冲突、心理障碍、精神失调、应用抗抑郁药（尤其是选择性 5- 羟色胺再摄取抑制剂）和其他性功能障碍。根据发生时间，性高潮障碍可分为原发性和继发性，继发性又分为完全性和境遇性。境遇性性高潮障碍是指女性在和不同的性伴侣或通过不同的性刺激方式有时无法达到性高潮，有时可获得性高潮。

4. 性交疼痛障碍

性交疼痛障碍是指在试图或完成阴道进入和（或）阴茎阴道性交时持

续或反复出现疼痛。性交疼痛障碍不仅包括试图插入时疼痛，也包括性交过程中的疼痛。

三、相关因素

产生女性性功能障碍的原因包括心理因素、年龄、躯体疾病、药物等因素。

（一）心理因素

目前，认为女性性功能障碍的发生原因90％以上为心理因素。常见的心理因素包括以下内容。

- 与性伴侣的情感关系（最重要的因素）。
- 既往负面的性经历或性伤害史。
- 自我性认同水平低。
- 自我身体认同水平低。
- 缺乏安全感。
- 对性的错误或消极认识。
- 情绪紧张、抑郁或焦虑。
- 体力或精神疲劳。

（二）年 龄

女性随着年龄的增长，尽管性欲和性活动的频率降低，但并非意味着性兴趣的终结，尤其是配偶健在的妇女。但衰老可以由盆底肌肉松弛、生殖器官的萎缩等组织变化开始，从而使性反应能力下降。在围绝经期和绝经后，出现雌激素和雄激素水平下降、性欲下降、阴道干涩和性交疼痛，性活动可能缺乏自发性欲，因此性伴侣的身体状况在老年女性的性活动频率中起到重要作用。

（三）躯体疾病

多种躯体疾病可以直接或间接地影响女性性功能和性满意度，包括颅脑损伤、多发性硬化、精神运动性癫痫、脊髓损伤、中风等神经系统异常；高血压等心血管疾病；白血病、镰状细胞贫血等血液系统异常；糖尿病、肝炎、肾脏疾病等内脏器官异常；焦虑、抑郁等心理疾病；膀胱过度刺激、压力性尿失禁等泌尿排泄疾病；恶性肿瘤及肺部疾病等。这些疾病可以通过影响局部血流从而造成性唤起异常，也可以因疾病造成身体状态精力下降或者慢性疼痛影响性功能和性兴趣，心理抑郁不仅降低性满意度和性交频率，而且降低性欲。子宫或乳腺切除可降低女性对自我的认同（缺乏女性特征和性吸引力），尤其是生殖系统手术可能导致性交疼痛。但近年也有临床问卷研究提示良性疾病状态下的子宫切除可提高女性的性功能，其原因与手术后疾病导致的躯体症状改善、精神压力缓解有关。

（四）激素水平低下

各种原因的雌激素水平降低均会导致阴道干涩、性交疼痛和性高潮障碍。绝经后的雄激素水平降低可导致性功能障碍，但维持正常性功能所需的雄激素水平的正常范围尚不清楚。

（五）药　物

很多常用药物可影响女性的性功能。最常见的为用于治疗抑郁／焦虑的选择性 5- 羟色胺再摄取抑制剂，可抑制性欲和造成性高潮困难。

可引起性欲异常的药物：心理精神药物（抗精神病药物，巴比妥类药物，苯二氮䓬类，锂剂，选择性 5- 羟色胺再摄取抑制剂，三环类抗抑郁药）；心血管和抗高血压药物（降脂药、β 受体阻滞剂、可乐定、地高辛、螺内酯）；激素类药物（丹那唑、GnRh-a、口服避孕药）；其他（H2 组胺受体阻滞剂、吲哚美辛、酮康唑，苯妥英钠）。

可引起性唤起障碍的药物：抗乙酰胆碱药、抗组织胺药、降压药、心理精神药物（苯二氮䓬类、单胺氧化酶抑制剂、选择性 5- 羟色胺再摄取抑制剂、三环类抗抑郁药）。

可引起性高潮障碍的药物：安非他明及其他食欲抑制剂、心理精神药物、苯二氮䓬类、甲基多巴、麻醉剂、曲唑酮、选择性 5- 羟色胺再摄取抑制剂、三环类抗抑郁药。

据美国一项研究提示，FSD 在健康妇女中的发生率达 19％～ 59％，68％～ 75％的女性对性生活不满意。由于 FSD 的判断标准、调查人群和研究方法在世界各地有所不同，世界各地报道的发生率差异很大。心理、生理、种族、文化、宗教、疾病等多种因素与 FSD 有关，大体可分为主观因素和客观因素。主观因素是指由于社会和心理因素引起的正常性反应周期中断，从而不能从性生活中得到满足。本身无器质性疾病或不可逆因素，通过性知识教育、改变生活方式等可治愈，如宗教信仰、文化背景、社会地位、两性关系、对身体形象的自信、恐惧或把性生活的主要目的集中在生育方面等因素均可限制女性对性爱的表达，此外，繁重的社会和家庭压力、性创伤等均可从精神和体力两个方面导致 FSD 的发生，所以东方女性比西方女性的 FSD 发生率高。客观因素是指客观存在的导致 FSD 发生率较高的因素，大部分存在器质性病变或器官退行性变，一部分为不可逆因素，如种族、年长、绝经状态，这些因素使参与性功能的激素、神经、血管、肌肉的数量和功能下降，从而导致 FSD。另一部分为可逆因素，如女性盆底功能障碍，包括尿失禁（urinary incontinence，UI）和盆腔脏器脱垂（pelvic organ prolapse，POP），两者均可导致 FSD，但通过训练或手术矫正后，性功能可以得到明显改善。

女性性功能障碍的相关因素阐释如下。

■ 内外科疾病：下尿道问题、排泄障碍、膀胱疼痛综合征、尿失禁、性生活期间漏尿、子宫内膜异位症、子宫肌瘤、生殖泌尿癌、乳癌、糖尿病、冠状动脉疾病、心脏病、炎性疾病（风湿性关节炎和强直性脊柱炎）、甲状腺疾病、关节炎、炎性或易激性肠病、多发性硬化症、神经状况、脊髓损伤。

■ 产科与妇科：分娩、分娩方式、分娩数量、哺乳期停经、激素失调、子宫切除术、卵巢切除术。

■ 心理学：压抑、焦虑、强制性障碍和其他精神健康问题。

■ 生活方式：体育活动、吸烟、药物滥用、酒精消耗。

■ 人口特征：年龄、教育、收入、种族特点。

■ 其他因素：性取向，性实践（阴茎 - 阴道性交、手淫和口交），性侵犯，负面性态度，负面身体形象。

四、诊　断

FSD 是一个敏感和私密的问题，因此诊断比较困难。目前，大多数研究采用半结构式问卷调查。性功能调查表种类繁多，无统一格式和标准，如性满意参考目录、短期个人经历问卷表、女性性功能量表（female sexual function index，FSFI）、尿失禁妇女性功能和性健康、POP-UI 性功能问卷表、澳大利亚盆底问卷表、POP 问卷表、国际尿失禁咨询委员会（International Consultation on Incontinence，ICI）问卷表等。其中以 FSFI 最为常用。FSFI 问卷表对性反应的 6 个方面进行评分，包括性要求、性唤起、性润滑、性高潮、性满足、性交疼痛。每个方面分 0 ～ 6 分，总评分范围在 2 ～ 36 之间，评分越低，性功能越差。单项评分＜3.6，表示这方面功能异常；总评分＜26.55，提示性功能障碍。据报道，到妇科诊所就诊的妇女中，64％～ 68％承认她们有 FSD，最常见的是性欲障碍，其次是性高潮障碍。尽管如此，很少有专业人员来关心这些患者在性问题上的痛苦，还有很多妇女犹豫是否向她们的医生陈述这些症状，她们认为，维护尊严比寻求医生解决她们的性事更为重要。因此，在面对 FSD 患者时，医生应注意问诊的环境和技巧，不应给患者造成压力或尴尬，最好有一个简练的提纲。

五、治 疗

随着女性社会地位的提高和性医学的发展，FSD 越来越受到关注。据报道指出，有 42％的 FSD 患者会主动寻求医生的帮助，而未寻求帮助者中有 54％的患者表示乐于接受帮助，因此积极开展 FSD 的咨询和干预治疗，对提高妇女的身心健康至关重要。

（一）心理治疗

心理治疗主要针对主观因素导致的 FSD，包括心理暗示、行为治疗、两性教育、戒除或预防危险因素、调整或改变生活方式。可以举办 FSD 康复学习班，提高患者对男女性器官解剖和生理功能的认识，指导进行性感集中练习等。Salmani 等认为，与性生活有关的知识缺乏是伊朗妇女性功能障碍的重要影响因素，他们从 980 篇有关妇女性高潮障碍（female orgasmic dysfunction，FOD）的文献中筛选出 25 篇涉及 FOD 干预治疗的文章，综合研究了非药物性干预治疗(指导手淫，感觉集中练习，教育干预，性健康模式、认知行为治疗，全身脱敏，性治疗，夫妻沟通训练，催眠技术，焦虑缓解技术，性交调整技术，性助手，基本咨询，创伤治疗等）。其与药物治疗相比有两个优点，一是无负面的身体不良反应，二是能重建性功能、改善性满意度。

（二）盆底肌练习与阴道电刺激

盆底肌练习与阴道电刺激适合治疗由客观因素导致的 FSD。女性性功能依赖于盆腔血管、神经和肌纤维的正常功能。盆底肌在性生活过程中不随意进行节律性收缩，对于增加性高潮和阴道快感起重要作用，同时有维持控尿的功能。盆底肌损伤可引起盆底功能障碍，如 UI 和 POP 等，间接导致 FSD。大量研究证实，盆底肌力越强，性功能越好。Ferreira 等复习了 8 篇在 1997 年至 2014 年间发表的关于盆底肌练习（pelvic floor muscle training，PFMT）对女性盆底功能障碍的影响方面的英文文献，通过对 1341 例妇女的肌力测定和 FSFI 评分，提出 PFMT 可以作为改善盆底肌力和性功能的治疗方法（B 级推荐），该方法花费较少，并且无不良作用。约 90% 的妇女在产后 6 周开始恢复性生活，其中 83% 在前 3 个月存在 FSD，64% 在前 6 个月存在，44% 在产后 1 年内还有不同程度的性问题。Golmakani 等将伊朗医疗健康中心的 79 名产后 8 周妇女分为干预组（进行 Kegel 运动，即 PFMT）和对照组，8 周后进行对照观察，结果证实 PFMT 显著增加了性的自我效能。在美国，在每年参加查体的 497 例 18～82 岁妇女中发现 POP 的发生率达 94%，而 POP 与 UI 和 FSD 有关。Brekken 等将北欧日耳曼语系 Ⅰ～Ⅲ 度 POP 妇女随机分为观察组和对照组，观察组 50 例，进行 6 个月 PFMT 加生活方式指导；对照组 59 例，单纯进行生活方式指导。结果为观察组 19 例（38%）妇女性功能有改善，而对照组只有 2 例（3%）（$P < 0.01$）。这些改善的妇女增加了盆底的肌力和持久力，增强了自信心，阴道有缩紧的感觉，从而改善了性欲和性高潮，同时改善了性伴侣的满意度。Serati 等对 34 例伴有压力性尿失禁的 FSD 妇女进行标准的 3 个月 PFMT，方法是在卧位、立位、跪位和坐位 4 种体位进行练习，每次收缩盆底肌 6～8 s，然后快速收缩 3～4 次，两次收缩间的休息时间大约是工作时间的 2 倍，每种体位完成 8～12 次收缩为 1 个节段，每天完成 3 个节段。3 个月后重新行 FSFI 和 ICI 评分，结果显示盆底肌力和性功能均有显著增强。Eftekhar 等也发现接受物理治疗组在 FSFI 的很多方面较接受标准的直肠阴道修补术和会阴成形术有改善。

阴道电刺激（vaginal electrical stimulation，VES）适于各种因素导致的
FSD。Aydin 等将 42 例无盆底障碍的 FSD 妇女随机分为 VES 组和安慰（对
照）组，VES 组使用 Myo Bravo 电刺激设备，插入阴道探头，给予 50 Hz
交流电，工作 5 s，休息 5 s，电流强度从 0 mA 开始，逐渐增加至看到盆底
肌肉收缩，然后根据患者的耐受性增加强度，持续 20 min。安慰组电流强
度逐渐增加至看到盆底肌肉收缩，然后无电流接触 20 min。两组均每周 1 次，
共 8 次。治疗前后均行 FSFI 评分。盆底肌力用 PERFECT 系统评估。结果，
VES 组在肌力、持久力、快速收缩等方面较安慰组显著改善（$P < 0.0001$）。
VES 组在性功能评分和性欲、性唤起、性高潮及性满足方面均有显著改善。
而安慰组在性欲、性唤起和性高潮方面亦有改善，可能为安慰剂效应。据
报道指出 VES 等物理治疗可改善性欲、性高潮和性交困难，但对性唤起无
效。另外一些研究评价了各种模式的电刺激治疗 FSD 伴有 UI 或盆底障碍。
通过 VES 治疗 FSD 伴 UI 患者，经 FSFI 评分发现性欲、润滑、性满足和
疼痛明显改善，而性唤起和性高潮方面无改善。据报道指出，应用联合治
疗过程包括 VES 治疗后发现患者在性功能的所有方面均有不同程度的改善。
尽管在治疗 FSD 的某些方面可能得到不一致的结果，但继续评价 VES 和其
他修复盆底的有效方法可提供治疗 FSD 的新选择。

（三）手术治疗

手术治疗适于 FSD 伴有Ⅲ度以上的 POP 和 UI 患者。POP 和 UI 患者
通常认为自己有一个负面的身体形象，如描述她们的阴道"不正常"，是"丑
陋的""脏的""松的""大的"等，她们担心性生活会使 POP 加重，
或在性生活过程中漏尿，这些负面的身体形象可能导致 FSD。Roos 等对
36 例伴有 POP 和 UI 的 FSD 妇女做了手术治疗，包括抗 UI 手术、阴道
前后壁修补术、经阴道子宫切除术、无张力吊带悬吊术、子宫骶骨固定
术等。17％的妇女评价她们的性生活是正面的，39％是负面的，44％认
为总体性生活是好的。

（四）药物治疗

雌激素可改善血管舒缩症状，刺激阴道黏膜，增加阴蒂敏感性，提高
性欲，减轻性交痛，适合更年期妇女。雄激素可改善更年期后妇女的性欲。

西地那非可促进阴蒂和阴道壁血管充血以及平滑肌松弛，促进润滑，改善性唤起。α_1-受体阻滞剂如酚妥拉明、哌唑嗪等，可引起阴蒂海绵体和血管舒张，增加阴道血流量，提高性兴奋。其他药物如中草药等亦可酌情选用。

（五）其他治疗

如性助手的应用。Eros阴蒂治疗仪是美国FDA批准使用的FSD治疗器械，可增加阴蒂、阴道和骨盆血流，改善性唤起、性高潮和性满意度。FSD虽然就诊率低，但发生率高，严重影响女性身心健康、家庭幸福和社会和谐。大多数FSD患者可以通过各种康复治疗达到满意的效果，尤其是盆底肌训练和阴道电刺激等物理治疗，适合各种类型的FSD患者。

六、新技术展望

盆底功能训练为临床中治疗女性性功能障碍的常规方法，通过自主收缩阴道、肛门、尿道等，促进盆底血液循环，提高盆底肌收缩能力，增强敏感性，进而改善患者的性功能障碍。随着临床康复治疗技术的发展，仿生物电技术在女性性功能障碍中的治疗得到逐步开展，并获得显著的临床疗效。仿生物电技术为盆底肌群锻炼、电刺激生物反馈联合治疗措施，通过脉冲刺激盆底肌群及神经，唤醒浅层及深层肌群收缩本能，增加腹部及会阴部收缩能力，增强浅层与深层Ⅰ、Ⅱ类肌纤维收缩力及肌力。通过仿生物电技术治疗后，显著提高患者盆底Ⅰ、Ⅱ类肌群肌力及阴道动态压力水平（$P < 0.01$）。仿生物电技术通过刺激不仅能加强肌群自主收缩训练，还能加快细胞电活动功能，改善盆底神经冲动传导，提高患者性生活过程中快感和高潮的持续时间，进而获得显著的临床疗效。本研究另得出结论，治疗组性功能疗效显著优于基础组（$P < 0.01$）。研究指出，仿生物电技术在治疗过程中模仿各个训练场景，在康复训练时不仅能对盆底肌群、电活动进行干预，还能刺激患者使其分泌激素增加，从多方面达到治疗效果。

电刺激联合生物反馈法治疗的作用机理：应用电刺激联合生物反馈法在对产后女性性功能障碍患者进行治疗时，可通过电刺激环诱导患者感受到盆底肌肉深层和浅层的肌肉收缩，从而加强产妇腹部与会阴部肌肉的敏感性，提升盆底肌肉内的深层和浅层Ⅰ类与Ⅱ类纤维肌的收缩能力。此外，应用电刺激联合生物反馈法治疗时，所取的各种生物反馈疗法可使患者进行性生活时，感受到反射性收缩盆底肌肉，从而达到性高潮。另外，用电刺激联合生物反馈法治疗产后女性性功能障碍时，不仅可加快患者分娩造成的组织、器官以及神经等损伤的恢复，还可起到促进产妇雌激素分泌的作用。因此，电刺激联合生物反馈法对产后女性性功能障碍患者的性功能的恢复有显著作用。

七、病例分享

王华（化名），女，37岁，食品批发商人。1年前因婚外情对象张文（化名）另有新欢而与王华接触减少，王华担心被其抛弃而经常与其理论，同时又觉得多年付出不值而情绪压抑，致使发生性关系时难以出现阴道湿润，致性生活无法维持满意程度，进而情绪压抑，认为张文不愿找自己是因为自己有生理问题，多次入各级医院妇科、生殖科求治，也曾入当地心理咨询机构行心理咨询，但均无明显效果。近1个月因看到张文与一名年轻时尚女性外出大发雷霆，当晚与其大吵一架，因张文道歉而情绪稍有平复，但事后两次与张文接触均无法完成正常性交。王华遂入赣南医学院第一附属医院妇科求治，经建议入心理科行心理咨询。第二次咨询两周后患者的性功能情况有所好转，基本不影响自己的日常生活和工作。

阴道和阴蒂都含有 PDE-5 和勃起组织，依据于此，PDE-5 抑制剂——西地那非被用来研究女性神经源性相关的性功能障碍。据报道指出，1例 L5-S1 椎间盘突出导致的神经性性功能障碍的患者，使用西地那非治疗，并用女性性功能指数记录结果。对女性应用西地那非的讨论，重点在于女性神经血管源性的性生理和性功能。

（张广美　柳英兰　韩　晗）

参考文献

Farnia V，Hojatitabar S，Shakeri J，et al. Adjuvant rosa damascena has a small effect on SSRI-induced sexual dysfunction in femalepatients suffering from MDD. Pharmacopsychiatria，

2015, 48（4-5）：156-163.

Bartula I, Sherman KA. Development and validation of the female sexual function index adaptation for breast cancer patients（FSFIBC）. Breast Cancer Research and Treatment, 2015, 152（3）：477-88.

Callens N, Bronselaer G, De Sutter P, et al. Costs of pleasure and the benefits of pain：self-perceived genital sensation, anatomy and sexual dysfunction.Sex Health, 2016, 13（1）：63-72.

Yu-Hua L.Sexual dysfunction in women after low anterior resection.Clin Nurs Res, 2014, 23（2）：216-226.

Inan C, Agr M, Sagr FG, et al. American psychiatric association：diagnostic and statistical manual of mental disorders（DSM-V）.5th ed.Washington DC：American Psychiatric Press, 2013.

Nancy A, Phillip S.Female sexual dysfunction Evaluation and treatment.Am Fam Physician, 2000, 62：127-136.

Aydin S, Aydin CA, Batmaz G, et al.Effect of vaginal electrical stimulation on female sexual functions：a randomized study.Journal of Sexual Medicine, 2015, 12（2）：463-469.

Khajehei M, Doherty M, Tilley P.An update on sexual function and dysfunction in women.Arch Womens Ment Health, 2015, 18（3）：423-433.

Braekken IH, Majida M, Engh ME.Can pelvic floor muscle training improve sexual function in women with pelvic organ prolapse?A randomized controlled trial. Journal of Sexual Medicine, 2015, 12（2）：470-480.

Clayton AH, Harsh V. Sexual function across aging.Curr Psychiatry Rep, 2016, 18（3）：28.

Roos AM, Thakar R, Sultan AH, et al.Pelvic floor dysfunction：women's sexual concerns unraveled.Journal of Sexual Medicine, 2014, 11（3）：743-752.

Salmani Z, Zargham-Boroujeni A, Salehi M, et al.The existing therapeutic interventions for orgasmic disorders：recommendations for culturally competent services, narrative review.Iran J Reprod Med, 2015, 13（7）：403-412.

Martinez CS, Ferreira FV, Castro AA, et al.Women with greater pelvic floor muscle strength have better sexual function.Acta Obstet Gynecol Scand, 2014, 93（5）：497-502.

Jorge Ferreira CH, Dwyer PL, Davidson M, et al.Does pelvic floor muscle training improve female sexual function?A systematic review.Int Urogynecol J, 2015, 26（12）：1735-1750.

Golmakani N, Zare Z, Khadem N, et al.The effect of pelvic floor muscle exercises program on sexual self-efficacy in primiparous women after delivery.Iran J Nurs Midwifery Res, 2015, 20（3）：347-353.

Serati M, Braga A, DI Dedda-mc, et al.Benefit of pelvic floor muscle therapy in improving sexual function in women with stress urinary incontinence：a pretest-posttest intervention study.J Sex Marital Ther, 2015, 41（3）：254-261.

Eftekhar T，Sohrabi M，Haghollahi F，et al.Comparison effect of physiotherapy with surgery on sexual function in patients with pelvic floor disorder：A randomized clinical trial.Iranian Journal of Reproductive Medicine，2014，12（1）：7–14.

第八章 生殖道损伤性疾病

第一节 尿 瘘

一、定 义

尿瘘是指泌尿系统（输尿管、膀胱、尿道）与生殖系统（子宫、宫颈、阴道）等其他系统之间形成的异常通道，包括膀胱阴道瘘、输尿管阴道瘘、膀胱输尿管阴道瘘、尿道阴道瘘、膀胱子宫瘘、输尿管子宫瘘、膀胱直肠瘘、输尿管直肠瘘、膀胱输尿管直肠瘘等。以往多由产科因素导致，随着经济发展及医疗进步，产科因素所导致的尿瘘已少见，取而代之的是手术、放疗、恶性肿瘤侵袭导致的各种类型尿瘘。各种类型的尿瘘中以膀胱阴道瘘最为常见，其次为输尿管阴道瘘。

二、发病率

在发展中国家，难产仍是造成尿瘘的最大因素，约占80%～90%。在发展中国家，据估计约有300万例膀胱阴道瘘患者，仅在非洲的撒哈拉沙漠南部，每年就新发3.3万例患者。

而在发达国家，绝大多数的尿瘘由手术造成。一项来自Mayo Clinic的包括303例泌尿生殖道瘘的研究显示，其由妇科手术导致的占82%，由产科相关因素导致的占8%，由盆腔放疗导致的占6%，由创伤导致的占4%。另据报道，行子宫切除术后膀胱阴道瘘的发生率为0.08%。在所有盆腔手术中，发生泌尿道损伤的概率为0.33%。

三、病 因

损伤是造成泌尿生殖道瘘的最主要病因。其中梗阻性难产是产科因素中的主因。由于滞产，胎头先露部持续压迫膀胱、阴道及尿道等软组织，若超过 4 h，则可能导致局部组织缺血坏死，继发尿瘘。根据梗阻压迫的位置不同，会造成不同器官的损伤。如梗阻于骨盆入口平面，多造成宫颈、膀胱三角区以上部分及输尿管损伤，造成输尿管阴道瘘、膀胱阴道瘘、膀胱宫颈瘘。若梗阻于中骨盆平面，多造成宫颈、膀胱三角区损伤，形成膀胱阴道瘘、膀胱尿道阴道瘘。梗阻于骨盆出口平面的，易造成尿道损伤，造成尿道阴道瘘。产科剖宫产手术中损伤泌尿道相对少见，偶见于巨大儿娩出时致子宫下段切口撕裂；若胎头位置低，娩出困难，则会致子宫下段切口撕裂；若术中宫缩乏力等导致产后出血，缝扎子宫血管时由于不熟悉解剖或解剖变异则导致损伤。近年来，前置胎盘、胎盘植入这一因素也逐渐增多，部分胎盘植入可穿透子宫浆膜层，累及膀胱肌层，容易在术中造成膀胱损伤。

造成尿瘘的最常见原因是妇科手术，其他也包括泌尿外科、肛肠外科、血管外科手术等。手术因素中以良性疾病（子宫肌瘤、子宫腺肌病、卵巢子宫内膜异位囊肿等）子宫切除术为导致膀胱阴道瘘最主要的原因，尤其是腹腔镜下子宫切除术，约占 75%，其中 50% 发生于并不复杂的子宫切除术后，由经阴道子宫切除术导致的少见。导致术后发生尿瘘的高危因素包括阴道残端两侧角部的多量出血、盆腔内广泛致密粘连、既往剖宫产史致膀胱反折与腹膜致密粘连，界限不清、恶性肿瘤手术。发生尿瘘的原因包括术中损伤输尿管、膀胱未发现，过度分离输尿管致缺血坏死，能量器械热损伤导致组织缺血坏死，缝线穿透膀胱、输尿管致局部组织侵蚀坏死。容易引起输尿管损伤的主要部位包括漏斗韧带处，切除附件缝扎骨盆漏斗韧带时的损伤；主韧带内，输尿管从主韧带内子宫血管下方穿行；在阴道上端，输尿管进入膀胱入口段。容易损伤尿道而导致尿道阴道瘘的手术有尿道憩室切除术、阴道前壁脱垂的修补手术、压力性尿失禁尿道中段吊带手术，偶有放疗导致尿道阴道瘘发生的报道。放疗会导致照射野内组织炎症、纤维化及瘢痕形成，血供减少，继发缺血，溃疡形成，甚至坏死，故放疗导致的尿瘘通常迟发，多在放疗结束后 6 个月内，甚至数年后发生。

其他罕见导致尿瘘的原因，尚有先天因素、严重感染、子宫托等异物嵌顿、阴道内放置药物腐蚀等。

四、膀胱阴道瘘的分类

（一）根据解剖定位分类

■ 膀胱阴道瘘。

■ 输尿管阴道瘘。

■ 尿道阴道瘘。

■ 膀胱子宫瘘。

■ 输尿管子宫瘘。

■ 膀胱宫颈瘘。

■ 输尿管宫颈瘘。

■ 膀胱直肠瘘。

■ 输尿管直肠瘘。

（二）根据涉及的器官数目分类

1. 涉及 2 个器官的

■ 膀胱阴道瘘。

■ 输尿管阴道瘘。

■ 尿道阴道瘘。

■ 膀胱子宫瘘。

■ 输尿管子宫瘘。

■ 膀胱宫颈瘘。

■ 输尿管宫颈瘘。

■ 膀胱直肠瘘。

■ 输尿管直肠瘘。

2. 涉及 3 个器官的

■ 输尿管 – 膀胱 – 阴道瘘。

■ 输尿管 – 膀胱 – 子宫瘘。

■ 膀胱 – 阴道 – 直肠瘘。

（三）据瘘口大小、数目、是否放疗等分类

据瘘口大小、数目、是否放疗等因素，分为单纯性瘘和复杂性瘘。

（1）单纯性瘘：单个，瘘口直径≤ 0.5 cm，非放疗导致。

（2）复杂性瘘：既往手术修补失败或瘘口直径≥ 2.5 cm，多由放疗或其他慢性疾病导致。

（3）多数学者将中等大小的瘘（直径在 0.5 ～ 2.5 cm）也作为复杂性瘘。

五、诊　断

尿瘘诊断通常难度不大，诊断主要依靠病史、临床表现、体格检查，必要时依靠一些特殊检查手段和辅助检查手段。

（一）病史及临床表现

尿瘘的症状与病因密切相关。典型症状为相关手术后出现持续性或间断性阴道流液，流液量多少与瘘口大小及位置相关。对于瘘口大者，阴道流液湿透内裤，尿量显著减少；对于瘘口小者，仍可尿量如前，仅在晨起及久坐站起时有少量阴道流液。

需仔细询问病史，在尿瘘发生之前是否有外伤、难产、手术、放疗、盆腔感染史，或既往有盆腔恶性肿瘤，其他部位有肿瘤盆腔转移史。在上述情况下，继发出现阴道流液，不难考虑到尿瘘可能。

手术中损伤未发现者，术后即可出现漏尿。若是子宫切除术缝合阴道残端时缝线穿透膀胱，则多于术后 5 ～ 10 天出现阴道漏尿，但也有迟至术后 4 ～ 6 周者。由梗阻性难产导致的瘘，多在产后 10 天以后发生。由放疗导致的瘘，则可发生于任何时期，文献报道间隔长者可发生于放疗后 20 年。

部分患者可有发热，若阴道无瘘口，或瘘口小且尿液引流不畅，则大量尿液积聚于腹腔内，可导致少尿、腹胀、腹痛、恶心、呕吐，甚至肠梗阻。

（二）体格检查

取膀胱截石位，首先观察患者的内裤是否有液体浸湿，液体颜色是否为血色、黄色分泌物或清亮液体，并闻其是否有尿臭味。其次观察外阴有无长期接触液体导致的皮疹等皮肤改变。再次阴道窥诊，查看阴道后穹隆处有无液体积聚及液体色泽，必要时用棉签擦拭阴道后观察有无液体流出。观察阴道壁黏膜是否光滑、完整。若存在瘘口，通常在瘘口周围阴道黏膜处有肉芽形成瓣状。瘘口大者，常有鲜红色膀胱黏膜外翻，窥诊较易发现；

瘘口较小者，则需要借助特殊检查方法或其他辅助检查手段。窥诊发现瘘口后，若未发现活动性流液，可嘱患者做 Valsalva 动作或咳嗽，有时可见液体自瘘口流出。但仅凭窥诊看到有阴道流液，并不能判断漏尿来自于膀胱或输尿管，需进一步检查方能确定。

（三）特殊检查方法

1. 亚甲蓝试验

为明确膀胱阴道瘘的部位及瘘口大小，可行亚甲蓝试验。于 500 mL 0.9％ 氯化钠溶液中加入 2 mL ∶ 20 mg 亚甲蓝，向膀胱内灌注 200 mL，观察阴道内有无蓝色液体流出。若有蓝色液体自阴道壁黏膜小孔流出，则考虑为膀胱阴道瘘；若流出的为清亮液体，需考虑输尿管阴道瘘的可能；若蓝色液体自宫颈口流出，则为膀胱子宫瘘或膀胱宫颈瘘。若短期观察未见明显液体，则可于阴道内置入小纱布 1 块，嘱患者活动 30 min 后再次窥诊，取出阴道纱布，观察纱布有无蓝染或被清亮液体浸湿。若有蓝染，则为膀胱阴道瘘；若为清亮液体浸湿，则不排除输尿管阴道瘘，需进一步检查。

2. 靛胭脂试验

在膀胱亚甲蓝试验阴道内无蓝色液体流出的基础上，需进一步行靛胭脂试验。可将靛胭脂 5 mL 注入静脉，约 10 min 后如看见蓝色液体流入阴道，可确诊为输尿管阴道瘘。若亚甲蓝试验可见阴道内蓝染液体，靛胭脂试验可见蓝色液体，则考虑同时存在膀胱阴道瘘和输尿管阴道瘘。

3. 阴道液体生化检测

阴道有流液，若怀疑为尿液，但又无法明确是否为尿液时，也可取阴道内液体行肌酐及尿素氮检测，同时行血及尿液肌酐、尿素氮测定。通常，尿液的肌酐、尿素氮检测值显著高于血液样本。若阴道液体肌酐、尿素氮检测值接近血液样本，则提示该液体并非尿液；若检测值接近尿液样本，则提示阴道内液体为尿液，尿瘘诊断成立。

（四）辅助检查

1. 尿常规和尿培养

可明确是否有泌尿系统感染及感染细菌类型，药敏试验结果对抗菌药物选择具有重要的指导意义。

2. 血常规、C 反应蛋白检测

血常规中白细胞总数、中性粒细胞比例增高,以及 C 反应蛋白比例增高,有助于判断为感染。同时可明确是否为合并贫血及严重程度。

3. 肾功能检测

若血肌酐、尿素氮检测值升高,则提示存在肾脏受损,多见于输尿管阴道瘘,因输尿管瘘口处狭窄导致上段输尿管积水扩张及肾盂扩张,继发肾功能损害。

4. 超声检查

需膀胱内充满盐水,超声检查时灌注超声介质,在存在瘘的膀胱壁内可看到喷射现象,并可观察盆腔内有无积液,因其无创伤、无放射线,故可作为膀胱阴道瘘的初始检查。

5. 静脉肾盂造影 (intravenous pyelography,IVP)

静脉注入造影剂后拍 X 线片,借此了解各部位有无病变以及病变的程度,并可确定输尿管阴道瘘的部位和输尿管的通畅情况,并可根据肾脏显影时间了解肾脏功能。输尿管阴道瘘通常表现为患侧肾盂积水、输尿管显影中断及上端输尿管扩张。若输尿管走形自然,无狭窄及扩张,造影剂外溢至阴道内,则考虑诊断为膀胱阴道瘘。

6. 计算机断层扫描泌尿系统成像 (computed tomography urography,CTU) 及磁共振泌尿系统水成像 (magnetic resonance urography,MRU)

对不能排除膀胱阴道瘘合并输尿管阴道瘘者,需行 CTU 或 MRU 检查。使用 CTU 时需静脉注射造影剂,利用肾脏排泄功能,将造影剂排入尿路,以此观察尿路的形态、位置、走形,以了解有无尿路病变。可三维重建图像,立体、直观地显示瘘口部位。与 CTU 相比,MRU 同样能够清晰显示尿路图像,且更具有无辐射、不需使用造影剂、减少过敏发生等优点,目前已在临床广泛使用。

7. 膀胱镜检查

膀胱镜可直视观察瘘口的部位、数目、大小,膀胱内有无缝线及炎症、肿瘤、结核、结石等病变,并能确定瘘口与输尿管开口之间的关系及输尿管喷尿情况,膀胱颈括约肌是否受损等,这些信息对手术途径、手术方法等进一步的治疗方案的确定至关重要。

8. 输尿管镜检查

对输尿管受损者，可行输尿管镜检查。可明确输尿管的损伤部位、狭窄程度，若为缝线缝合所致，可拆除缝线，并且在检查后可同时置入输尿管导管，起到引流上段输尿管及肾盂积水、保护肾功能的作用，多数输尿管损伤在置管期间能自行修复愈合，不需再次手术。

六、治　疗

因明确诊断输尿管阴道瘘后多在泌尿外科做进一步治疗，故输尿管阴道瘘手术治疗的相关内容请参考泌尿分册中的泌尿生殖道瘘章节。本章节主要讨论产伤、外伤、手术及放疗等因素导致的膀胱阴道瘘的治疗情况。

（一）保守治疗

对部分瘘口较小的患者，行留置导尿以持续引流，排空膀胱，瘘口有自行愈合的可能。据文献报道，留置导尿时间通常需 3 ～ 4 周或更长时间。De 等报道，在膀胱阴道瘘瘘口直径小于 3 mm 的患者中，通过持续膀胱引流，13％患者的瘘口自然愈合。另据报道，对于瘘口较小且通过留置导尿后阴道流液情况消失者，留置导尿 3 周，瘘口有较高的自行愈合概率。

Elkins 等通过研究发现，膀胱阴道瘘自然愈合者通常具备以下条件：持续膀胱引流至少 4 周；术后 7 天内诊断膀胱阴道瘘并开始治疗；瘘口直径小于 1 cm；患者未患恶性肿瘤，未接受放射治疗。另有研究发现，初始膀胱引流的时间距初次手术时间间隔长短与保守治疗成功率密切相关。术后 3 周内开始引流者的成功率达 39％，术后超过 6 周开始引流者的成功率仅 3％。因为引流的延迟会导致瘘口边缘上皮化，阻止自然愈合。

Stovsky 等报道，对于瘘口直径为 1 ～ 3 mm 的小膀胱阴道瘘，推荐经膀胱或经阴道瘘管电灼术治疗，术后留置导尿管 2 周，统计得 15 例患者中 11 例治愈，但电灼也有使瘘口进一步扩大的风险。有多项小样本病例报道可使用纤维蛋白封堵剂关闭瘘管，并有成功病例，但尚缺乏大样本数据支持该技术在临床上的广泛开展。

（二）术前准备

对瘘口较大的膀胱阴道瘘患者或非手术治疗未愈合者，需行手术治疗。术前需行血、尿常规，膀胱镜，尿液细菌培养等检查，明确有无全身或局部炎症。有炎症者，需先行抗感染治疗，待炎症消退后再行手术治疗。绝经后患者的阴道黏膜菲薄，阴道菌群失调，愈合能力下降，对无禁忌证患者需术前局部涂抹雌激素软膏，调节阴道菌群，促进阴道上皮增生，增强阴道黏膜的愈合能力。术前 3 天用 1 ∶ 1000 苯扎溴铵冲洗阴道。

（三）手术时机

膀胱阴道瘘手术在何时进行存在一定的争议。抗生素、手术缝线、手术技术的不断改进和进步，使越来越多的医生尝试早期修补尿瘘。并且已有多篇文献报道，瘘的修补在诊断后即可进行，并有较高的成功率，即时手术修补是安全有效的，但还需要更多大样本的研究数据支持这一观点。不可否认，早期手术治疗可显著减少患者身心痛苦及缓解医患矛盾，但从另一角度出发，一旦确定诊断，就进行手术治疗，这可导致一部分原本通过留置导尿就可治愈的患者接受不必要的手术，并由于存在一些感染因素，导致手术修补失败率增高。但对于术后 24 h 内诊断的膀胱阴道瘘，局部组织尚新鲜，无明显感染存在，是可以进行早期手术的。

总体来说，建议单纯性瘘在保守治疗 4～6 周无效后进行手术修补；复杂性瘘在 12 周后进行手术；尿瘘修补失败需再次修补者，需等待至少 3 个月；放疗导致的瘘需等待 6～12 月后方可进行手术。

（四）手术途径及方法

膀胱阴道瘘瘘孔的修补可经阴道、经腹（包括腹腔）途径完成。经阴道手术利用自然腔隙，不需额外切口，具有创伤小、术后恢复快、患者接受度高的优点，是广大妇产科医生的首选手术途径。Zambon 等认为，大多数复杂性膀胱阴道瘘能通过经阴道手术修复，经阴道途径是一种费用低、易掌握、成功率高的手术途径。但对于阴道狭窄、瘘口位置高且阴道活动度差者，或合并有输尿管等腹腔内脏器损伤者，宜采取经腹或腹腔镜手术途径，且已有越来越多尿瘘修补手术在腹腔镜下完成。Miklos 报道，腹腔镜下膀胱阴道瘘的修补术成功率高达 98%。

经阴道膀胱阴道瘘修补，需根据瘘孔位置决定手术体位。瘘孔位于阴道顶端者，可采取膀胱截石位。瘘孔位于阴道前壁者，需采取俯卧位以利于手术视野暴露。

既往膀胱阴道瘘修补术采取离心分离法，自瘘口开始往周围分离阴道壁及膀胱，再分层缝合瘘口、膀胱肌层及阴道壁黏膜，成功率相对较低。现已多采用向心分离法，手术成功率有显著提高，手术成功率达85%～98%，见图8-1。

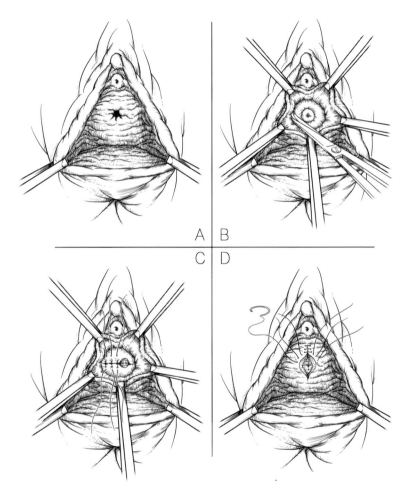

图8-1　经阴道膀胱阴道瘘向心分离法修补术。A，牵引阴道壁，暴露瘘口；B，据瘘口边缘0.5 cm环形切开，向外侧游离阴道壁与膀胱壁；C，修剪瘘口组织后，间断缝合膀胱瘘口周围组织，再间断缝合膀胱浆肌层；D，缝合阴道切口

第八章／生殖道损伤性疾病

向心分离法膀胱阴道瘘修补术的手术要点如下。

■ 暴露瘘孔，将 Foley 导尿管自瘘孔置入膀胱内，充气气囊后往外牵引该导尿管，以清晰暴露瘘口周围组织。在瘘孔外缘 0.3 ～ 0.5 cm 处做一环形全层切口，切开阴道壁全层，分离阴道壁与膀胱壁间隙。分离可使用镰刀刀片或小圆刀片，避免切开太浅导致分离阴道壁时，阴道壁太薄而易撕开，但也要避免切开太深，损伤膀胱肌层。

■ 必须充分游离瘘孔周围组织，至少游离 1.5 cm 以上，甚至可游离 2 ～ 3 cm，为后续无张力缝合创造条件。瘘口周边组织疤痕明显时，可修剪疤痕组织，保持缝合口周围组织新鲜及血运良好，避免创面电凝止血。退出 Foley 导尿管，创面分层缝合，对瘘孔用 3-0 可吸收线缝合，缝合时在两个顶点处需注意不可遗漏空隙。瘘口较小时，可先缝合两个顶端，缝线不打结，以免影响暴露，导致中间瘘口漏缝，待中间几针缝合完成后，一起打结。缝线间距以 3 mm 为宜，间距过紧易导致血供不良，影响创面愈合；间距过宽易导致创面的密闭性不够，仍有尿液溢出。瘘口缝合完成后，再以 4 号丝线或 2-0/3-0 可吸收线间断缝合膀胱浆肌层。这两层缝合完成后，需要再行膀胱亚甲蓝试验。膀胱充盈后，检查瘘口有无蓝色液体溢出。膀胱灌注时需注意灌注量，太少的话可能出现假阴性，太多的话则可能导致瘘口裂开，需要根据患者的膀胱容量决定灌注量。若膀胱容量正常，通常灌注 200 ～ 300 mL 液体。阴道壁切口可以单层缝合，也可以分两层缝合。缝合方式可以间断，也可以连续。阴道壁切口缝合方向与瘘口缝合方向保持垂直。瘘口修补最关键的一点是要保持各缝合切口处于无张力状态。对于瘘口接近输尿管开口者，需在膀胱镜下行输尿管插管，缝合时需特别注意，避免误缝输尿管导致新并发症的发生。对于瘘孔特别靠近输尿管开口者，需请泌尿外科医生会诊，必要时行输尿管移植。

■ 对于复发、瘘孔较大或多发、局部组织薄弱、利用局部组织修复困难者，需使用周边组织填充缺损部位并增加局部血供。经阴道手术常用阴唇脂肪组织瓣，文献报道还有使用股薄肌瓣、阴股沟区皮瓣、阴唇肌皮瓣、腹直肌瓣、游离膀胱黏膜瓣、游离颊黏膜瓣以及生物工程材料补片等进行修补的。

经阴道修补失败后仍可采用经阴道或腹腔途径进行修补，我们认为影响手术方法选择的不仅是瘘的大小、位置，还应根据手术者的经验和自身特长决定手术途径。

对于瘘孔较大、多发或合并输尿管等腹腔内脏器损伤时，可采取经腹途径修补瘘孔。经腹途径包括经膀胱和经腹腔两种。经膀胱途径在腹膜外进行，打开膀胱顶后即可暴露瘘口位置和输尿管开口。但这一手术方式通常由泌尿外科医生完成，妇产科医生极少采用。对瘘口紧贴输尿管者，可行瘘口修补及输尿管膀胱再植。为提高瘘修补成功率，术中常使用大网膜瓣。大网膜瓣的优点是活动度好、延展性强、血供丰富、有丰富的淋巴系统、抗感染力强、容易上皮化。

腹腔镜下膀胱阴道瘘修补术多由泌尿外科医生完成，相关内容在泌尿分册泌尿生殖道瘘章节已有详细介绍，故本章节不再重复介绍。

恶性肿瘤放疗导致的膀胱阴道瘘修补时要特别注意。首先，要通过各项检查排除局部肿瘤病灶残存。其次，修补时机要严格掌握，一般在发现尿瘘后 6 ～ 12 个月进行。再次，修复时多需采取周边血供丰富的组织填充瘘口。最后，若局部放射损伤严重而无法修补时，则需考虑行尿流改道术，以改善患者的生活质量，必要时可请泌尿外科医生协助手术。

膀胱阴道瘘修补术的注意事项如下。

■ 术中膀胱镜的检查十分必要，瘘孔靠近输尿管开口时，应进行输尿管插管，防止缝合瘘孔时缝扎输尿管。

■ 切开瘘孔周边阴道壁时找到正确间隙，避免分离层次不对而导致出血过多和损伤。

■ 充分游离瘘口周边阴道壁，修剪瘘孔周围疤痕及缺血坏死组织，对于再次手术者，注意取出残留缝线。

■ 必要时选用血运丰富的周边组织填充修复。

■ 瘘孔及膀胱肌层修复后行亚甲蓝试验，确认缝合到位。

■ 缝合间距适宜，不可过密或过疏，张力适中，保证组织不出血并且不缺血，无缝线重叠，保持切口处于无张力状态。

（五）新技术展望

近年来，机器人手术在国内各大城市已广泛开展，手术机器人能提供宽阔的视野和精准、灵活的控制能力，能够清楚呈现组织、器官的解剖构造和血管的走行，能进行精细的分离，3D 视野下的准确缝合能保证吻合的高质量。目前，泌尿外科和妇产科手术是机器人手术的重要来源。Bora 等报道了 30 例患者行机器人膀胱阴道瘘修补术，其中 11 例为复杂性瘘（9 例修补术后失败，1 例放疗后，1 例梗阻性难产导致的巨大缺损）。平均手术用时（133±48）min，平均出血 50 mL，均未行膀胱造瘘，平均住院 7.5 天。经平均 38 周的随访，治愈率达 93.3%。机器人手术在手术时间、术中出血、住院时间等方面显示了极大优势，但昂贵的费用致使这一技术未能得到推广。

（六）术后管理

术后需加强患者的营养支持治疗，以促进创面愈合，并给予抗生素来预防感染治疗 2～3 天。术后需留置导尿管，并保持绝对引流通畅。通常，若术后尿色尚清，则不需持续冲洗膀胱。但若术后尿色红，则为创面局部渗血，可能形成血凝块，需留置三腔导尿管，用生理盐水持续冲洗，直至尿色转清。需密切关注导尿管的通畅情况，若导尿管堵塞，则会致使膀胱充盈，瘘口裂开，导致手术失败。因此，不仅医生、护士需关注尿管及尿量情况，还要家属密切关注尿袋内的尿液量，若有一段时间尿量无增多，需及时通知医生，查找原因，排除导尿管堵塞因素。术后应保持足够多的液体摄入量，保持每天尿量在 3000 mL 及以上，记录液体进出量。此类患者通常术后 2～3 天即停止静脉补液，需叮嘱患者多饮水，保持持续尿液形成，冲洗膀胱。术后留置导尿时间需根据导致尿瘘原因及瘘口大小而定，对于手术损伤者，推荐留置导尿 10～14 天。对于由产科梗阻因素导致的患者，建议留置导尿 25 天。拔除尿管后，若无阴道流液，则提示手术成功。需告知患者术后 3 个月内禁止阴道窥诊、阴道冲洗、使用卫生棉条及性生活。若有生育要求，则建议剖宫产。

七、病例分享

患者张某某，女性，43 岁，因"全子宫切除术后 2 年，阴道流液 1 年余"于 2017 年 12 月 18 日入住科室。2 个月前患者因"巨大子宫颈肌瘤"在某院行"经腹子宫颈巨大肿瘤切除＋子宫全切术"，手术较困难，术中损伤膀胱，行膀胱修补术，术后留置导尿1个月。拔除导尿管后患者自觉有阴道流液，色清，每天需更换4片护垫。1个月前患者至某上级医院就诊，行CTU检查考虑膀胱阴道瘘。1周前患者就诊，妇科检查见阴道顶端右侧一直径约为0.5 cm的肉芽样组织，见尿液流出，诊断膀胱阴道瘘，予收住入院。

入院妇科检查：外阴已婚已产式，阴道畅，通畅，内可见中等量液体，色清，有尿臭味，阴道顶端可见一直径约为0.5 cm的瘘口，见液体流出。用含亚甲蓝生理盐水200 mL灌注膀胱后见阴道顶端瘘口处有蓝色液体流出。

2017年11月9日外院CTU示：两肾形态大小如常，肾实质未见明显异常密度灶，两侧肾盂、输尿管未见明显扩张积水，膀胱充盈良好，未见明显阳性结石影，注射对比剂并延迟后两侧肾盂、肾盏显影，输尿管内对比剂充盈，未见充盈缺损，膀胱内见少许气体密度影。子宫未见确切显示，阴道内见对比剂充盈，矢转状位见细线样与膀胱相通；检查意见：子宫未见，阴道内对比剂充盈，考虑膀胱阴道瘘，膀胱少许积气。见图8-2。

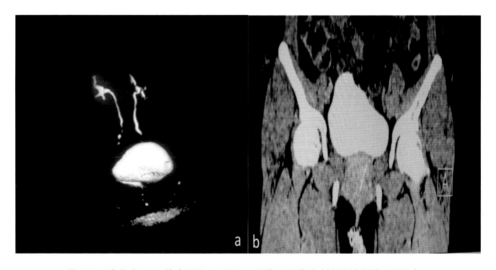

图8-2　该患者CTU检查所见。a图及b图均可见膀胱内造影剂外泄至阴道内

住院后行各项检查，排除手术禁忌后，于2017年12月21日硬膜外麻醉下行经阴道膀胱阴道瘘修补术＋膀胱镜检查。膀胱镜下见：膀胱形态无殊，可见两侧输尿管开口，膀胱三角区可见一瘘孔，大小约为0.5 m×0.5 m，与阴道相通，见图8-3及图8-4，瘘孔周围组织色稍白，局部黏膜充血水肿。

瘘孔与输尿管开口有一定的距离。

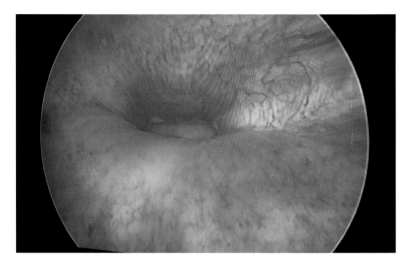

图 8-3 该例患者术中膀胱镜检查所见

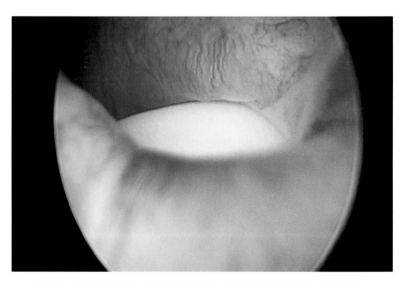

图 8-4 膀胱镜检查时，左手伸入阴道内，用手指将瘘孔顶起，观察瘘孔

　　钳夹牵拉阴道残端，再次消毒阴道壁和阴道残端。见阴道顶端一直径约为 0.5 cm 的瘘口，可见尿液流出。以瘘孔外 0.3 cm 环形切开阴道黏膜及黏膜下组织，直至膀胱肌层，向周围锐性分离 1.5 cm。剪去瘘口周边炎性增生组织及疤痕组织，用 3-0 可吸收线间断缝合膀胱黏膜层，用 3-0

可吸收线间断缝合膀胱肌层，用亚甲蓝溶液充盈膀胱，未见瘘口处蓝色液体渗出。用 2-0 可吸收线连续缝合阴道黏膜。再次置膀胱镜检查，阴道内无液体漏出，瘘口周围未见明显活动性出血，双侧输尿管开口喷尿可见。遂撤镜结束手术。

术后留置 22 号导尿管长期开放，补液、头孢呋辛注射液 1.5 g 静脉滴注 2 次 / 日，预防感染治疗 48 h。术后体温正常，术后第 10 天拔除尿管，排尿畅，控尿好，无阴道流液，予以出院。术后 1 个月随访复查，患者无阴道流液，控尿良好，血、尿常规检查无异常。

（杨春波　谢臻蔚）

第二节　粪　瘘

一、概　述

（一）定　义

粪瘘是指生殖器官与肠道之间形成的异常通道。在临床中最常见的是直肠阴道瘘，因此本章节主要讨论的是直肠阴道瘘。直肠阴道瘘指的是直肠和阴道之间的先天性或获得性的瘘管。瘘管与阴道上皮相通，可发生在阴道的任何部位。

（二）分　类

1. 根据瘘的位置分类
■ 低位直肠阴道瘘：直肠瘘口靠近齿状线，阴道瘘口位于处女膜缘内。
■ 中位直肠阴道瘘：阴道瘘口位于宫颈与处女膜之间。
■ 高位直肠阴道瘘：阴道瘘口靠近子宫颈（子宫切除术后患者瘘口位于阴道顶端），可能与乙状结肠或直肠相通。

2. 根据治疗的难易程度分类

■ 单纯性直肠阴道瘘：中低位直肠阴道瘘，瘘口直径＜ 2.5 cm，常由创伤或感染引起，既往无手术史。

■ 复杂性直肠阴道瘘：高位直肠阴道瘘，瘘口直径＞ 2.5 cm，常继发于炎症性肠病、放疗或肿瘤术后，或为多次修补失败。

3. 根据瘘的大小分类

■ 小直肠阴道瘘：瘘管直径＜ 2.5 cm。

■ 大直肠阴道瘘：瘘管直径＞ 2.5 cm，也称复杂性直肠阴道瘘。

4. 根据瘘的原因分类

瘘的原因包括产伤、克罗恩病、肿瘤、放疗等。

（三）病　因

直肠阴道瘘最常见的病因是产科创伤（85％）、盆腔手术（5％～ 7％），剩下的病因主要包括炎症性肠道疾病、恶性肿瘤、放射治疗等。

（四）产　伤

产伤是直肠阴道瘘最常见的病因，发生率占阴道分娩的 0.1％～ 0.5％，多发生在中低位直肠阴道隔。有时，产钳损伤或胎头压迫会造成高位直肠阴道瘘。Debeche-Adams TH 等认为Ⅲ～Ⅳ度会阴裂伤和不正确的会阴侧切术是最主要的两个危险因素，因此产伤导致的直肠阴道瘘常合并肛门括约肌的损伤。Tebeu 等回顾分析报道：产伤发生的膀胱阴道瘘或直肠阴道瘘的危险因素包括青少年的阴道分娩、初产、产程延长、家中分娩和急产。因为受伤的组织的血管良好，没有其他病变，产伤导致的直肠阴道瘘手术修复有望取得良好效果。

（五）炎症性肠病

炎症性肠病特别是克罗恩病也是直肠阴道瘘的常见病因，由克罗恩病引起的直肠阴道瘘临床表现和部位差异比较大，是由肛管直肠透壁性炎症引起的，常伴有肛周脓肿和肛瘘、瘢痕形成和肛管直肠狭窄，约5％～ 10％女性克罗恩病患者会发生直肠阴道瘘，发生率与克罗恩病的病情活动相关，继发性克罗恩病的直肠阴道瘘是最终直肠切除术的一个危险因素。

（六）感染性疾病

最常见的感染性疾病是隐窝腺脓肿，前侧隐窝腺感染形成直肠阴道隔脓肿，溃破后不愈合而形成直肠阴道瘘，一般位于齿状线上低位直肠阴道隔。其他相关病因还有淋巴肉芽肿、结核病、前庭大腺脓肿、艾滋病、憩室炎等。

（七）会阴部手术史

涉及阴道和直肠的手术可引起直肠阴道瘘，包括经阴道妇科手术、生殖道畸形、外阴创伤手术、直肠膨出修补术、阴道直肠肿瘤手术等。

（八）癌症及放疗史

患有妇科及肛门直肠的恶性肿瘤及接受放射治疗的患者均可能出现直肠阴道瘘。在放射治疗过程中，较早出现症状者多为恶性肿瘤的侵蚀破坏所致，放射治疗导致的直肠阴道瘘多发生于治疗后的 6～24 个月。由放疗导致直肠阴道瘘的风险因子包括辐射和心血管疾病的危险因素（如糖尿病、吸烟、高血压）。对于有盆腔肿瘤病史的患者，判断直肠阴道瘘是否由肿瘤复发导致至关重要，否则手术修补毫无意义。

（九）先天性直肠阴道瘘

先天性直肠阴道瘘是先天发育异常造成的，较少见，往往合并直肠肛门的畸形，治疗难度大。

二、诊　断

直肠阴道瘘的诊断根据病史、体格检查和相关辅助检查进行。

（一）病　史

直肠阴道瘘的临床表现有阴道内有不明原因气体、粪便、脓液等溢出，局部瘙痒、刺痛，阴道疼痛、肛周疼痛，反复阴道或者尿路感染等。对于合并大便失禁的患者，需警惕肛门括约肌断裂的可能。病史采集过程中，要了解患者有无会阴部手术、阴道难产、炎症性肠病、肿瘤放疗等既往病史。对复杂性直肠阴道瘘患者要详细询问致病原因、既往治疗细节、手术方式、每次发病时间间隔及表现。

（二）体格检查

通过视诊及触诊，评估瘘口的位置和大小，以及会阴体的厚度、有无瘢痕。大多数直肠阴道瘘患者可通过直肠阴道双合诊触摸窦道、凹陷，评估周围组织的顺应性以及肛门括约肌的张力。若视诊和触诊无法明确瘘管的位置时，应行阴道窥器检查，必要时需在麻醉状态下进行。较小的或者高位的瘘管很难通过体格检查发现，需进一步进行相关辅助检查。

（三）相关辅助检查

■ 亚甲蓝试验：阴道内或肛门内灌满亚甲蓝，保留 15 ～ 20 min，肛门或阴道内填塞的纱布出现蓝染。

■ 充气试验：在阴道内灌注生理盐水，肛门内打气后阴道瘘口侧会出现气泡。

■ 肛门直肠镜检查：可观察直肠的顺应性和周围组织的情况。

■ 影像学检查：Stoker J 等认为直肠和盆底 MRI 是对于直肠阴道瘘最有用的影像学诊断方法，对评估括约肌的病变、局部炎性反应、鉴别脓肿方面均有优势。直肠腔内超声检查可检测括约肌功能障碍，钡灌肠检查可了解结肠情况。

三、手术治疗

合理的治疗方案应该基于患者的病情和全面的术前评估，方案应选择合适的手术时机和合理的手术方式以及重视围手术期的管理。

（一）手术时机

手术时机的选择是手术成功的关键。

产伤所导致的直肠阴道瘘有自愈的可能，大部分学者推荐会阴Ⅳ度裂伤可到 8 ～ 12 周再行修补。

先天性直肠阴道瘘的患儿常合并泌尿生殖系统或者直肠肛门的畸形，若出生后无明显排便障碍，应注意加强护理，积极预防泌尿生殖道感染，待患儿 3 ～ 5 岁后再行手术治疗，以提高患儿的依从性和手术成功率。

对于新鲜的手术创伤或由外伤引起的直肠阴道瘘，原则上应立即进行修补。

对于合并炎症性肠病的直肠阴道瘘，在存在严重炎症的时候，应改善患者的肠功能，积极控制炎性反应，等周围组织水肿、炎性反应消退后再进行修补。

对于瘘口直径较大、位置较高、多次修补失败和炎性反应不易控制的直肠阴道瘘，或者那些一般情况差的肿瘤晚期、放疗、由克罗恩病导致的直肠阴道瘘患者，建议行近端结肠造口术，在控制感染和营养支持的基础上再施行确定性的修补手术。

（二）手术方式

根据病因、直肠阴道瘘的位置大小及周围组织的情况来决定手术方式及入径。

1. 单纯性瘘管切除缝合术

对于单纯的低位直肠阴道瘘可直接行瘘管切除，然后进行修复。可通过阴道窥器或直肠拉钩充分暴露患处，首先锐性分离切口周围的阴道后壁与直肠前壁，切除整个瘘管及周围瘢痕组织，当见到有新鲜出血时，则为新鲜组织的边缘，用 3-0 或 4-0 可吸收线分层缝合来实现解剖对位。合并有肛门括约肌功能不全的应同时行肛门括约肌重建，端端或折叠缝合肛门内外括约肌，预防术后粪失禁。其中，内括约肌的修复对瘘修补的强度和完整性从而能否实现最大的控便能力具有重要的意义。

2. 推移瓣修补术

Noble 等 1902 年首先应用了直肠推移瓣修补直肠阴道瘘。被许多结直肠外科医生认为它是首选的手术方法，特别是对于低位的直肠阴道瘘。Cannon JA 等报道该术式（包括经直肠或者经阴道推移瓣修补）治疗直肠阴道瘘的成功率达 43%～ 88%。大多数证据支持通过直肠途径修补，因为直肠肛管侧压力较高，修补了直肠侧的瘘口，可提高成功率。经直肠推移瓣修补术的具体操作步骤如图 8-3、图 8-4、图 8-5 所示：①患者取俯卧臀部来抬高体位，选用 1∶ 200000 肾上腺素加 0.5% 利多卡因在瘘口周围及黏膜下浸润以减少出血；②将瘘口上下沿黏膜、黏膜下层及部分环肌掀起一直肠黏膜瓣，除去瘘口及周围瘢痕组织后缝合缺损；③然后将皮瓣覆盖并进行缝合，瘘口的阴道侧常留着引流。术中应该避免分离过多的直肠黏膜，以免缝合后外翻。推移瓣修补术治疗直肠阴道瘘具有以下优点：①不需要切开会阴体，损伤小，愈合快；②不需要切开肛门括约肌，不会引起粪失禁；③避免了锁眼畸形；④不需要做保护性切口。

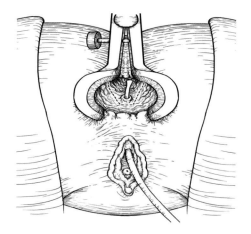

图 8-3　直肠阴道瘘口

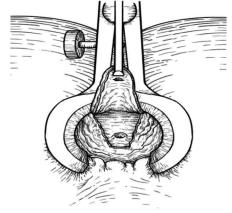

图 8-4　将瘘口上下沿黏膜、黏膜下层及部分环肌掀起一直肠黏膜瓣

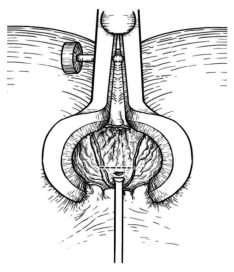

图 8-5　切除瘘口及周围瘢痕组织，将皮瓣覆盖并进行缝合

3. 外阴直肠切开术

Nichols 等 1993 年第一次报道了经会阴的外阴直肠切开术。经会阴切口沿直肠阴道隔界面向头侧端分离，切开瘘管，至少分离到瘘口上方 2 cm，

分别修补阴道侧和直肠侧，同时修补肛提肌和肛门括约肌。该手术适合合并前括约肌缺陷和粪失禁的直肠阴道瘘患者，其优点是视野开阔，可以充分暴露瘘管和括约肌的缺损处，从而进行充分的会阴体重建和括约肌的修补。其缺点是创伤较大，感染的机会增加。临床报道其成功率不一。

4. 直肠阴道肛瘘栓

近年有报道将生物材料放置于直肠阴道瘘管处治疗直肠阴道瘘，称为肛瘘栓。生物材料来自于猪小肠黏膜下层组织，通过直肠阴道瘘通道的锥形螺塞，切除直肠和阴道末端多余长度的螺塞。然后将塞子用可吸收缝线以"8"字缝合的方式固定于直肠侧和阴道侧，左边留一个小口以便排泄。术后建议患者避免剧烈活动、提举重物和性交。临床上运用较少，Safar等报道应用肛瘘栓治疗复杂的肛门瘘管的成功率只有13.9%。

5. 自体组织修补植入

该手术的优点是在直肠和阴道之间置入血供充足、无张力的健康组织，用来加强阴道直肠隔的厚度和间隙，促进组织的愈合。最常用的组织瓣包括大阴唇脂肪垫（Martius瓣）、股薄肌、缝匠肌、臀大肌皮瓣等。手术效果较好，但是操作复杂，创伤较大，适合于复杂性或者复发性直肠阴道瘘，或者继发于克罗恩病的直肠阴道瘘的修补。

Martius手术在1928年第一次被德国妇科医生Heinrich Martius博士提出。手术基本步骤如下：在会阴近阴道口做一弧形切口，分离直肠阴道隔至瘘口上方2 cm，修补缝合直肠侧，切除阴道侧瘘口，在大阴唇处做一垂直切口，游离大阴唇脂肪垫和球海绵体肌，保护好皮瓣血供，经过皮下隧道植入直肠阴道隔，缝合修补阴道侧。这种皮瓣的问题是体积小，血液供应量有限。文献报道其手术成功率达60%～94%。

股薄肌转移术的简单操作步骤如下：先做会阴切口，分离直肠阴道隔至瘘口上方2 cm，分别修补阴道侧和直肠侧，再将游离的股薄肌通过皮下隧道旋转插入直肠阴道隔，注意不要扭转，缝合固定在分离的顶端，缝合会阴部切口。股薄肌的介入提供了大量的健康血管组织，可以增加阴道直肠隔的厚度，使组织愈合，但由于股薄肌分离和转移创伤大，所以相对并发症的发生率较高。文献报道其手术成功率达53%～92%。

人工合成材料植入修补：近年来，随着修补生物材料在外科的广泛应用，越来越多的研究报道了生物补片在直肠阴道瘘中的应用情况。真皮移植补片通过去除抗原成分，保留了以胶原蛋白和细胞外基质为主的生物支架。其植入体内后，由于具有网状框架结构，能诱导和促进宿主细胞在支架上生长，同时自身的降解产物被正常组织吸收，从而完成对缺损组织的再生重建。这个技术的优点是不需剥离自身的组织，程序相对简单，被一些外科医生作为肛周的直肠阴道瘘的一线治疗方案。但缺乏长期随访，文献报道其成功率差别大。利用合成材料植入也可以与其他手术方式相结合，如直肠推移瓣手术等。

（三）手术入径

1. 经阴道修补术

妇科医生应用较多，可行单纯性瘘管切除缝合或者经阴道内推进皮瓣修补术，产后的直肠阴道瘘多采用经阴道路径，对于经历多次直肠推进瓣修补术失败或者直肠黏膜不健康的患者，经阴道途径也能取得不错的效果。手术者将示指放入直肠内，进行瘘的定位和评估瘘管周围瘢痕的范围，中位瘘多采用阴道后壁正中线切口，低位瘘可采用倒"U"形状的会阴切口，因为倒"U"形状的会阴切口可使阴道后壁容易与直肠前壁分离，并有利于会阴体重建。

2. 经直肠修补术

Ommer 等对 1978—2011 年经直肠修补初发直肠阴道瘘的 39 项研究进行荟萃分析，结果显示，手术成功率约 50%～70%。

3. 经会阴修补术

经会阴修补术包括经会阴直肠切开缝合，经会阴体肛提肌成形术、LIFT 手术和括约肌成形术。该术式对合并肛门括约肌损伤的中低位直肠阴道瘘有独特的优势。

4. 经腹手术

经腹手术适合于高位直肠阴道瘘、瘘口位于阴道后穹隆、不能行经会阴或直肠内修补、合并阴道膀胱瘘或阴道结肠瘘的患者，也可用于腹阴联合治疗复杂性直肠阴道瘘。在局部修复不可行的情况下，尤其是放射损伤、炎症性肠病或肿瘤患者，需要在较低水平吻合切除病变直肠。

5. 微创技术的应用

有学者应用腹腔镜或者肠镜进行直肠阴道瘘修补术。腹腔镜主要用于高位直肠瘘患者、多次盆底手术粘连明显的或合并阴道结肠瘘和膀胱阴道瘘患者。经肛门内镜微创手术是修补直肠阴道瘘的新方法，具有微创、视野放大且清晰和瘘口辨认准确的优点；缺点是操作难度大、应用范围局限，仅限于直肠黏膜瓣推移覆盖术的内镜下操作。

6. 复发性或复杂性直肠阴道瘘修补术

复发性或复杂性直肠阴道瘘存在的瘘口较大，多次手术导致周围组织血供不佳，瘢痕情况严重，治愈率低。

放射性导致的低位的直肠阴道瘘能通过局部的修补进行修复，但弥漫性组织损伤和瘢痕使瘘修补困难，局部微血管损伤可能显著影响手术的成功与否。Debeche-Adams TH 等对于这种情况建议组织瓣移植的方式，在直肠阴道内置入血供充足的健康组织以促进瘘口愈合，避免修复面的裂伤。其中包括脂肪垫、股薄肌和各种生物材料。高位的直肠阴道瘘可经腹修补方法，使用插入网膜皮瓣或腹直肌。如果局部组织严重受损，就可能需要进行较低水平的切除和吻合术。

继发于克罗恩病的直肠阴道瘘，尤其在疾病活动期，需仔细确定在直肠和胃肠道中的其余病变部分。影响治疗方法的其他因素包括症状、生活质量、直肠顺应性和大便的控制状态。在手术前应控制炎症和败血症。手术是治疗继发于克罗恩病的直肠阴道瘘唯一有效的方法，可采用广泛手术。经直肠或阴道推移瓣修复术被认为是最好的方法。但是，克罗恩病是一种慢性、复发性的疾病，目前仍缺乏与克罗恩病相关的治疗有效性的前瞻性的试验研究证明。

对于尝试过多种治疗方法都失败的复杂瘘管，可采用经腹肛管全面黏膜切除术，全面分离直肠，覆盖瘘口，完成结肠肛管吻合术。回肠造口术是结肠造口之外的首选，可以避免在结肠造口术时导致直肠延伸。进行这些操作时需特别避免这些结构的损伤，保留肠段远端的血供。这类手术大多采用开腹手术，对女性患者也可以考虑腹腔镜或者机器人手术。

四、围手术期管理

在整个直肠阴道瘘的治疗方案中，围手术期的管理至关重要。

（一）术前病情评估

需如实、全面及准确地了解病史，尤其是可能的病因、病程、治疗经过，了解有无基础疾病，是否有克罗恩病史、妇科及肛门直肠的肿瘤病史、局部放疗、糖尿病以及服用免疫抑制剂等高危因素。对复发性直肠阴道瘘，需要详细了解既往手术方式，分析失败的可能原因。完善查体和辅助检查，明确瘘口的高低、大小、有多少个瘘管、局部炎性水肿的控制程度、有无肛门括约肌功能不全及性功能障碍，必要时做心理评估。尽可能有选择性地进行直肠会阴部的超声、MRI、肠镜、钡餐造影等检查。在全面掌握病情的基础上，通过多学科的讨论，制定相对合理的治疗方案。此外，患者应了解最终治疗失败的可能性。

（二）预防性造口

有时为了达到良好的症状控制和足够的组织愈合，可行粪便改道手术，加上局部治疗和败血症控制，直肠阴道瘘可自愈，待数月后明确直肠阴道瘘已愈合，再进行二期造口还纳术。但这显著增加身体创伤和心理打击，影响恢复期患者的生活质量。也有学者认为可不做造口，延长禁食时间，进行全肠外营养支持。在尝试进行首次修补时，可不考虑进行粪便改道，但症状严重的患者、继发于克罗恩病或放射性直肠炎的患者可通过粪便改道而利于组织愈合和症状缓解。在进行复杂的直肠阴道瘘修补术后，如结肠肛门吻合术、肌筋膜移植术等，应考虑进行肠近端的造口术以便粪便改道。或者对于既往直肠阴道瘘修补失败的患者，术前也应该另行粪便改道。所有的辐射相关瘘都应该考虑临时的粪便改道。严重放射损伤患者应行永久性结肠造口术。对于曾接受盆腔放疗的患者，在经腹腔修补术中应该放置输尿管支架。

（三）术前肠道准备

所有患者都该做好术前肠道准备，它可以降低粪便和细菌的负荷，从而降低术后感染和修补缝合面不愈合的风险。术前 3 天开始进流食，口服缓泻剂，术前 1 天无渣饮食，同时口服或静脉注射肠道抗生素，术前晚上及手术当天清洁灌肠，保持术中、术后肠道的相对清洁，延迟术后成形粪便排出，确保直肠区早期不出现相对高压、高涨状态。

（四）术后管理

多数认为术后应该保持卧床，留置导尿，维持无渣饮食 1 周左右，避免手术区牵拉。有学者认为术后应留置肛管 3 天，同时应用抑制肠蠕动的药物推迟术后成形粪便的排出，使直肠保持空虚的状态。术后应按时行局部清洁换药，防止切口感染和血肿的发生，口服抗生素或不用抗生素，术后 3 个月避免便秘发生和性生活。

（五）手术效果

Abu Gazala M 等认为直肠阴道瘘手术的成功率可能取决于这些因素，包括病因、周围组织的具体情况、瘘的大小位置等特点，既往手术史，是否存在炎症或感染，并发症以及手术类型的选择。Lowry 等报道其中心的首次治疗患者的手术成功率为 88%，而第三次手术时则降为 55%。也有学者报道了相似的结果，修复的次数越多，复发的概率越高。肛门括约肌功能的评价对直肠阴道瘘的修补非常重要，产伤引起的直肠阴道瘘合并括约肌损伤的发生率几乎为 100%，对合并括约肌损伤的患者多建议同时行括约肌成形术。

五、小 结

直肠阴道瘘严重影响患者的生活质量，治疗直肠阴道瘘在许多方面都是一个挑战，不管是由何种病因引起，术前均应做全面评价，确定瘘的原因、位置和大小，肛门括约肌的完整性，并结合之前的手术史以选择合适的手术方法。首次修补应选择创伤小的手术。围手术期的细节管理对提高手术成功率、降低复发率同样重要。

（黄 琼 谢臻蔚）

第三节　陈旧性会阴裂伤

一、定义与分度

分娩过程中发生的会阴阴道裂伤，如果没有予以及时修补或修补失败而遗留疤痕，即为陈旧性会阴裂伤。也有部分由于外伤或其他原因引起的会阴损伤未得到及时修补而留下陈旧性疤痕裂伤。发生部位大多在会阴后联合正中的位置。

我国在"两病"防治期间对会阴阴道裂伤的评估使用的是三度分类法，即Ⅰ度：指会阴皮肤及黏膜组织以及前庭黏膜、阴唇等裂伤，未累及会阴部肌肉，深度在 1 cm 以内；Ⅱ度：会阴裂伤深及肌层，但肛门括约肌未受损；Ⅲ度：会阴皮肤、黏膜、会阴体损伤并累及肛门括约肌及直肠。该分类方法最大的问题在于没有考虑肛门外括约肌撕裂伤的深度或内括约肌的累及程度。如果Ⅲ度会阴裂伤被错误地分类成Ⅱ度会阴裂伤不恰当地修补，将会导致不良结局。故而，1999 年著名妇产科专家 Abdul Sultan 提出会阴撕裂四度新分类，目前，这一分类标准于 2015 年被英国皇家妇产科学会（Royal College of Obstetricians and Gynaecologists，RCOG）和国际尿失禁协会（International Consultation on Incontinence，ICI）所采纳，具体分度标准如下（表 8-1、图 8-6）。

表 8-1　RCOG（2015）指南会阴裂伤分度

分度	临床表现
Ⅰ	会阴部皮肤和（或）阴道黏膜损伤
Ⅱ	会阴部肌肉损伤但未累及肛门括约肌
Ⅲ	损伤肛门括约肌

分度	临床表现
Ⅲ a	肛门外括约肌肌层撕裂＜50%
Ⅲ b	肛门外括约肌肌层撕裂≥50%
Ⅲ c	肛门内外括约肌均有撕裂
Ⅳ	肛门内外括约肌以及直肠黏膜均发生损伤

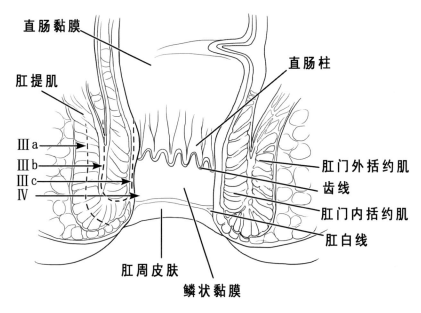

图 8-6 会阴 Ⅲ、Ⅳ 度裂伤示意

特别应注意的是，肛门内括约肌可能影响粪失禁的发生，与Ⅲa、Ⅲb度会阴裂伤的患者相比，Ⅲc、Ⅳ度会阴裂伤的患者更易发生粪失禁，严重影响患者的远期生活质量。肛门内括约肌的缺损程度对于严重粪失禁的发生具有预示意义，因此，将肛门内括约肌损伤纳入会阴裂伤的分度，有助于我们区分肛门内括约肌相关的粪失禁和仅由肛门括约外肌损伤所致的粪失禁。另外，当无法判断外层括约肌损伤程度是否大于50%时，应将会阴裂伤归为Ⅲb度，从而防止会阴裂伤程度被低估。

第八章／生殖道损伤性疾病

二、病 因

（一）产 伤

产伤是会阴裂伤的最主要原因。会阴裂伤与胎儿的大小、娩出的速度以及会阴的伸展性、高度、水肿、疤痕等诸多因素有关，同时也与助产人员保护会阴手法和技巧有着直接关系。如会阴保护不当，就会导致会阴严重裂伤、产后出血，甚至影响产妇日后正常生活和危及产妇的生命安全。因此，选择适当的会阴保护方法以保持会阴的完整性有重大意义。

会阴裂伤的原因是多方面的，主要有以下几个方面。

1. 产妇因素

（1）年龄过大或过小：年龄过大，特别是35岁以上的初产妇，会阴弹性差，骨盆可动性小，分娩时会阴体不能充分扩张而容易造成裂伤。年龄过小的话，外阴发育不成熟，皱襞少，也容易造成裂伤。

（2）骨盆发育不良：产妇骨盆出口狭窄，特别是耻骨弓低、窄，胎儿分娩时要利用骨盆出口后三角区，导致会阴体过度受压、过度伸展而易造成会阴撕裂。

（3）会阴发育不良：产妇会阴发育差、弹性差，以往的产伤、手术感染导致阴道狭窄、会阴体有陈旧性瘢痕、会阴组织肥厚，分娩时因不能充分伸展而造成裂伤。

（4）阴道异常：阴道尖锐湿疣、阴道炎、外阴炎等，局部组织充血、水肿、组织脆弱，也容易发生裂伤。

2. 胎儿因素

（1）胎儿发育异常、巨大儿、过期儿、脑积水等先露部位经线过大的胎儿：因颅骨较硬，胎头颅骨重叠、变形困难，需以较大的周径通过产道，因软产道组织生理性伸展有限，导致分娩时会阴过度扩张而引起会阴裂伤。另外，巨大儿的胎头娩出后，显著增大的双肩也容易造成肩性难产，增加了裂伤的机会。

（2）胎位异常：胎位异常可能导致继发性宫缩乏力，使产程延长，常需手术助产，容易发生软产道损伤。如枕后位胎头俯屈不良分娩时，因胎头以较大的枕额周径旋转，胎儿娩出更加困难。再如面先露颏前位时，因胎儿颜面部不能紧贴子宫下段及宫颈,常引起子宫收缩乏力,致使产程延长,加上颜面部骨质不能变形,容易造成会阴裂伤。

3. 助产者因素

（1）接生技术不当或不熟练,保护会阴方法不正确,未按分娩机转协助胎头充分俯屈。

（2）保护会阴力度过小,或胎头娩出后,娩胎肩时未继续保护会阴而造成裂伤。

（3）手术助产不当:如臀牵引、胎头吸引术、钳产等,会阴侧切过小,术者或与保护会阴的助手配合不协调,用力过猛或不按分娩机转助产等都会引起会阴裂伤,严重的会导致会阴Ⅲ度或Ⅳ度裂伤。

（4）过早不当地保护会阴,对会阴部位过早托举按压或按压时间过长会造成会阴水肿、脆性增加,也容易造成会阴裂伤。

（5）临床经验不足或产程观察不够细心,未能及时或提前发现产妇的异常情况,未能正确诊断及处理,如点滴缩宫素引产的产妇宫缩过强、产程进展过快、未能正确估计胎儿的大小等导致产妇分娩时会阴裂伤。

4. 其他因素

（1）急产或胎儿娩出过快:急产或缩宫素引产使用不当,使宫缩过频、过强,产程过短,产妇用力过猛,会阴来不及充分伸展,导致胎先露未能按正常分娩机转娩出,接生者未能及时保护会阴从而造成裂伤。

（2）滞产:初产妇（尤其是高龄初产妇）由于精神过度紧张,其大脑皮层功能紊乱、体力消耗过多,或因头盆不称、胎位异常导致胎先露下降受阻、子宫收缩乏力,使产程延长或停滞。因胎先露长时间压迫软产道,产道瘀血、水肿、坏死,分娩时因局部组织脆弱而引起严重裂伤。

（二）粗暴性交

外阴、阴道发育畸形,如处女膜闭锁、先天性无阴道、阴道横隔、术后外阴、阴道瘢痕形成等,性交困难而强行性交时可能造成严重的会阴和阴道损伤。另外,异常体位性交、醉酒时性交、强奸、使用壮阳药物等均可造成会阴的损伤。最重要的直接原因是粗暴的不文明的性交。性交损伤的患者往往羞于启齿,隐瞒病情甚至编造病史,不治疗或延误治疗时机而导致陈旧性会阴裂伤。

（三）骑跨性外伤

骑跨伤可出现于各个年龄层，儿童及青春期少女更常见，主要发生在跨越障碍时，例如玩游戏、跨栏训练、跨越人行护栏、高处跌落、骑车、交通事故或他人撞击等。受伤后未及时处理而造成陈旧性会阴裂伤。

随着对会阴裂伤认识度的提高及专业培训的加强，Ⅲ、Ⅳ度会阴裂伤的报道率逐年上升。自 2000—2012 年，英格兰地区Ⅲ、Ⅳ度会阴裂伤的发生率从 1.8％上升至 5.9％。2012 年英国Ⅲ、Ⅳ度会阴裂伤的总体发生率为 2.9％，其中初产妇发生率为 6.1％，经产妇发生率为 1.7％。Ⅲ、Ⅳ度会阴裂伤的危险因素，从报道看包括亚洲种族、初产妇、巨大儿、肩难产、枕后位、第二产程延长、器械助产。复发性Ⅲ、Ⅳ度会阴裂伤的危险因素尚不明确，可能与亚洲种族、产钳助产及巨大儿有关。临床医生应当对危险因素有充分认识，但同时需注意到防止已知的危险因素并不能准确地预测Ⅲ、Ⅳ度会阴裂伤的发生。

无保护会阴分娩技术是目前大力提倡并开始逐渐普及的助产理念。无保护会阴分娩技术最早由 McCandlish 在 1998 年提出，2002 年澳大利亚便开展了无保护会阴分娩技术，同年在美国也开展了此项技术。在国内，这项技术是在 2010 年开展的促进自然分娩的中国行动中开始推荐使用的。该技术关键是在第二产程中，让会阴体在分娩过程中逐步扩张伸展，助产士用双手置于胎儿头部，在胎头娩出过快时给予适当压力，让胎头充分扩展会阴，但并不托压会阴，顺应胎儿娩出的生理过程。英国国家卫生与临床优化研究所曾报道"无会阴保护"和"有会阴保护"两者对于预防Ⅲ、Ⅳ度会阴裂伤没有差异，但是有越来越多的研究显示，适当地会阴保护可以有效减少Ⅲ、Ⅳ度会阴裂伤的发生，因此建议"适度"保护会阴。RCOG（2015）也在指南中指出，会阴保护措施应该为①左手控制胎头下降速度；②右手进行会阴保护；③产妇在胎头着冠时切忌用力；④根据危险人群考虑会阴侧切。

三、临床表现

会阴裂伤可在分娩过程中马上出现，但也可以表现为慢性过程，于分娩几个月甚至几年后才表现出来。陈旧性会阴裂伤的患者可以无症状，有症状者可以表现为性交疼痛或性生活障碍、会阴部较大的裂口以及不同程度的排便异常等。

轻度的新鲜的会阴阴道裂伤有可能自然愈合，但较严重的会阴阴道裂伤将破坏软产道的正常解剖结构，如未及时修补，随着年龄的增加，可因盆底组织失去支撑作用，部分患者出现阴道下坠不适及直肠膨出，甚至张力性尿失禁的症状。如果撕裂伤累及肛门括约肌，则会有不同程度的粪失禁出现。粪失禁的严重程度与会阴裂伤分度及肛门括约肌损伤的程度密切相关。然而，患者的临床症状和检查指标之间并无平行关系，当患者主诉有粪失禁症状的时候，通过肛门指诊检查来确定肛门括约肌的状态是至关重要的。但是，如果肛提肌的耻骨直肠肌有很好的神经活动和功能，患者则可以通过控制耻骨直肠肌的收缩来控制排便。有些患者通常也会自行调节饮食，使粪便保持固态，从而改善粪失禁的症状。所以，患者的临床症状和医生的检查指标之间有时会不相符合，最终应根据医者的检查做出诊断。

四、诊　断

了解病史，在进行病史采集过程中，询问患者有无阴道难产或暴力性交等既往史是非常重要的。根据病史、症状及体征，诊断多不困难。在查体过程中，判断患者的控便能力非常重要。应该对患者的会阴和肛门部位仔细进行视诊和触诊，评估阴裂的大小、会阴体的完整性和高度、肛门口的皱褶等。同时，通过肛门指诊可以确定肛门括约肌裂伤的范围和程度。另外，借助经肛门超声检查来评估肛门括约肌的状态，可以提高肛门括约肌损伤的诊断率。最近提出，磁共振检查亦可用作诊断肛门括约肌损伤的工具，但费用较高，目前极少使用。

五、治　疗

Ⅰ、Ⅱ度陈旧性会阴裂伤如不影响患者的生活质量，可不进行手术治疗。但会阴Ⅲ、Ⅳ度裂伤的修补术能够有效解除和缓解患者的症状。

（一）手术时机的选择

会阴裂伤最常发生在分娩时，应在出现裂伤后立即修补。如果发生在意外情况下（性暴或外伤等），也应争取在24 h内给予修复。如因感染严重而当时不能修补或第一次修补失败者，那么传统的处理方法应延期到至少8周后进行二期修补，大部分在3～6个月后进行修补。这样的话，既有充分的时间让局部炎症水肿充分消退，同时缺损的边缘也可以恢复足够的血液供应。但是，目前也有部分外科医生推荐更早期的修补，因为这样能够让患者至少避免忍受2个多月的不适症状。对于处在生育年龄的患者，手术宜在月经干净后3～5天进行，这样有利于创面愈合。

（二）术前准备

陈旧性会阴Ⅲ、Ⅳ度裂伤的患者，大部分大便失禁不能控制，部分患者性生活也受到明显的影响，给日常生活、家庭与工作带来诸多不便，会造成多数患者情绪低落、自卑和家庭问题，因此有强烈的治疗愿望。因而，诊治过程中应对患者体现医学人文关怀，提供情感支持，多与患者沟通、关心、体贴、理解患者的身心痛苦，对患者关心的治疗效果给予肯定答复，让患者树立信心，积极配合治疗，为手术创造有利条件。

促进伤口愈合的具体措施如下。

■ 控制炎症。

■ 老年或闭经患者术前2周，阴道局部给少量雌激素（如欧维婷、倍美力乳膏等）涂抹，促进阴道黏膜增生变厚，有利于伤口愈合。对于瘢痕严重者，术前外阴局部给肾上腺皮质激素、透明质酸酶或糜蛋白酶等使瘢痕软化。

■ 关于肠道准备，所有患者术前3天开始进食少渣半流食、流食、禁食各1天，同时给予抗生素口服，抑制肠道细菌，手术前晚清洁灌肠。

■ 关于外阴及阴道准备，术前3天每日外阴阴道冲洗。

（三）会阴裂伤陈旧性裂伤的解剖与修复手术的步骤

会阴裂伤最常发生于分娩时，普遍使用的会阴侧切术并没有带来明显的益处，会阴正中切开术存在明显增加会阴撕裂延长至肛门括约肌的风险。遗憾的是目前尚未对产科肛门括约肌损伤的修补技术取得一致的共识。因

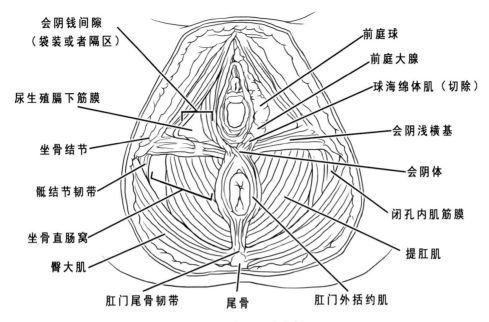

图 8-7　会阴的局部解剖

此，在会阴解剖和修补方面，医生和护士急需更多的关注和加强培训。外科手术前必须清楚了解解剖学特点（图8-7）。

会阴体是阴道和肛门三角区之间的中心点，它主要由球海绵体肌、会阴浅横肌和肛门外括约肌等交错的纤维组成，还包括纵向的直肠肌和内侧耻骨直肠肌的纤维。会阴体也称为会阴中心腱，位于泌尿生殖道和肛门三角之间。它包括了交错的球海绵体肌、会阴浅横肌和肛门外括约肌前部，还包括纵向的直肠肌和耻骨直肠肌的内侧部分。正常情况下，肛门前后唇及侧壁是紧密关闭的。肛门周围的括约肌受损可能导致肛门扩张。将肛门的前方固定于会阴体，而后面通过肛尾肌肛尾韧带固定于尾骨。肛管是内胚层与外胚层衍生的典型结构。齿状线是区分直肠下段与肛门的标志。Morgagin 认为直肠黏膜的纵向褶皱在齿状线的水平作为肛门瓣膜的结束。肛窦位于瓣膜之间，肛窦在肛门后壁尤其明显和密集分布。这些肛窦阻塞可能引起感染，也可能导致脓肿或瘘。

肛门括约肌包括肛门内外括约肌，以及环绕肛门的联合纵行肌肉。这些结构在控制排便中起着至关重要的作用。肛门内括约肌是直肠壁横肌纤维延续到肛管部增厚变宽的环状平滑肌束，位于直肠远端约2.5～4.0 cm处，于肛门与直肠交界处，也称肛门直肠环，距离齿状线远端约 1.0～1.5 cm，它受自主神经支配从而参与排便；肛门外括约肌为环绕在肛门内括约肌周围的横纹肌，有较强的控制排便功能。这种结构构成了会阴体的前部的主要部分。尤为显著的是，肛门外括约肌与耻骨直肠肌相似。尽管它们之间的肌纤维并非相互融合，但许多解剖学家和外科医生都认为肛门外括约肌是耻骨直肠肌的一个组成部分。

目前，已经有几种技术可应用于Ⅲ、Ⅳ度会阴裂伤的修补。这包括了分层修补术、Wrren 皮瓣修补术和 Noble-Mengert-Fish 手术。最为推荐的是分层修补术，其手术步骤如下。

■ 体位及消毒：取截石位。常规消毒外阴及阴道。

■ 麻醉：比较常用的麻醉方法有硬膜外麻醉、静脉麻醉等，经验丰富的医生还可以选择在会阴阻滞的局部麻醉下进行Ⅲ、Ⅳ度会阴撕裂伤的修补。该局部麻醉方法通常使用利多卡因、氯普鲁卡因或丁哌卡因，采用一次性无菌注射器和 20 号腰穿针，经阴道途径行会阴局部阻滞，紧靠坐骨棘下方注射 5～10 mL 局麻药。注射药物前应回抽以确定针头不在血管内。令人满意的麻醉和患者的配合对于良好的暴露和正确的修补非常重要。

■ 切口：充分暴露，仔细检查裂伤情况，包括评价撕裂向上延展的程度，肛门括约肌断端的粘连附着部位以及是否累及直肠黏膜，看清解剖关系。在阴道后壁与肛门黏膜的交界处做横向或者倒 U 型会阴切口，向侧面延长切口，直至触到有收缩反应的肛门外括约肌。沿阴道后壁做一中线切口。用锐性分离的方法使阴道后壁完全与直肠前壁分离，切除增生明显的瘢痕组织。

■ 缝合直肠前壁裂伤：用圆针 3-0 可吸收缝线自直肠黏膜裂伤的边缘顶上 1 cm 处，内翻、间断缝合直肠壁，把线结打在肠腔内，并同法加固缝合直肠前筋膜。缝合直肠黏膜时禁用 PDS 线（聚二氧六环酮可吸收缝合线），PDS 线延迟吸收的特点可造成肛管不适。缝合方式可采用间断缝合或连续缝合，但需避免"8"字缝合，因"8"字缝合缝线交错拉合过紧，或可造成黏膜缺血坏死。

■ 肛门括约肌的鉴定：使用低电压的神经电刺激器可以通过多次的电刺激鉴定肛门括约肌边缘有无功能。但有经验的医生可以通过触诊判断直肠平滑肌肌层增厚、向下分离延伸至环状结构的就是肛门括约肌，为肛门直肠黏膜与肛门外括约肌之间的一层白色平滑肌组织（图8-8）。

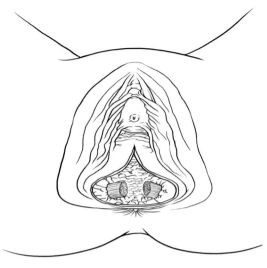

图 8-8　肛门外括约肌完全断裂示意

■ 肛门内括约肌的缝合：当肛门指检发现内层肛门括约肌撕裂时，需用3-0 PDS线或2-0可吸收线对内层肛门括约肌进行单独缝合。肛门内括约肌缝合首先由Sultan等于1999年提出，是指对肛门内括约肌进行间断缝合或褥式的端端缝合，即避免两侧断端重叠。有研究证明，对内层肛门括约肌进行单独缝合可有效降低术后粪失禁的再发生。

■ 肛门外括约肌的缝合：用1-0或者2-0延迟吸收缝线端端间断缝合法（图8-9）缝合断裂的肛门外括约肌。因为大部分肛门静压是由肛门内括约肌来维持的，所以，缝合这一层的长度要超过3～5 cm。正常情况下，肛管内会形成一个4 cm长的高压区域，通过端端间断缝合肛门外括约肌，再结合肛门内括约肌的修复使之闭合无效腔。同时，如果缝合关闭肛门黏膜层，则也可以降低黏膜层的张力。另外，也可以通过断端重叠缝合法（overlap technique）（图8-10）缝合断裂的肛门外括约肌。用Allis钳在直肠两侧凹陷处钳夹肛门括约肌断端，向中线拉拢，括约肌两段端重叠，再行间断或U型缝合。重叠缝合仅能用于外层肛门括约肌全层撕裂，因重叠缝合需有两个游离的断端，且在缝合过程中会有更大的张力。为减缓肛门括约肌缝合后的张力，可加用中或粗丝线自会阴皮肤穿过两侧肛门括约肌断端做减张缝合。在进行肛门括约肌修补时，应将线结埋于表层会阴肌肉之下，以减少术后缝线迁移。关于两种缝合效果的前瞻性随机临床试验结果不完全一致，对于外层括约肌全层撕裂缝合的方法，有Cochrane系统评价指出，端端缝合和重叠缝合术后患者在会阴疼痛、性交困难、粪失禁及生活质量方面的差异没有统计学意义。但是，重叠缝合患者术后12个月发生粪失禁恶化的风险更低。也有研究认为两者的效果并无明显差异。因此，推荐临床医生根据个人经验及实际情况选择适宜的修补方法。

■ 检查肛门括约肌及直肠：缝合肛门括约肌后应以一手指插入肛门，肛门通过一指略松，提示肛门括约肌已缝合完好，亦必须检查直肠损伤缝合口的情况。肛门口若太紧，术后可引起排便困难。在肛门括约肌缝合完成后再用1-0可吸收线对应间断缝合两侧肛提肌，会阴浅、深横肌和球海绵体肌的断端，进行会阴重建以支持和提高会阴体。正常情况下会阴体的高度应达到3 cm，两侧的耻骨直肠肌和阴道之间是相互不接触的，要避免过分折叠缝合。如果过分折叠缝合，则会造成后壁组织粘连，引起性交疼痛。

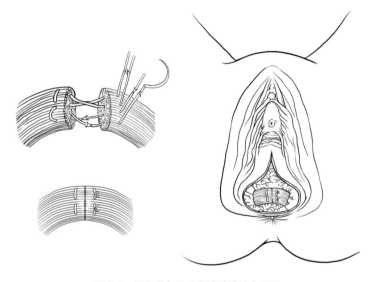

图 8-9　肛门外括约肌断端端端缝合示意

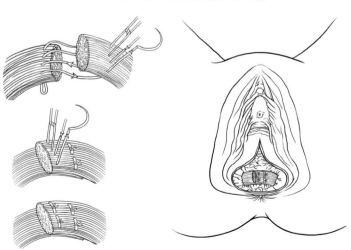

图 8-10　肛门外括约肌断端重叠缝合示意

■ 缝合阴道壁黏膜：用 1-0 可吸收线间断或连续锁边缝合阴道黏膜，至处女膜痕对合处，阴道应可容二指。用 1 号丝线间断缝合会阴体皮肤，也可用可吸收线做皮下缝合。修补结束后，阴道后壁与会阴体应该是垂直的结构。特别注意会阴体组织的对合，使之符合会阴部位的美观要求。术毕在阴道内填以碘仿纱布，48～72 h 内取出，但填塞不宜过紧。

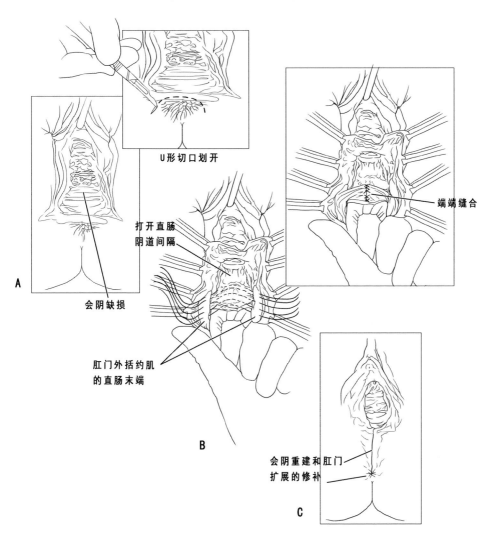

图 8-11　会阴完全撕裂的技术修补示意。A，阴道后壁泌尿生殖膈的缺陷，并与直肠前壁融合。做一个倒 U 型或横向的切口。B，将直肠阴道隔锐性分离后，将阴道后壁与直肠前壁分离，并找出肛门外括约肌回缩的断端。通过缝合肛门内括约肌和合并小的缺陷部位，将它拉向对侧。插图展示已将肛门外括约肌端端缝合成术完成。C，已完成的会阴重建。修补完成后应该显示阴道后壁与会阴体是垂直关系，且肛门形成的皱襞不再展开

六、术后临床管理

（一）术后护理

术后护理是保证手术成功的重要环节。

（1）患者麻醉清醒后仍取平卧位，卧床休息至缝线拆除，以减轻会阴部切口张力。用抗生素预防感染。

（2）予以抑制肠蠕动药物3天，如咯哌丁胺或盐酸地芬诺酯，以控制大便的形成和肠液的分泌，保证3天内不排便，给流质或无渣半流质饮食。术后3天给予缓泻剂以软化大便，保持大便通畅，防止便秘，避免用力排便而影响切口愈合，之后逐渐过渡至普食。

（3）术后留置Foley尿管24 h，保持外阴清洁，术后每日常规冲洗外阴2次，并于便后及时冲洗。敷料如有渗血、渗液或污染时，应及时更换。给予必要的支持疗法。

（4）伤口未愈合前，排便忌用腹压，无特殊情况时避免肛查，必要时给予缓泻剂，以保持大便通畅，防止便秘，避免用力排便而影响切口愈合。

（二）术后并发症的观察与护理

（1）陈旧性会阴裂伤修补术后常见的并发症为切口感染与切口裂开，多由营养不良或术前肠道准备不充分引起。

（2）术中瘢痕组织清除不彻底，留有无效腔。

（3）术后肛门护理不及时、过早排便或便秘等因素，可致切口感染与切口裂开。为避免其发生，应针对诱发因素做好预防与治疗工作，术前改善营养状况，肠道准备要彻底，术后保持会阴部清洁、干燥，及时更换污染敷料，早期控制排便，后期保持大便通畅，防止便秘。每日进行缩肛、提肛功能训练，促进肛门括约肌功能早日恢复。患者应于术后6～12周门诊随访，当发现存在粪失禁症状时，应及时咨询妇科相关专家或肛肠外科医生。有随机对照研究指出，Ⅲ、Ⅳ度会阴裂伤患者在行外层括约肌修补术后粪失禁的发生率较低，约60%～80%的患者于术后12个月并无粪失禁症状。

（三）术后盆底康复治疗

生物反馈和盆底训练是肛门括约肌损伤后进行康复治疗的常用手段，

盆底功能障碍性疾病／诊治与康复 妇产分册

其目的是增强肛门括约肌的收缩力、提高直肠感觉阈值、纠正排便时肛门括约肌和盆底肌的不协调运动。但各种康复技术的应用尚未达成国际共识，无统一的标准和原则。患者可以进行与直肠扩张和排便感觉缺失相关的感觉训练，以及直肠扩张时括约肌快速收缩的力量和协调训练。目前，临床上常用的康复训练包括生物反馈、盆底会阴运动疗法、感觉再训练和电刺激疗法，建议在会阴修补术后 2 周开始康复训练，约持续 6～8 周。

（1）生物反馈是一种行为疗法，包括盆底加强训练和视觉反馈训练。在首次训练阶段，应指导患者在直肠扩张缺失的情况下收缩肛门括约肌和耻骨直肠肌，指导患者运用 Kegel 动作加强肌肉力量，可以在门诊或家庭进行训练。作用机制可能与通过调节大脑皮层重建排便反射相关。

（2）盆底会阴运动疗法可以用来训练肛提肌，改善盆底脏器支撑和盆底肌耐力、协调性，并增加腹部会阴应力反射，对存在会阴下降或盆底松弛的患者有效。训练包括指导患者调整呼吸运动的放松训练、本体感觉训练、盆底协调性和肛门收缩训练。

（3）感觉再训练的目的是提高粪失禁患者感知由粪便或气体引起的直肠扩张（直肠感觉）。训练方法包括①生物反馈训练，用高于或低于排便感觉阈值的充气球囊引起直肠反复扩张，患者用力收缩肛门括约肌，可同时训练感觉功能和肛门括约肌力量；②容量训练，用温水灌肠，采用肛门测压的最大耐受量作为灌肠的初试液体量，患者用最大力收缩肛门并尽可能长时间保留液体，随后灌肠液体量逐渐增加或减少，直到患者的直肠感觉阈值恢复正常。

（4）电刺激疗法采用直接或间接刺激外周神经使肌肉收缩，从而增强肛门括约肌的耐疲劳性和外括约肌的活力。

七、预　后

Ⅲ～Ⅳ度陈旧性会阴撕裂的近期手术效果非常理想，治愈率和改善率分别高达 96.3％和 100％。但亦有相反意见，有报道指出术后有 48％的患者存在与肛门括约肌功能下降有关的远期症状，而客观检查也显示肛门括约肌功能减退。因此，手术远期疗效的评价还有待长期随诊和客观检查指标的结果。

Ⅲ、Ⅳ度会阴裂伤是复发的一个独立危险因素，患者再次妊娠进行阴道分娩时严重会阴裂伤复发的风险增加5倍左右，其中Ⅳ度会阴裂伤复发率远高于Ⅲ度裂伤，但将Ⅲ、Ⅳ度会阴裂伤作为预测其复发的依据依然有限。因此，如何选择Ⅲ、Ⅳ度会阴裂伤术后患者再次妊娠的分娩方式，目前并无定论。若行阴道分娩，尚无研究证明预防性会阴侧切可防止Ⅲ、Ⅳ度会阴裂伤再次发生。若患者术后持续存在会阴裂伤的相关症状，或肛压测值偏低，或肛内超声提示括约肌缺损，则可考虑行选择性剖宫分娩。

（周　勇　金杭美）

参考文献

Antonakou A，Papoutsis D，Henderson K，et al. The incidence of and risk factors for a repeat obstetric anal sphincter injury（OASIS）in the vaginal birth subsequent to a first episode of OASIS: a hospital-based cohort study. Archives of Gynecology & Obstetrics, 2017, 295（5）: 1201-1209.

Aigmueller T，Umek W，Elenskaia K，et al. Guidelines for the management of third and fourth degree perineal tears after vaginal birth from the Austrian Urogynecology Working Group. International Urogynecology Journal，2013，24（4）: 553-558.

Cornelisse S，Arendsen LP，Van Kuijk SM，et al. Obstetric anal sphincter injury: a follow-up questionnaire study on longer-term outcomes. International Urogynecology Journal，2016，27（10）: 1591-1596.

Eubanks A，Petersen SM. Postpartum Management After Obstetric Anal Sphincter Injuries. Obstetrics & Gynecology，2017，130（4）: 870-872.

Edozien L，Gurol-Urganci I，Cromwell D，et al. Impact of third-and fourth-degree perineal tears at first birth on subsequent pregnancy outcomes: a cohort study. Bjog, 2014, 121（13）: 1695-1703.

Frigerio M，Manodoro S，Bernasconi DP，et al. Incidence and risk factors of third-and fourth-degree perineal tears in a single Italian scenario. European Journal of Obstetrics & Gynecology and Reproductive Biology，2018，221: 139-143.

Gurol-Urganci I，Cromwell DA，Edozien LC，et al. Third-and fourth-degree perineal tears among primiparous women in England between 2000 and 2012: time trends and risk factors. Bjog，2013，120（12）: 1516-1525.

Illston JD, Ballard AC, Ellington DR, et al. Modified Beef Tongue Model for Fourth-Degree Laceration Repair Simulation. Obstetrics & Gynecology, 2017, 129（3）：491–496.

Jangö H, Langhoff-Roos J, Rosthøj S, et al. Recurrent obstetric anal sphincter injury and the risk of long term anal incontinence. American Journal of Obstetrics & Gynecology, 2017, 216（6）：610.e611.

Meriwether KV, Rogers RG, Dunivan GC, et al. Perineal body stretch during labor does not predict perineal laceration, postpartum incontinence, or postpartum sexual function: a cohort study. International Urogynecology Journal, 2016, 27（8）：1193–1200.

Wang H, Jayasekara R, Warland J. The effect of "hands on" techniques on obstetric perineal laceration: A structured review of the literature. Women Birth, 2015, 28（3）：194–198.

Stock L, Basham E, Gossett DR, et al. Factors associated with wound complications in women with obstetric anal sphincter injuries（OASIS）. American Journal of Obstetrics & Gynecology, 2013, 208（4）：327.e321.

Ahmed WS, Kishk EA, Farhan RI, et al. Female sexual function following different degrees of perineal tears. International Urogynecology Journal, 2017, 28（6）：917–921.

Salim R, Peretz H, Molnar R, et al. Long-term outcome of obstetric anal sphincter injury repaired by experienced obstetricians. International Journal of Gynecology & Obstetrics, 2014, 126（2）：130–135.

Friedman AM, Ananth CV, Prendergast E, et al. Evaluation of third-degree and fourth-degree laceration rates as quality indicators. Obstetrics & Gynecology, 2015, 125（4）：927–937.

Wall LL. Obstetric vesicovaginal fistula as an international public-health problem. Lancet, 2006, 368（9542）：1201–1209.

Bodner-Adler B, Hanzal E, Pablik E, et al. Management of vesicovaginal fistulas（VVFs）in women following benign gynaecologic surgery: A systematic review and meta-analysis. Plos One, 2017, 12（2）：e0171554.

Bai SW, Huh EH, Jung DJ, et al. Urinary tract injuries during pelvic surgery: incidence rates and predisposing factors. International Urogynecology Journal, 2006, 17（4）：360–364.

Smith GL, Williams G. Vesicovaginal fistula. Bju International, 1999, 83（5）：564–570.

De RD. Vesicovaginal fistula: a major healthcare problem. Current Opinion in Urology, 2009, 19（4）：358–361.

Bazi T. Spontaneous closure of vesicovaginal fistulas after bladder drainage alone: review of the evidence. International Urogynecology Journal, 2007, 18（3）：329–333.

Shirvan MK, Alamdari DH, Ghoreifi A. A novel method for iatrogenic vesicovaginal fistula treatment: autologous platelet rich plasma injection and platelet rich fibrin glue interposition. Journal of Urology, 2013, 189（6）：2125–2129.

Lazarou G, Grigorescu B, Powers K, et al. Transvaginal Injection of Fibrin Sealant for Closure of Vesicovaginal Fistula. Journal of Pelvic Medicine & Surgery, 2006, 12（6）：335–337.

Zhang Q， Ye Z， Liu F， et al. Laparoscopic transabdominal transvesical repair of supratrigonal vesicovaginal fistula. International Urogynecology Journal，2013， 24 （2）：337-342.

Zambon JP， Batezini NS.， Pinto ERS， et al. Do we need new surgical techniques to repair vesico-vaginal fistulas? International Urogynecology Journal，2010，21（3）：337-342.

Chu L， Wang JJ， Li L， et al. Laparoscopic repair of iatrogenic vesicovaginal and rectovaginal fistula. International Journal of Clinical & Experimental Medicine，2015，8（2）：2364-2370.

Utrera NM， Foneron A， Castillo O A. Laparoscopic vesicovaginal fistula repair. Archivos Espaoles De Urología， 2012，65（10）：887-890.

Miklos JR， Moore RD. Laparoscopic extravesical vesicovaginal fistula repair：our technique and 15-year experience.International Urogynecology Journal，2015，26（3）：441-446.

Angioli R， Penalver M， Muz L， et al. Guidelines of how to manage vesicovaginal fistula. Critical Reviews in Oncology/hematology，2003，48（3）：295-304.

Bora GS， Singh S， Mavuduru RS， et al. Robot-assisted vesicovaginal fistula repair：a safe and feasible technique. International Urogynecology Journal，2017，28（6）：1-6.

Rothenberger DA， Goldberg SM. The Management of Rectovaginal Fistulae. Surgical Clinics of North America，1983，63（1）：61-79.

Ommer A， Herold A， Berg E， et al. German S3-Guideline：rectovaginal fistula. German medical science：GMS e-journal，2012，10.

Teresa H， Debeche-Adams B. Rectovaginal fistulas. Clinics in Colon & Rectal Surgery，2010，23：99-103.

Tebeu PM， Fomulu JN， Khaddaj S， et al. Risk factors for obstetric fistula：a clinical review. International Urogynecology Journal，2012，23（4）：387-394.

Gazala MA， Wexner SD. Management of rectovaginal fistulas and patient outcome. Expert Rev Gastroenterol Hepatol，2017，11（5）：461-471.

Stoker J， Rociu E， Schouten WR， et al. Anovaginal and rectovaginal fistulas：endoluminal sonography versus endoluminal MR imaging. AJR. American journal of roentgenology，2002，178（3）：737-741.

邵万金.直肠阴道瘘的诊断和手术治疗.中华胃肠外科杂志，2016，19（12）：1351-1354.

申震，张海山，刘铜军.Musset 术治疗直肠阴道瘘 20 例临床分析.中华胃肠外科杂志，2014（12）：1241-1242.

Safar B， Jobanputra S， Sands D， et al. Anal fistula plug：initial experience and outcomes. Diseases of the Colon & Rectum，2009，52（2）：248-252.

彭慧，任东林.直肠阴道瘘的诊断治疗现状.中华胃肠外科杂志，2016，19（12）：1324-1328.

Lowry AC， Thorson AG， Rothenberger DA， et al. Repair of simple rectovaginal fistulas. Influence of previous repairs. Diseases of the Colon & Rectum，1988，31（9）：676-678.

Watson SJ， Phillips MRKS. Non-inflammatory rectovaginal fistula. British Journal of Surgery，1995，82（12）：1641-1643.

Tsang CB， Madoff RD， Wong WD， et al. Anal sphincter integrity and function influences outcome in rectovaginal fistula repair. Diseases of the Colon & Rectum 1998，41（9）：1141-1146.

Walters MD，Karram MM. 妇科泌尿学与盆底重建外科. 王建六，译. 北京：人民卫生出版社，2017.

第九章 慢性盆腔疼痛

第一节 概 述

一、定 义

慢性盆腔疼痛（chronic pelvic pain，CPP）的症状定位于盆腔，但可起源于盆腔内外的器官及其周围组织，为间歇性或持续性的下腹部或盆腔疼痛，至少持续6个月，并不只发生于月经期或性交时，与妊娠无关。CPP是育龄期妇女常见的一组症候群，国外报道妇科门诊因慢性盆腔疼痛就诊者占15％，国内报道为15％～25％。CPP患者常合并有腰骶部疼痛、性交痛、不孕、排便疼痛等症状，可引起多种器官的功能受损，导致患者的生活质量、婚姻质量和性功能明显下降，可严重影响社会公共健康。因其病因复杂，涉及较多的相关学科，有时诊断困难，治疗相对棘手。

二、分 类

由于盆腔解剖结构的近似和神经支配的复杂，疼痛的病因和症状常涉及生殖系统、泌尿系统、消化系统、运动系统、神经内分泌系统等较多相关学科。疼痛可能来源于一类疾病、一个系统，也可能由几种疾病、几个系统共同所致，如可能同时患有由子宫内膜异位症、间质性膀胱炎、盆底肌痉挛所致的盆底肌筋膜痛，以及情绪焦虑等。因为病因复杂，其临床症状与阳性体征不一定呈正相关的关系，有时，尽管患者疼痛剧烈，却找不到明确病因，称之为慢性盆腔疼痛综合征（chronic pelvic pain syndrome，CPPS）。目前，尚缺乏对慢性盆腔疼痛完善、统一的分类。本文就引起CPP的常见疾病按系统予以分类。

（一）来源于生殖系统的疾病

1. 盆腔炎性疾病（pelvic inflammatory disease，PID）

PID指女性上生殖道的一组感染性疾病，包括慢性子宫内膜炎、子宫肌炎、输卵管炎、卵巢炎及盆腔结缔组织炎等，主要出现在年轻、性生活活跃的妇女中，是引起 CPP 最常见的原因，引起慢性盆腔疼痛的概率高达 55%左右，而 3 次及以上 PID 引起慢性盆腔疼痛的概率可增加至 67%。炎症可局限于一个部位，也可同时累及几个部位，故临床表现多样。

2. 子宫内膜异位症和子宫腺肌症

子宫内膜异位症和子宫腺肌症是盆腔疼痛的主要原因之一，多发于育龄妇女。有资料显示，71%～87%的子宫内膜异位症患者合并有慢性盆腔疼痛，大多研究者认为慢性盆腔疼痛的病变分期与临床症状的出现与否及其严重程度的相关性不大。子宫内膜异位灶可种植在盆腔的很多部位，如卵巢、子宫骶韧带、子宫直肠窝、腹膜等。子宫内膜异位到盆腔任何部位都可引起盆腔痛，但疼痛的发生机制不同。其引起的疼痛的类型包括深部性交痛、非周期性盆腔疼痛、痛经、排尿或（和）排便时腹痛等。子宫腺肌症是子宫内膜异位症的特殊类型，其典型症状是继发性、进行性加重的经期下腹部及腰骶部胀痛不适。

3. 盆腔粘连

粘连指非连接部位的组织、器官及腹膜浆膜面间或浆膜面与非浆膜面间形成的连接。粘连所引起的盆腔痛约占此疾病的 1/3。通过腹腔镜开展"清醒疼痛定位"（conscious laparoscopy pain mapping，CLPM），发现盆腔粘连（15%～82.35%）。盆腹腔的粘连包含神经与痛觉敏感性移动结构相连。拉伸及活动所引发的刺激可能导致痛觉敏化，并且粘连结构的破坏可以缩短疼痛敏化的过程。

4. 盆腔静脉瘀血综合征（pelvic congestion syndrome，PCS）

PCS 最常见于 25～40 岁妇女，由于血液淤滞、盆腔静脉丛扩张使附件和子宫区域出现增生、瘀血、肿胀等，表现为钝性的盆腔痛，可放射至大腿上部，月经期、性交或劳累后腹痛程度加重，常伴尿频、便秘和月经紊乱。由于 PCS 是生育期疾病，提示可能与女性性激素相关。卵巢部位的腹部压痛及性交后疼痛病史是盆腔瘀血区别于其他因素而引起盆腔疼痛的鉴别要点。

5. 残余卵巢综合征 （ovarian remnant syndrome，ORS）

残余卵巢综合征（ovarian remnant syndrome，ORS）是指在卵巢完全

切除后少量皮质组织无意残留在盆腔，由此而导致慢性盆腔疼痛等一系列症状。典型症状是周期性腹痛和盆腔肿物，或者持续性疼痛伴急性加重。手术时保留的部分卵巢在术后发生病理变化不属于残留卵巢综合征。

6. 盆腔脏器脱垂（pelvic organ prolapse，POP）

盆腔脏器脱垂使盆底组织、筋膜和韧带的正常解剖关系改变，造成盆腔静脉丛迂曲，影响静脉回流，可能伴有慢性盆腔疼痛、下背部疼痛、月经过多、性交痛，偶尔会出现膀胱或肠道功能障碍。

7. 阴道/盆腔植入网片术后的 CPP

这是一类盆底功能障碍性疾病（pelvic floor dysfunction，PFD）术后的并发症，大大降低患者的生活质量，处理棘手，发生率可高达30%。症状包括性交痛，骨盆、阴道或臀部疼痛，闭孔或阴部神经痛，与手术适应证的掌握、放置网片的手术类型及手术技术有关。

8. 盆腔肿瘤引起的盆腔疼痛

盆腔肿瘤引起盆腔疼痛的原因：①肿瘤本身引起的疼痛；②肿瘤治疗引起的疼痛；③肿瘤伴发症；④心理和社会因素。

9. 其他

其他类型有异位妊娠、子宫切除术后输卵管脱垂等。

（二）来源于泌尿系统的疾病

国际尿控协会（2016年）根据症状及疼痛感受不同，将与膀胱相关的 CPP 分为四种类型：高度敏感性膀胱（hypersensitive bladder，HB）、间质性膀胱炎（interstitial cystitis，IC）、膀胱疼痛综合征（painful bladder syndrome，PBS）和合并 Hunner 病变的间质性膀胱炎。

首要症状是疼痛（持续的或反复的慢性盆腔疼痛），感觉到与膀胱相关的压迫或不适感，伴下尿路症状，如尿频、尿急以及夜尿等。因慢性盆腔疼痛就诊妇科的妇女，38%～85%有间质性膀胱炎。有学者根据疼痛的部位，将间质性膀胱炎/膀胱疼痛综合征分为两种临床类型，即盆腔区域疼痛及盆腔区域以外疼痛。盆腔区域疼痛以膀胱为中心，而盆腔区域以外疼痛指系统性疼痛综合征。

反复泌尿系统感染：表现为慢性耻骨上疼痛，伴有尿频、尿急、血尿。

尿道憩室：表现为尿道下方肿物、胀满感以及触痛。

其他：如膀胱肿瘤，症状可能与间质性膀胱炎相似，对于老年女性、吸烟、血尿患者，应该警惕膀胱肿瘤。还有少见的尿道综合征、放射性膀胱炎等。

（三）来源于消化系统的疾病

1. 肠易激综合征（irritable bowel syndrome，IBS）

其为常见的肠道疾病，病因不明，是引起慢性盆腔疼痛的最常见疾病之一，慢性盆腔疼痛在肠易激综合征中的发病率高于普通人群。根据Rome Ⅲ诊断标准：IBS 为在过去的 3 个月内腹部疼痛或不适（不适意味着感觉不舒服而非疼痛），每月至少 3 天出现症状，并且合并以下三项中的至少两项：①排便时疼痛缓解；②发病与排便频率改变相关；③发病与大便形状（外观）改变相关。临床表现可分为三种类型：便秘、腹泻、便秘 / 腹泻混合型。其中合并便秘型，以女性多见。

2. 溃疡性结肠炎（ulcerative colitis，UC）和克罗恩病（Crohn's disease）

由溃疡性结肠炎或其他原因引起的结肠炎的临床表现相似，但是由于存在溃疡，直肠出血更为常见。克罗恩病的典型表现是疲乏、腹泻伴有痉挛性腹痛、体质量下降、发热、便血等。炎症可穿透肠壁，导致纤维增生性狭窄和肠梗阻。

3. 慢性肛门痛综合征

应用 Rome Ⅲ标准：①慢性或复发性直肠疼痛；②每次发作持续时间超过 20 min；③其他原因除外。以上症状至少开始于 6 个月以前，且持续时间超过 3 个月。根据查体时向后牵拉耻骨直肠肌时有无压痛，分为两个亚型：有触痛，称之为肛提肌综合征；不会引起压痛，称为非特异性功能性肛门直肠痛。

4. 憩室性结肠炎（diverticular colitis）

常见部位是乙状结肠，导致节段性结肠炎。镜下和组织学表现多样，轻者仅为黏膜下出血，重者类似炎性肠病。病因不清，可能与黏膜脱垂、粪便蓄积以及局灶缺血有关。

5. 其他

如结直肠肿瘤、肛裂、痔疮、憩室炎、疝气等。

（四）来源于骨骼肌肉系统的疾病

1. 盆底肌筋膜疼痛综合征（pelvic floor muscle fascial pain syndrome）

盆底肌筋膜疼痛综合征指盆底的肌肉及相邻的筋膜疼痛，曾被描述为肛提肌疼痛、梨状肌综合征、肛提肌综合征及盆底肌肉痛觉过敏。疼痛的特点是久坐时加重，平卧髋关节弯曲体位或热敷时会缓解。病因包括感染、分娩、盆腔手术、外伤等。可伴有性交痛。症状可以单独存在，也可以是其他病理情况的前驱症状或后遗症，互为因果。

2. 耻骨炎

耻骨炎是非感染性耻骨联合的炎症，与妇科手术、妊娠分娩、运动、创伤等相关。行走、爬楼和咳嗽加重疼痛，检查耻骨上有压痛。

3. 其他

躯体形态发育异常导致肌肉用力不均衡，引起局部痛或牵涉痛。纤维组织肌痛、骶髂关节功能失常、椎间盘疾病等导致疼痛产生。

（五）来源于神经系统的疾病

神经病理性疼痛阴部神经痛是常见的外周神经痛。其诊断常为排除性的临床诊断，2008年出版"南斯标准（the Nantes criteria）"，其中5条重要的诊断标准为①阴部神经分布区域的疼痛；②疼痛在坐位时显著加重；③患者夜间不会因为疼痛而影响睡眠；④疼痛不伴客观感觉障碍；⑤诊断性阴部神经阻滞后疼痛减轻。南斯标准还有其他补充诊断标准、排除标准和不除外诊断的体征等。除阴部神经痛外，还有髂腹下神经、髂腹股沟神经、生殖股神经等引起的疼痛。

（六）精神心理问题

CPP的患者常会伴有焦虑、抑郁和睡眠障碍等精神心理问题。CPP与慢性应激和灾难性的生活事件（包括性伤害和躯体伤害）有关，很多患者并无病理改变，由心理方面的原因导致此病的概率为5%～25%。疼痛可以为心情所引起，其疼痛的特征为检查后不会触发或加重、遇有社会心理因素时发作、部位弥散、持续性、钝痛等。

（盛少琴　顾一鸣）

第二节　发病机制

慢性盆腔疼痛的发病机制尚不明确。目前对其可能的病因进行研究后提出一些假说，慢性盆腔疼痛的起源主要有三种学说：伤害性学说、炎症性学说和神经性学说。有害性刺激引起的疼痛可进一步导致组织损伤，炎症性疼痛是由炎症过程引起的，而神经性疼痛是由中枢或外周神经系统功能障碍引起的。

一、伤害性疼痛

疼痛的特殊受体包括感受触觉的 Meissner 小体、感受压力的 Pacinian 小体和感受本体感觉的 Ruffini 小体。这些受体将物理刺激转化为主要由 C 型神经纤维传递的生化信号。

疼痛可以分为两大类型：内脏型和躯体型。内脏型疼痛是指由肠管、膀胱、直肠、子宫、卵巢及输卵管等引起的疼痛感觉，而对应的躯体型疼痛是指皮肤、筋膜和肌肉，如外生殖器、肛门、尿道及壁腹膜所引起的疼痛感觉。内脏神经的密度远低于躯体神经，故内脏的感觉范围大，定位不准确。内脏痛表现为弥漫性和钝痛，这可能与牵涉痛有关，即由受刺激内脏相同神经支配的体表皮肤也表现出疼痛。牵涉痛在临床上可能表现为阈下刺激触发的皮肤痛觉过敏，也可能是由非疼痛刺激引起的异常性疼痛，这在慢性疼痛中更常见。牵涉痛也可能导致牵涉区域骨骼肌持续性收缩，而出现肌筋膜触发点。所以，牵涉痛有两层含义：一是疼痛发生在远离该内脏的明显正常的部位；二是由于某部位皮肤痛觉过敏，即使是明显无伤害的表浅刺激，也会导致某部位甚至某皮节的疼痛。这可以解释原发病变在一个器官，而随之产生三位一体的痛经、肠易激综合征和间质性膀胱炎的症状。

伤害性内脏痛可由器官扩张、痉挛、出血、炎症、肠系膜牵引和肿瘤引起。有很多研究表明子宫内膜异位症可引起伤害性内脏痛。另一项研究表明，子宫内膜异位病灶具有高密度的感觉和交感神经末梢。然而，最重要的问题仍然是消除有害刺激是否会终止疼痛。在随机对照试验中表明，去除子宫内膜异位病灶可改善临床疼痛评分。但值得注意的是在某些情况下，疼痛的部分缓解可能由其他的疼痛机制所致。

二、炎症性疼痛

炎症是慢性盆腔疼痛的常见原因。炎症性疼痛与交叉敏化现象有关。某一器官反复的疼痛刺激可能导致来自同一脊髓节段后跟的器官假性疼痛。这可能解释了慢性盆腔疼痛与肠易激综合征和膀胱疼痛综合征的关系。许多炎症介质与慢性盆腔疼痛有关。

（一）肿瘤坏死因子（TNF）

TNFα 是由参与炎症过程的细胞，如中性粒细胞、淋巴细胞和自然杀伤细胞产生的细胞因子。Bedaing 等表明子宫内膜异位症患者腹腔积液中 TNFα 浓度高于对照组。TNFα 可能增加慢性疼痛患者前列腺素 E2 和 F2a 的产生，从而加重痛觉过敏。这个观点是有临床证据的，子宫内膜异位症患者腹腔积液中的 TNFα 浓度高于对照组，使用英夫利昔单抗（抗 -TNFα）治疗深部浸润型子宫内膜异位症的随机对照试验中显示治疗后有明显改善。

（二）前列腺素

两种主要类型前列腺素 E2 和 F2a 在炎症中起重要作用。它们通过刺激组胺、血清素和神经生长因子等其他炎症介质的释放来直接或间接介导炎症。前列腺素由花生四烯酸的环氧合酶（cox）合成。cox 以两种形式存在，其中 cox2 在许多炎性细胞中更重要。研究表明，子宫内膜异位症患者组织中 cox2 的水平高于正常子宫内膜患者，而且雌激素增加了 cox2 的活性，故抗雌激素药物可间接降低前列腺素的水平。尽管非甾体抗炎药治疗慢性盆腔疼痛非常常用，但没有随机对照试验评估其疗效。

（三）神经生长因子（NGF）

NGF 在介导疼痛中起重要作用，它能增加疼痛感受器、小神经纤维和交感神经节的数量。NGF 还可通过诱导感染区域物质 P 的表达而引起疼痛。一些研究显示在子宫内膜异位病灶中含有高浓度的 NGF。仓鼠的研究显示 NGF 的产生可由雌激素诱发，由黄体酮抑制。由于改变激素水平可能影响 NGF 水平，故激素可用于调节临床上的疼痛。

（四）肥大细胞

肥大细胞存在于结缔组织中，其含有许多炎症介质，如组胺、血清素和神经生长因子。肥大细胞脱颗粒并释放，可引起疼痛。Anaf 等发现在子宫内膜异位病灶处肥大细胞数量增加，尤其是在神经末梢附近。肠易激综合征患者的肥大细胞的浓度很高。Barbara 等表明肥大细胞与间质性膀胱炎之间有一定的关系，这也解释了此两种情况的关联和共存关系。为了减轻疼痛，肥大细胞抑制剂（如己酮可可碱）可以抑制粒细胞释放炎性介质，Kamencic 和 Thiel 已经表明此类药物在子宫内膜异位症患者术后使用时，可致疼痛评分显著降低。

（五）白细胞介素

白细胞介素 –1（IL-1）在子宫内膜异位症患者腹腔液中的浓度很高，它作为一种炎症介质，可能引起纤维化和粘连。同样，由血管生成的白细胞介素 –8（IL-8）可导致炎症反应的产生。其他白细胞介素，如白细胞介素 6（IL-6），在慢性疼痛中也可能起作用，但这尚未明确。有人认为正常患者和慢性盆腔疼痛患者的腹腔液中 IL-6 水平无显著差异；也有显示轻至中度子宫内膜异位症患者的血清 IL-6 水平较正常患者有所升高，提示 IL-6 可能被用作子宫内膜异位症的血清标志物。

三、神经性疼痛

女性内生殖器官主要由交感神经和副交感神经所支配。交感神经纤维自腹主动脉前神经丛分出，下行入盆腔后分为两部分。第一部分是骶前神经丛。骶前位于第 4、5 腰椎前方。大部分在宫颈旁形成骨盆神经丛，传导宫颈、宫体以及膀胱上部的感觉。第二部分是卵巢神经丛。传导来自卵巢、输卵管及其附近结缔组织的感觉，沿卵巢血管经主动脉丛，达肠系膜上丛，最后到 T10 髓节。故卵巢的疼痛常引起 T10、T11 皮节的牵涉痛。副交感神经由骶神经分出，形成膀胱丛、子宫阴道丛，分布于膀胱、子宫、阴道及外生殖器官，其感觉神经经过盆神经丛传导至 S2-S4 脊髓节段。盆腔疼痛大多是由沿着与内脏神经的交感或副交感神经一起走行的感觉神经传导的。传导内脏疼痛的周围神经纤维是沿着交感和副交感神经走行，分别进入 T1-L3 的脊髓后角和 S2-S4 的副交感神经核。传导躯体疼痛的周围神经由脊神经通过相应的脊节后根进入脊髓后角。

神经性疼痛通常由对中枢或外周神经系统的损害引起。中枢敏化是中枢神经系统功能障碍的表现，即使在去除疼痛来源之后，中枢仍能够持续感受疼痛信号，但我们不甚了解其确切的机制。然而，中枢敏化的主要临床症状是皮肤痛觉过敏（在受损区域的痛阈降低）、皮肤异常疼痛（非疼痛性刺激产生的疼痛），以及存在收缩肌触发点疼痛。研究显示，慢性盆腔疼痛患者的这些征象明显高于对照组。Berkley 等也发现子宫内膜异位囊肿的大鼠患有阴道痛觉过敏，但这两个部位之间没有直接的解剖学联系，这提示可能是中枢神经病变起的作用。Tenambel 认为分娩、盆腔腹腔镜手术、剖宫产手术、盆腔炎性疾病、外伤等引起的下腹下神经丛的损伤及由此引起的神经重建亦可导致慢性盆腔疼痛。神经性疼痛的另一个证据是，并不是所有患有子宫内膜异位症的女性都患有疼痛，有些患者在做腹腔镜检查时偶然发现子宫内膜异位症，这提示可能管理神经感知的疼痛基因存在不同水平的变化。在一些子宫内膜异位患者中，去除病灶后仍存在疼痛，如果我们能够提前识别这些患者，便可以避免不必要的手术成本和手术风险。在神经病理性疼痛新的治疗方法上，如加巴喷丁和阿米替林等神经调节剂具有良好的效果。

一项随机试验显示，56 名慢性盆腔疼痛患者单独使用加巴喷丁与阿米替林联合使用可显著改善疼痛评分。

（盛少琴　应佳微）

第三节 诊断方法

一、病史采集

慢性盆腔疼痛（chronic pelvic pain，CPP）的病因复杂，涉及女性生殖系统、泌尿、消化、骨骼肌肉、神经精神系统等多个学科、多器官病变及功能障碍。目前研究认为，子宫内膜异位症、间质性膀胱炎、肠易激综合征、盆腔炎性疾病和盆腔静脉瘀血综合征，是引起慢性盆腔疼痛的最常见病因。不同病因、不同器官的疼痛分别有其相应的特点，因此，对于慢性盆腔疼痛的诊断，详细的病史采集非常重要。通过详细询问病史，了解慢性盆腔疼痛的病因和疾病的相关情况，建立对疾病诊断的初步印象，判断患者的心理健康状态，并且在交流过程中，与患者建立良好的医患关系，对治疗非常有益。

询问病史可采用填写问卷和问诊相结合的形式进行。疼痛问卷有助于更好地记录和描述患者的症状，可参考国际盆腔痛协会（International Pelvic Pain Society，IPPS）的盆腔痛评价表进行，包括脐部以下盆腹腔及腰骶部疼痛的时间以及疼痛的相关症状，如排卵期疼痛，月经来潮前的疼痛，月经期的痉挛性或非痉挛性疼痛，月经结束后的疼痛，性生活时阴道烧灼痛或盆腔深部痛，性生活后盆腔痛，膀胱充盈时疼痛，排尿时疼痛，下腹疼痛伴大便改变、腰背痛、偏头痛、腹股沟区疼痛等内容。

问诊则需着重了解疼痛发生的诱因、部位、性质、持续时间、强度、疼痛变化特点、有无放射痛、伴随症状、加重或缓解因素，与月经周期的关系，是否同时伴有痛经和性交痛，是否与排尿、排便相关，是否与运动及体位相关，对患者生活质量的影响程度以及是否使用抗生素治疗，既往治疗效果等。慢性盆腔疼痛如与月经相关，需详细了解疼痛具体发生时间是在月经期还是在排卵期，以判断疼痛是与子宫内膜异位症还是排卵相关。

若有性交痛，需了解是性交时痛还是性交后痛，持续时间，以及是阴道口痛、阴道深部痛还是下腹痛。子宫内膜异位症往往是性交时阴道深部或下腹痛；阴部神经痛往往是性交开始时阴道口或阴道内疼痛，持续数小时甚至数天；盆腔炎往往是性交后下腹疼痛。若疼痛与排尿相关，应详细了解是否合并尿频、尿急、夜尿增多，了解每次的排尿量、是尿道口疼痛还是憋尿时疼痛、疼痛与排尿的关系等泌尿系统症状。若疼痛与排便相关，则应详细了解是否合并便秘、腹泻或其他与肠道相关的症状。

疼痛诊断应该包括疼痛评分和对患者生活质量影响的评估。疼痛评分可采用视觉模拟量表（VAS），它是采用一条 10 cm 长的直线，横线的一端为 0，表示无痛；另一端为 10，表示剧痛。患者根据自我感觉在直线上的相应部位做记号，表示疼痛的程度。其中，0 cm：0 分，表示无痛，无任何疼痛感觉；1～3 cm：1～3 分，表示轻度疼痛，不影响工作、生活；4～6 cm：4～6 分，表示中度疼痛，影响工作，不影响生活；7～10 cm：7～10分，表示重度疼痛，疼痛剧烈，影响工作及生活。这一评分为主观评分，可以间接反映疼痛对患者的影响程度，也可反映既往的治疗效果。

子宫内膜异位症所致的慢性盆腔疼痛常表现为继发性痛经，进行性加重，常伴有月经失调。盆腔病变较严重时，下腹及腰骶部胀痛于月经后亦不能缓解，出现深部性交痛、不孕、肠道或泌尿道症状等。尤其是子宫内膜异位的深部浸润病灶常见于宫骶韧带和子宫直肠陷凹，由于局部组织致密和神经末梢丰富，疼痛更为明显。

盆腔炎性疾病引起慢性盆腔疼痛，患者多有盆腔炎病史，主要症状为下腹部坠胀、疼痛及腰骶部酸痛，其特点为持续性钝痛及隐痛，常在劳累、性交后或月经前后加剧，且常合并有异位妊娠、不孕及盆腔炎反复急性发作等后遗症。

盆腔静脉瘀血综合征表现为下腹部钝性酸痛或下坠感，长时间站立或活动后疼痛加剧，卧床后减轻，疼痛往往在月经前开始加重，来潮后减轻，常伴有外阴肿胀及坠痛感，部分患者可见皮肤表面静脉曲张，也可表现为深部性交或性交后疼痛，其特征为"三痛两多一少"，即盆腔坠痛、低位腰痛、性交痛，月经多、白带多、妇科检查阳性体征少。

二、体格检查

详细的病史询问和全面的体格检查是慢性盆腔疼痛诊断和鉴别诊断的基础。询问病史后，应行全面的体格检查，最好在疼痛发作时进行。首先检查全身系统是否正常，然后进行妇科检查。经过评估确定疼痛是否源于妇科疾病，若非妇科因素所致，可给予患者恰当的就诊指导。

（一）全身检查

从接诊开始，患者所处的不同体位均可为疾病的诊断与鉴别诊断提供有用的信息，需包括站立位、坐位、卧位及膀胱截石位等不同体位、多系统的全面查体。首先检查骨骼肌肉及神经系统有无异常，骨骼肌肉异常导致的慢性盆腔疼痛常随体位变化或活动而改变，休息后疼痛明显缓解，受累肌肉用力时疼痛加剧。然后进行腹部检查，通过触诊来检查有无触痛和疼痛激发点，确定产生疼痛的组织；注意腹肌张力、腹部压痛、反跳痛，判断有无腹膜刺激征；鉴别疼痛是来源于腹壁还是腹腔内，检查应包括抬头试验或直腿抬高试验以增加腹直肌张力，该试验会使腹壁的疼痛加剧，而内脏疼痛减轻。

（二）妇科检查

妇科检查可较精确地发现疼痛的部位，有时可诱发间歇出现的较典型的盆腔疼痛，有利于疼痛原因的确定，是寻找慢性盆腔疼痛病因的基本检查方法。检查时需注意阴道前庭部位的疼痛和压痛，感知会阴部肌肉和肛提肌的强度和张力，判断是否有盆底肌肉的疼痛触发点；触摸阴道前壁以了解尿道和膀胱基底部是否有压痛和憋尿感，此为间质性膀胱炎的特征之一。双合诊及三合诊可以检查子宫附件的基本情况，以及子宫附件与直肠、膀胱、腹壁等是否有粘连，检查时需注意有无宫颈举痛、附件区增厚及包块以及盆腔各器官的活动度。特别需要强调三合诊检查宫骶韧带是否增粗、有无触痛结节、阴道直肠膈有无肿块。

子宫内膜异位症患者的子宫一侧或双侧附件区可能触及与子宫紧密粘连的囊性、不活动包块（有轻压痛）、宫骶韧带、子宫后壁下段、阴道直肠膈触及痛性结节。宫骶韧带触痛、局部结节形成以及子宫固定等阳性体征均有助于子宫内膜异位症的诊断。子宫腺肌症主要表现为子宫增大，多为均匀性增大，质地偏硬。

盆腔炎性疾病轻度患者可在一侧或双侧附件区触及条索状增厚或腊肠型增粗，有轻度压痛，重者可在双侧附件区或子宫后侧方触及大小不等、形态不规则的囊性包块，不活动，多有压痛；子宫固定，活动受限；主骶韧带增粗、变硬，严重者甚至呈冰冻骨盆。

盆腔静脉瘀血综合征患者的妇科检查阳性体征少，可有下腹部轻度深压痛，亦可无明显压痛点，即使在患者最疼痛的部位也软如海绵，没有腹肌紧张和反跳痛。妇科检查可能见到大阴唇静脉异常充盈，甚至静脉曲张。

三、辅助检查

（一）试验室检查

试验室检查主要包括基本检查，如血尿常规、肝肾功能、肿瘤标志物（CA125、CEA、CA199 等）、阴道分泌物检查、淋菌、衣原体、支原体及宫颈细胞学检查，有排尿相关疼痛的患者行中段尿培养。

（二）影像学检查

影像学检查主要包括超声、CT、MRI 等。彩色多普勒超声以其重复性好和无创性的特点在妇科临床中应用最为广泛，是协助诊断慢性盆腔疼痛病因的常用方法，能够帮助确定盆腔肿块的来源、性质。若怀疑为恶性肿瘤或肿物性质难以确定时，MRI 和 CT 是具有诊断价值的无创性检查，尤其是 MRI，可以对盆腔肿块的性质、来源进行有效判别。

盆腔静脉瘀血综合征首选超声筛查，还可行盆腔静脉造影检查，其典型表现为卵巢静脉丛瘀血，子宫静脉充盈扩张，卵巢静脉最大直径＞10mm，或扩张的静脉直径达正常的 1 倍以上，造影剂疏散缓慢。近年来，增强磁共振静脉造影使用逐步增多，多层重建不仅能够诊断卵巢静脉曲张，同时还可以发现卵巢静脉曲张的部分原因和除外盆腔及腹腔的其他病变。

（三）腹腔镜检查

随着微创技术的蓬勃发展，腹腔镜技术由于其创伤小、出血少、恢复快等优点，已被逐渐应用于部分慢性盆腔疼痛的诊治。腹腔镜下可以直视盆腔脏器、组织，清楚探查子宫、卵巢、输卵管、盆腔腹膜、韧带膀胱以及阑尾等，必要时可以取组织活检，为妇科慢性盆腔疼痛的诊断提供了有力的证据。对慢性盆腔疼痛严重影响生活和工作、经妇科检查和影像学检查及充分治疗后仍不能明确诊断或疗效不明显者，腹腔镜检查是明确诊断的金标准。

对可疑子宫内膜异位症患者，最新的欧洲人类生殖及胚胎学会子宫内膜异位症诊疗指南推荐临床医生实施诊断性腹腔镜手术。在腹腔镜检查过程中，若发现明确的病灶，可以同时进行治疗，避免了二次手术，如同时行盆腔粘连分离，子宫内膜异位病灶切除或电凝等。

腹腔镜下盆腔静脉瘀血综合征的典型表现为盆腔内静脉增粗、迂回、曲张或成团状，或阔韧带内见紫蓝色静脉团块，血管增粗迂曲，子宫呈花斑样改变。

文献报道，慢性盆腔疼痛患者中，通过腹腔镜手术确诊并处理后，患者的疼痛症状可明显改善或消失。

（四）宫腔镜检查

对慢性盆腔疼痛疑为宫腔病变的患者，必要时需应用宫腔镜技术寻找病因来明确诊断。宫腔镜是诊断宫腔内病变的金标准，宫腔内病变如内膜息肉、黏膜下肌瘤、宫腔粘连以及节育器异位等基本可以在宫腔镜下明确诊断并治疗。

（五）膀胱镜及结肠镜检查

对可疑泌尿系统及消化系统疾病者，必要时行膀胱镜或结肠镜检查，详见相关章节。

（六）心理因素评估

心理因素对慢性盆腔疼痛的影响同样不容忽视。长期疼痛易伴有焦虑和抑郁，也需仔细评估和治疗，抑郁也可表现为躯体疼痛，或两者亦可相互触发，疼痛常为社会心理因素引发，正常情况下及检查时不会触发或加重。

（黄燕明　盛少琴）

第四节 治 疗

慢性盆腔疼痛的病因复杂，处理亦十分棘手，往往需要药物治疗、手术干预及心理支持治疗等多种方法的综合，不管哪种治疗方法目的均在于改善患者的功能并尽可能缓解疼痛。如果明确慢性盆腔疼痛的病因，那么祛除病因是最好的治疗办法；如果不能明确病因，则控制疼痛就显得尤为重要，该病的治疗通常需要妇科、心理科和理疗科以及中医科等多学科协作。

一、非手术治疗

非手术治疗的治疗原则主要包括以下几个方面：将治疗病因与缓解疼痛相结合；强调功能改善；有神经病理因素参与时可用药物改善精神和心理状态；阶梯性使用镇痛药。

（一）西药治疗

慢性盆腔疼痛的药物治疗主要包括镇痛药、抗抑郁药、心理调节药、激素类药物、其他类药物。

1. 镇痛药

慢性盆腔疼痛镇痛药的治疗原则参照三阶梯止痛药物治疗指南。口服给药为首选给药途径，不宜口服的患者可选用其他给药途径：如皮下注射、透皮贴剂等。根据患者的疼痛程度按阶梯用药，有针对性地选用不同镇痛强度的药物。轻度疼痛时可选用对乙酰氨基酚或非甾体类抗炎药物；中度疼痛时可选用弱阿片类药物，也可合用非甾体类抗炎药物；重度疼痛时可选用强阿片类药，也可合用非甾体类抗炎药物。合用可增强阿片类药物的止痛效果，减少药物用量。如果药物成瘾，应进行心理干预。联合应用不同作用部位及作用机制的药物可以提高疗效，例如对肌痉挛或紧张导致的疼痛，联合应用镇静剂（或肌松药）和阿片类镇痛药（或非甾体类抗炎药）可以取得较好的效果。

2. 抗抑郁药

三环类和选择性 5- 羟色胺再摄取的抑制剂已被证明是治疗抑郁的药物，同时它们可以治疗抑郁以外的疾病。如三环类抗抑郁药（丙米嗪、地昔帕明、多虑平等）被证实在某种程度上可提高患者耐受疼痛的水平，但并非对所有的慢性疼痛综合征有效。选择性 5- 羟色胺再摄取的抑制剂在治疗慢性疼痛综合征中的作用不是很明确。

目前，尚无充分证据证明抗抑郁药对慢性盆腔疼痛具有实质性改善作用，三环类药在治疗其他疼痛的过程中显示可能改善慢性盆腔疼痛。由于抑郁症与慢性盆腔疼痛之间存在联系，从这一点看，是支持抗抑郁药可治疗慢性盆腔疼痛的。

3. 心理调节药

谷维素主要作用于间脑的自主神经系统与分泌中枢，能改善和调节自主神经功能失调、内分泌平衡障碍及精神失调等症状，同时能稳定情绪、减轻焦虑及紧张状态，具有弱安定作用，使患者身心放松，从而缓解由部分心理因素引起的慢性盆腔疼痛。但长期服药可能出现皮疹、乳房肿胀、油脂分泌过多、脱发、体重增加等不良反应。

4. 激素类药物

运用激素类药物的目的是阻止体内激素周期性刺激和异位内膜组织周期性出血。激素治疗可以有效缓解与子宫内膜异位症及盆腔瘀血综合征相关的疼痛。目前，临床上常用的激素类药物和药具包括口服避孕药、孕激素、促性腺激素释放激素激动剂（GnRH-a）以及左炔诺孕酮宫内缓释系统（LNG-IUS）。复方口服避孕药对部分慢性盆腔疼痛尤其是痛经和子宫内膜异位症相关疼痛具有较好的治疗效果。孕激素虽然对慢性盆腔疼痛治疗有效，但治疗效果在停药 9 个月后不能维持，且有不良反应（如体重增加和痤疮等较为显著）。使用 GnRH-a 的患者停药 1 年后在疼痛评分、症状和查体评分、情绪与性生活状态方面的改善明显优于使用孕激素者，但药物引起的绝经后系列症状和骨质疏松问题需要引起关注。这些药物治疗缓解症状的效果与用药时间有关。LNG-IUS 能有效治疗伴有慢性盆腔疼痛的子宫内膜异位症和（或）子宫腺肌病的患者，具有保护子宫内膜的作用，可长期应用，适用于没有生育要求的妇女。

5. 其他类药物

重组人 TNF-α 结合蛋白可以使腹膜上异位子宫内膜病灶体积缩小64%，能有效抑制病灶的发展和相关的粘连。用免疫增强调节剂罗唑利宾和左旋咪唑治疗后，可使子宫内膜异位种植灶退化；白三烯受体拮抗剂可应用于对前列腺素合成酶抑制剂无反应的子宫内膜异位症；基质金属蛋白酶抑制剂可减慢人类子宫内膜异位病变的发生。但以上这些药物的研究尚不成熟，需要进一步进行试验和临床研究。

肠易激综合征是最常见的慢性盆腔疼痛原因之一，抗胆碱能药如硫酸莨菪碱对改善肠易激综合征的疼痛可能有效；以腹痛或胀气为主的患者可使用解痉药物；便秘为主者必要时可使用渗透性轻泻剂。

间质性膀胱炎女性比男性常见，戊聚糖多硫酸钠是 FDA 唯一推荐用于治疗间质性膀胱炎的药物，其作用机制可能为修复膀胱表面的渗出性改变，通过使膀胱逼尿肌缺血及减少膀胱壁的神经支配，从而暂时缓解病情。西咪替丁也可以使某些患者的疼痛减轻、夜尿减少，也有报道使用膀胱内肝素、二甲亚砜和抗生素治疗间质性膀胱炎。

（二）中药和针灸推拿治疗

1. 中药治疗

中药治疗慢性盆腔疼痛有其独特的优势，临床疗效尚可。"瘀血内阻"是慢性盆腔疼痛的基本病机。湿热、寒凝、气滞、肾虚、气虚等均可导致瘀血内阻，从而出现"不通则痛"或"不荣则痛"。本病以实证居多，或虚实夹杂以实证为主，主要有肝郁气滞、肝旺脾弱、热毒壅滞、湿热瘀结、寒湿凝滞、气血虚弱、肝肾阴虚等证。临证时根据不同辨证进行组方用药。按照辨证论治的原则，结合其病机特点分别采用理气、柔肝、健脾、清热、除湿、温经、化瘀及益气养血、益肾养肝等治疗方法。肝郁气滞证用柴胡疏肝散疏肝理气行滞；肝旺脾弱证用当归、芍药散柔肝健脾；热毒壅滞证用五味消毒饮加减清热解毒；湿热瘀结证用红藤汤清热解毒，化瘀散结；寒湿凝滞证用少腹逐瘀汤温经散寒，活血化瘀；气血虚弱证用当归补血汤加减；肝肾阴虚证可用一贯煎加减滋肾养肝止痛。同时，本病在驱邪的同时应当固护正气，以防过度使用攻伐药物伤其正气而加重病情，而且固护正气可以明显缩短该病疗程，提高疗效。腰脊酸痛者可在前方基础上加狗脊、杜仲、桑寄生、川断补益肝肾，强健筋骨；若倦怠乏力，则加黄芪、党参、茯苓、白术等药物补气健脾等。口服中成药有多种，如康妇炎胶囊、金刚藤糖浆、桂枝茯苓丸等。

中医药治疗慢性盆腔疼痛除口服给药外，还强调外治。可用中药汤剂浓煎后灌肠、中药外敷包热敷神阙穴（肚脐）、阴道给药离子导入、中药熏蒸等不同给药途径使药物直达病所，达到治疗目的。外治疗法能弥补内服药对胃肠道有刺激、生物利用度低、局部药物浓度不高等缺陷，对慢性盆腔疼痛有一定的疗效。此外，康妇消炎栓、盆炎康栓、内异康复栓和妇安宁栓等中成药外用制剂也有一定的临床疗效。

2. 针灸推拿治疗

针灸推拿治疗对于慢性盆腔疼痛有一定的疗效：根据经络学循经取穴、疏通经络之气血，补泻结合，方法安全有效且简便易行。可以用体针、耳针、艾灸、腹针、电针、穴位注射、经皮穴位电刺激等方法。可以用单一方法治疗，也可以两种或三种方法综合治疗。一般使用关元、中极、维胞、子宫、三阴交、肾俞、次髎、下髎、足三里等穴位。

（三）物理治疗

1. 体外高频热疗机治疗

高频电磁场对组织的热效应可以使局部组织温度升高而使血管扩张、组织细胞的通透性升高，血液循环及淋巴循环加快，组织营养增强，促进新陈代谢产物产生和致痛、诱发炎症的化学物质排出而产生治疗作用、缓解疼痛。热效应可降低骨盆底肌肉的张力，缓解盆底肌肉痉挛，消除患者会阴和腰骶部肌肉的胀痛感，使疼痛缓解。用体外高频热疗机对盆腔进行局部热疗需在月经干净 3 天后进行。治疗温度为 38.5 ～ 40.0℃，连续 1 h 为一次治疗，每天一次，5 天为 1 个疗程，间隔 5 天后行第 2 个疗程治疗，适用于特发性慢性盆腔疼痛。

2. 经皮脉冲电刺激治疗

电刺激的作用可加速肌肉收缩和神经传导运动，使得机体血液循环加速，直接改善盆腔的血液循环，减少盆腔血管的瘀血程度。另外，局部低频电刺激有抑制前列腺素分泌、对抗前列腺素的作用，提高痛阈，从而缓解疼痛。采用神经肌肉治疗仪在非月经期给予腹部低频电刺激治疗，每月10次，共3个月，可有效缓解部分患者的慢性盆腔疼痛症状，适用于盆腔炎性疾病和盆腔瘀血综合征引起的慢性盆腔疼痛。文献报道，经阴道低频电刺激是治疗由盆腔瘀血综合征引起的慢性盆腔疼痛的较好方法。

3. 超短波理疗

超短波理疗是应用超高频电场作用于人体，在高频电场的作用下，机体中的分子和离子将在其平衡位置剧烈振动，同时相互摩擦，所产生的热效应使机体的表层和深层组织都能受热均匀，使深部组织血管扩张、充血，促进血液、淋巴循环，降低中枢和周围神经系统兴奋性，增强白细胞的吞噬功能，消除病灶，促进组织病理产物的吸收，适用于盆腔炎性疾病和盆腔瘀血综合征引起的慢性盆腔疼痛患者。

4. 微波治疗

微波治疗是以生物组织本身作为热源的内部加热，内加热对组织有一定的渗透度，可改善局部血液循环，加速淋巴回流，增强组织代谢和白细胞的吞噬能力，加强局部营养，且有解痉、止痛、促炎症消散等作用，适用于盆腔炎性疾病等引起的慢性盆腔疼痛。

（四）心理治疗

由社会心理因素所致的慢性盆腔疼痛约占 5% ～ 25%。因此，心理和社会因素对慢性盆腔疼痛的影响不容忽视。同时，绝大部分慢性盆腔疼痛的患者均接受了不同程度的长期治疗，但均未取得预期效果，使得很多患者逐渐出现了各种心理疾病。因此，对这类患者的心理治疗需要引起重视。对慢性盆腔疼痛患者的心理治疗，可以从以下几个方面着手：让患者了解疼痛原因的复杂性，明白生理和心理的因素对疼痛都有重要的影响，让其参与并了解治疗的全过程，教会患者使用各种方法放松和分散注意力，从消极的情绪中解脱出来；在进行疾病的问诊和检查时，还应该对患者进行心理、人际、职业等全面评估，以便寻找疼痛的心理因素；争取患者家属的配合，共同参与患者的治疗。对怀疑有较严重的心理疾病的患者，建议接受心理治疗。

二、手术治疗

慢性盆腔疼痛的非手术治疗失败率为 20%～25%。因此，外科手术被认为是一种治疗顽固性慢性盆腔疼痛的方法。这些术式包括子宫内膜异位病灶固化术、子宫内膜异位病灶切除术、子宫切除术、盆腔粘连松解术、子宫骶骨神经切除术、骶前神经切除术、子宫悬吊术等。这些手术均可经腹或经腹腔镜进行。近年来，手术的微创化是发展趋势所在，腹腔镜手术具有视野好、创伤小、恢复快等优点，因此一般推荐采取腹腔镜手术。

（一）子宫内膜异位病灶固化术（图 9-1）

子宫内膜异位症是引起慢性盆腔疼痛的最常见原因之一。如在腹腔镜下发现慢性盆腔疼痛患者有盆腔腹膜浅表的子宫内膜异位病灶，可在腹腔镜下固化病灶。病灶固化的办法有很多，如：激光气化、电凝、微波、热内凝，其原理是使异位子宫内膜病灶气化或凝固，从而达到祛除病灶、解除疼痛的目的。由于这些方法均能产生热效应，在破坏子宫内膜异位病灶的同时可能损伤正常组织，需特别注意破坏的深度：过浅的话不能将病灶完全破坏而达不到治疗的目的，过深的话则会破坏周围组织器官，因此必要时可将病灶完全游离后再进行固化手术，以免发生损伤。

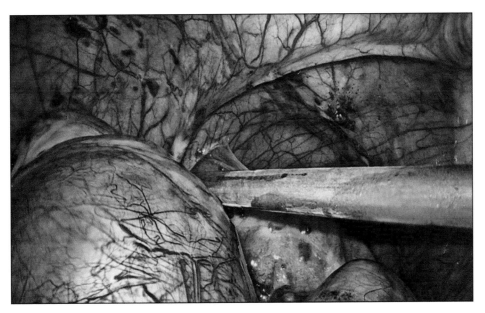

图 9-1 腹膜与子宫前壁的子宫内膜异位病灶，子宫和腹膜上的病灶可以行固化术，左侧卵巢子宫内膜异位囊肿需行囊肿剥除术（子宫内膜异位病灶切除术）

（二）子宫内膜异位病灶切除术

对于浸润较深的子宫内膜异位病灶，采用药物及物理治疗往往达不到治疗目的，应采用子宫内膜异位病灶切除术。如为卵巢子宫内膜异位囊肿，则需行卵巢囊肿剥除术，术中尽可能地多保留卵巢组织，保护卵巢功能；子宫腺肌瘤患者可行腺肌瘤病灶切除术等。

而对于深部浸润型内异症（deeply infiltrating endometriosis，DIE）患者，手术需特别小心谨慎，常需泌尿外科、肛肠外科、普外科医生的共同协作。DIE 指子宫内膜异位病灶浸润到腹膜下深度 ≥ 5 mm 的内异症，可以位于盆腔的不同部位，如：宫骶韧带、子宫直肠陷凹、阴道直肠膈、膀胱、输尿管、肠管等。手术可分为非根治性手术和根治性手术两种。

1. 非根治性手术

非根治性手术指腹腔镜术中发现盆腔内病灶为紫蓝色结节，予盆腔内异病灶电凝术，未对病灶彻底切除，术后无病理诊断；或术中探查病灶累及广泛，患者和家属对根治性手术存在较多顾虑，术中对该 DIE 病灶姑息切除或活检。

2. 根治性手术

根据病灶累及部位和深度，主要分为以下三类。

（1）单纯 DIE 病灶根治手术原则。

病灶累及宫骶韧带、子宫直肠陷凹、阴道直肠膈、阴道后穹隆等部位，但尚未累及膀胱、输尿管及直肠，通过手术可以完整切除病灶。

（2）累及肠道 DIE 根治手术原则。

病灶削除术：病灶侵犯直肠浆膜层或外层纵行肌，予以单纯切除其表面病灶，术后直肠肌层及黏膜层完整。

肠壁全层蝶形切除修补术：病灶浸润达肠壁内环形肌层或者黏膜面，单个病灶直径 < 3 cm，采取全层蝶形切除＋肠壁修补术。

肠段切除吻合术：对侵犯肠管直径 > 3 cm 或多发病灶，且病灶累及肠管周径 > 1/2 并累及直肠内环形肌层、引起肠管狭窄或者反复便血的患者，采取受累肠段切除＋吻合术。

（3）累及泌尿道 DIE 手术原则。

输尿管 DIE：根据病变的范围和类型分为腔外型和腔内型。腔外型

DIE 主要由于邻近器官或者组织的内异症，输尿管受压，引起输尿管管壁和周围组织纤维化，在根治切除邻近组织内异病灶的同时行输尿管粘连松解术，从而缓解受累的输尿管扩张及肾盂积水。腔内型 DIE 指内异病灶位于输尿管黏膜层及管腔内，根据输尿管病变位置及范围行节段性输尿管切除加输尿管端端吻合术或输尿管膀胱再植术。

膀胱 DIE：行部分膀胱切除加修补术。

图 9-2 为盆腔内巨大子宫内膜异位囊肿，需行子宫内膜异位病灶切除术。图 9-3 为子宫内膜异位症患者致输尿管扩张（腔外型）。

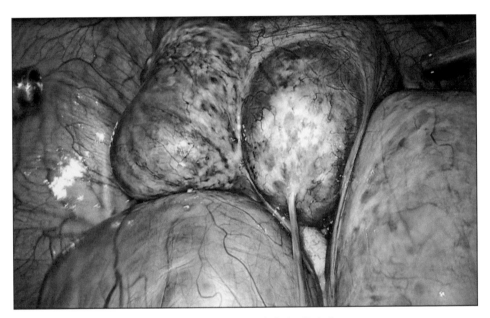

图 9-2 盆腔内巨大子宫内膜异位囊肿

（三）子宫切除术

对子宫腺肌病或子宫肌瘤引起的慢性盆腔疼痛进行子宫切除是有效的治疗方法。40 岁以上或围绝经期的盆腔静脉瘀血综合征患者如保守治疗无效，无生育要求者可考虑行全子宫及双附件切除。由于子宫腺肌病患者往往合并盆腔子宫内膜异位症，盆腔粘连严重，特别是子宫直肠凹，行筋膜内全子宫切除术或子宫次全切除术往往不能完全解除疼痛，应优先考虑筋膜外全子宫切除术。对严重子宫内膜异位症患者，特别是合并卵巢子宫内膜异位囊肿的患者，可考虑同时行双侧附件切除术，即"根治性手术"，

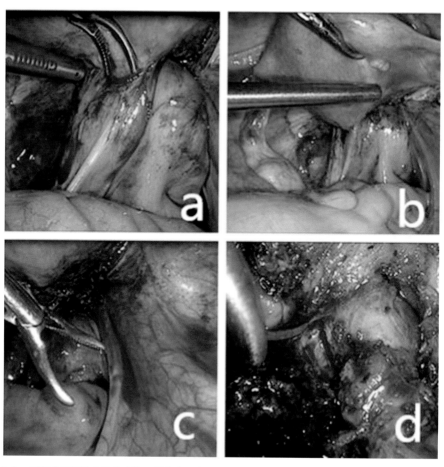

图 9-3　子宫内膜异位症患者致输尿管扩张（腔外型）。a 和 b：子宫后壁与肠管致密粘连；c：分离盆腔粘连后见右侧扩张的输尿管；d：边分离盆腔粘连，边游离右侧输尿管

术后辅以激素替代治疗。对于盆腔静脉瘀血综合征的患者，在切除子宫和附件的同时应将曲张的子宫静脉和卵巢静脉尽可能多地切除。

图 9-4 为腹腔镜下全子宫切除术。

（四）盆腔粘连松解术

盆腔粘连可由子宫内膜异位症和盆腔炎性疾病等引起，被普遍认为是慢性盆腔疼痛的潜在原因之一。腹腔镜下盆腔粘连松解术对缓解疼痛有一定的作用，其治疗慢性盆腔疼痛的机制是切除异常组织，恢复正常盆腔解剖结构。腹腔镜下行粘连松解术前必须做好肠道准备。对于疏松的粘连可钝性分离，对于致密的粘连可用剪刀或超声刀分离。直肠子宫陷凹粘连封闭可导致严重的慢性盆腔疼痛，分离比较困难，容易损伤直肠而造成肠瘘，

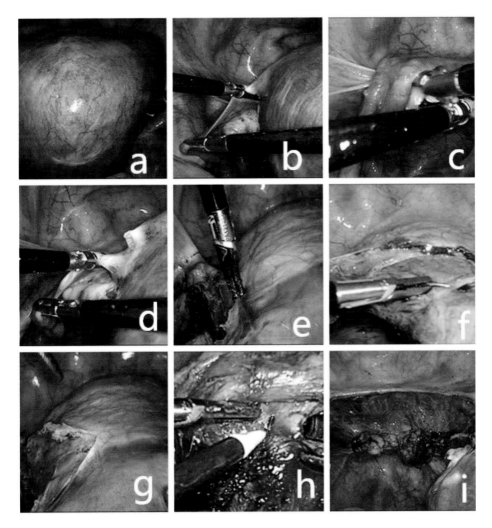

图 9-4　腹腔镜下全子宫切除术。a：慢性盆腔疼痛患者增大的子宫；b：切断输卵管；c：切断卵巢固
有韧带；d：切断圆韧带内 1/3 处；e：打开阔韧带前叶；f：缝扎子宫血管；g：打开膀胱返折
腹膜；h：沿着阴道穹隆环形切下全子宫；i：缝合后的阴道残端

因此分离粘连时需谨慎，宜采用剪刀或超声刀，创面如有出血，可用双极
电凝止血。为防止术后再次发生盆腔粘连，术中可放置防粘连药物或材料，
如右旋糖酐 40、透明质酸钠、防粘连生物膜等。对于直肠子宫陷凹粘连封
闭的患者，在分离粘连后将子宫悬吊于前腹壁（即术中同时行子宫悬吊术），
可有效防止再次粘连。

　　图 9-5 为盆腔粘连松解术。

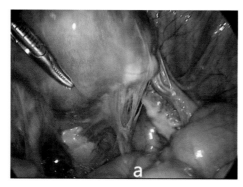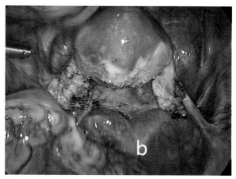

图 9-5　盆腔粘连松解术。a：子宫后壁与肠管之间粘连；b：粘连分离后恢复正常盆腔解剖结构

（五）腹腔镜下子宫骶骨神经切断术

对于严重的中线型慢性盆腔疼痛而又要求保留子宫附件的患者可行腹腔镜下子宫骶骨神经切断术或腹腔镜下骶前神经切除术。盆腔有严重粘连而解剖关系明显异常者为这两种手术的禁忌证。

腹腔镜下子宫骶骨神经切断术（laparoscopic uterosacral nerve ablation，LUNA）是改良的 Doyle 手术。女性盆腔脏器的神经纤维的一部分经主韧带及卵巢旁神经纤维传入；另一部分沿宫骶韧带到达宫颈处而分布于整个子宫，形成 Frankenhauser 神经丛，阻断这些神经能有效缓解疼痛。LUNA 简单地说就是将子宫骶骨韧带用双极或单极电凝或超声刀离断从而阻断其中的子宫骶骨神经，切除深度一般为 0.5 ～ 1.0 cm，长度约为 2 ～ 4 cm。该方法于 1955 年国外首次报道用于治疗痛经，之后被逐渐应用于治疗严重的慢性盆腔疼痛。手术时必须切断骶神经与宫颈后壁的神经传导，注意切除深度：切除过浅的话，达不到治疗目的；过深的话，则容易损伤直肠和子宫血管以及阴道壁。手术中可使用举宫器将子宫举向前方，有助于更好暴露宫骶韧带；手术要在宫骶韧带内侧进行，以防损伤输尿管和子宫动脉，如果可以的话，则尽量将输尿管游离，尤其是患有盆腔子宫内膜异位症时盆腔粘连严重、宫骶韧带增厚者。该术式术后盆腔脏器脱垂的风险会有所增加，术者在术中可以适当进行盆底支持组织的加固。

（六）腹腔镜骶前神经切除术

骶前神经切除术的"前身"——骶前交感神经切除术（presacral sympathectomy）由 Jaboulary 和 Ruggi 于 1899 年提出并用于治疗女性痛经，

但以往开腹手术骶前区暴露困难及医生技术水平限制阻碍了该术式的发展。而药物治疗又存在停药后很快复发的弊端，使得部分慢性盆腔疼痛的处理变得非常困难。腹腔镜技术具有手术视野暴露良好的优点，随着腹腔镜的快速发展，20 世纪 90 年代开始采用腹腔镜下骶前神经切断术（laparoscopic presacral neurectomy，LPSN）。Perez 在 1990 年首次描述 LPSN 并证实该手术缓解慢性盆腔疼痛的效果明显，后在国内外逐渐兴起。

左右髂总血管像弹弓叉倒悬于骶前，构成了骶前三角区。这里有密集的腹腔下丛（或称骶前神经丛），它是接近交感神经干的位于第五腰椎和骶骨上段间的尾侧神经的集丛。骶前神经有四种分布类型：单支型（占 24％）、丛状型（占 58％）、平行线型（占 16％）、弓弦型（占 2％），手术时需仔细辨认。疼痛剧烈而盆腔无明显病变以及病变范围弥漫的子宫内膜异位症患者，往往由于无法完全切除病灶，或者病灶范围超过了宫骶韧带内神经支配的范围，其行 LUNA 手术的效果不佳，而行 LPSN 更为适合。Murat Api 认为 LPSN 能大大减轻慢性盆腔疼痛患者的疼痛程度，但是和所切除骶前神经的数量没有相关性。由于骶前神经与腹主动脉、髂血管及其分支关系密切，手术难度较大，容易发生血管损伤而造成大出血。手术时在腹主动脉分叉处纵形打开后腹膜，在腹膜与腹膜下脂肪间用分离钳钝性分离到腹主动脉血管鞘前即可找到骶前神经干，提起神经干继续向下分离直达骶骨岬平面，在腹主动脉分叉处与骶骨岬间切除这一段神经，对于创面用双极电凝止血。

图 9-6 为骶前神经（腹腔下丛）分布。图 9-7 为骶前神经四种分布类型。图 9-8 为腹腔镜骶前神经切除术。

（七）腹腔镜子宫悬吊术

腹腔镜子宫悬吊术适用于子宫极度后屈后倾、子宫后壁粘连但分离术后有一定的活动度、子宫大小正常或基本正常且希望保留子宫、附件的慢性盆腔疼痛患者。手术可采用圆韧带悬吊术及骶韧带缩短术。目前，国内外较常用的是圆韧带悬吊术。具体方法如下：通过耻骨联合上 3.0 cm 与腹中线左右两旁 2.5 ～ 3.0 cm 处的副穿孔，直接在腹腔镜直视下将弯血管钳置入盆腔两侧的副穿孔处，于子宫圆韧带距宫角 1.5 ～ 2.0 cm 处钳夹、提取至腹膜外腹直肌前鞘，用不可吸收线双重贯穿缝扎并固定于腹直肌前鞘，从而将子宫固定在轻度前倾的位置。手术时需降低部分气腹压力以利于悬吊。该手术的禁忌证：子宫圆韧带发育不良（过短、过细、过长）、子宫体积重量增加明显（如子宫肌腺病、子宫肌瘤、子宫肥大）。亦可在子宫前壁人为地造一创面，将子宫前壁与前腹膜缝合，使子宫与前腹壁粘连而将子宫固定在前倾位。由于子宫悬吊术对妊娠影响的报道尚不多，因此对有生育要求的患者选择该术式时应慎重。

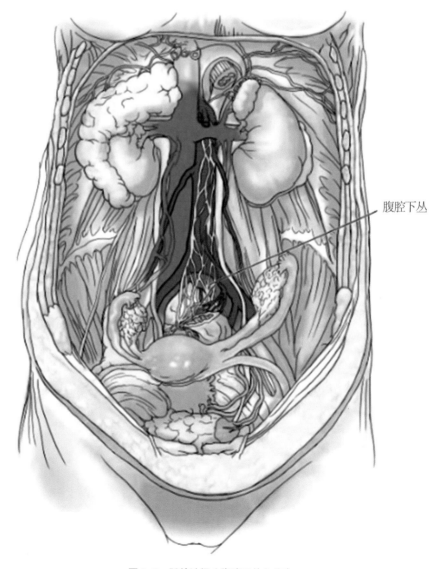

腹腔下丛

图 9-6   骶前神经（腹腔下丛）分布

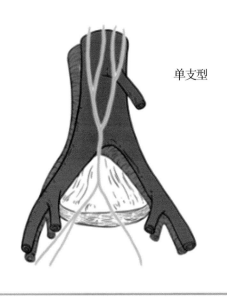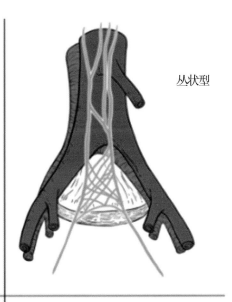

单支型

丛状型

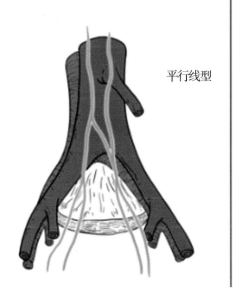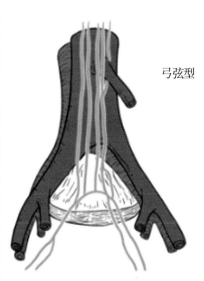

平行线型

弓弦型

图 9-7 骶前神经四种分布类型：单支型、丛状型、平行线型、弓弦型

三、新技术展望

（一）高强度聚焦超声骶前神经毁损术

高强度聚焦超声是指能够将超声波束聚焦于靶组织，令其生热以致消融而又不损伤周围健康结构的一种治疗技术。高强度聚焦超声是一项非侵

入性、微创伤的新型超声加热技术，是一种局部热治疗方法。在超声精确定位下，骶前神经在热辐照范围内遭到损毁，治疗分 2 ～ 3 层面，每天 1 个层面进行热辐照，直至完全覆盖，适用于子宫腺肌病和盆腔炎性疾病引起的慢性盆腔疼痛。高强度聚焦超声是治疗慢性盆腔疼痛的一种安全、有效的方法，具有不需麻醉、无侵入性、精确度高、对大血管无损伤等优势，但其远期疗效和并发症尚待观察和研究。

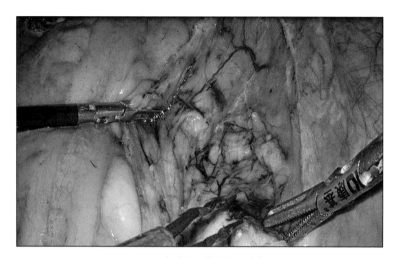

图 9-8　腹腔镜骶前神经切除术

（二）手术机器人协助的腹腔镜骶前神经切除术

手术的微创化、个体化以及更加重视患者功能的保存和生活质量的提高是目前手术治疗的努力方向和目标。机器人手术系统的出现和广泛应用为微创手术带来了革命性的变革，机器人手术系统同时结合了开腹手术、腹腔镜手术、显微手术的优点，增加了手术精确度，减少了损伤，术后恢复更快。目前，达芬奇机器人手术系统已被广泛应用于子宫切除术、子宫肌瘤剔除术、盆底手术、广泛性全子宫切除术和盆腹腔淋巴清扫术等，而在盆底领域的应用也开始增多。手术机器人协助的腹腔镜骶前神经切除术（robot-assisted laparoscopic presacral neurectomy，RPSN）目前在国内开展得尚不多。Ceana Nezhat 等在 2010 年应用达芬奇系统对中线性慢性盆腔疼痛患者的可行性、技术性和手术结果进行研究后发现 RPSN 具有对术者技术要求低、手术操作精确性高、出血少、手术效果佳等优势，在我国有条件的医院已经逐步开展。

综上所述，对慢性盆腔疼痛患者需要进行包括药物镇痛、抗抑郁、心理治疗甚至手术治疗在内的综合治疗，对特殊疾病要进行相应的治疗，从而改善和提高患者的生活质量。同时，应该多个学科之间合作，治疗全面化，包括器质性、功能性和心理状况等。且应根据患者年龄、婚姻情况、生育要求、症状的轻重、病变部位和范围、既往的治疗与患者的意愿，实施个体化处理。

（金丽华　盛少琴）

第五节　慢性盆腔疼痛相关疾病的诊治

一、盆腔子宫内膜异位症

（一）定　义

子宫内膜异位症（内异症）是指具有生长功能的子宫内膜组织（腺体和间质）在子宫腔被覆内膜及子宫以外的部位出现、生长、浸润，反复出血，继而引发疼痛、不孕及结节或包块等。内异症是生育年龄妇女的多发病、常见病，具有性激素依赖的特点，病变广泛、形态多样、极具侵袭性和复发性。异位子宫内膜可以侵犯全身任何部位，但绝大多数位于盆腔内，宫骶韧带、子宫直肠陷凹及卵巢是最常见的受侵犯部位，其次为子宫浆膜、输卵管、乙状结肠、腹膜脏层等。异位内膜也可出现在身体的其他部位，如脐、膀胱、肾、输尿管、肺、胸膜、乳腺等。

（二）流行病学

一般见于生育年龄妇女，以 25～45 岁妇女多见，发病率为 10%～15%。近年来，其发病率有明显升高趋势。生育少、生育晚的女性的发病概率明显高于生育多者，通常认为绝经后妇女子宫内膜异位症罕见，但绝经后妇女仍有 2%～4%因子宫内膜异位症而需要行腹腔镜手术，其中大多数为激素替代治疗者。

（三）发病机制

1. 种植学说

Sampson 于 1921 年首先提出该学说，认为异位的内膜来源于子宫内膜组织，这些组织转移到宫腔以外的部位，并种植和生长。常见的传播途径包括经血逆流、医源性种植、淋巴及静脉播散等。

（1）经血逆流。

Sampson 首先提出在经期时妇女子宫内膜腺上皮和间质细胞可以随经血逆流，经输卵管进入腹腔，种植于卵巢和盆腔腹膜，并可在种植部位继续生长和蔓延，形成盆腔内异症。尽管目前内膜种植学说已为人们所公认，但无法解释盆腔外的子宫内膜异位症。

（2）医源性种植。

临床上剖宫取胎术后继发腹壁切口子宫内膜异位症或分娩后会阴切口出现子宫内膜异位症，可能是术中播散所致。

（3）淋巴及静脉播散。

临床上通过光镜检查在盆腔淋巴管和淋巴结中发现子宫内膜组织，在盆腔静脉中也发现子宫内膜组织，因而提出子宫内膜可通过淋巴或静脉播散学说，并认为远离盆腔部位的器官，如肺、手或大腿的皮肤和肌肉，发生的子宫内膜异位症可能是通过淋巴或静脉播散的结果。

2. 体腔上皮化生学说

19 世纪著名的病理学家 Robert Meyer 认为，异位子宫内膜细胞来自于盆腹腔的体腔上皮化生，即高度化生潜能的体腔上皮受到卵巢激素、经血及慢性炎症刺激后，被激活而转化成内膜组织。但其后的研究均未能证明已分化的腹膜细胞可维持进一步分化的能力。目前，小鼠模型试验结果显示：K-ras 的激活可诱导小鼠卵巢表面上皮细胞化生为子宫内膜异位的病变。

3. 诱导学说

此学说认为，种植的子宫内膜释放某种未知物质诱导未分化的腹膜细胞形成子宫内膜异位组织。兔模型动物试验支持此理论：将新鲜的和变性的子宫内膜沉淀物注入皮下均可形成子宫内膜异位囊肿。但该理论在人类试验中未能得到证实。该学说实际上是体腔上皮化生学说的延伸。子宫内膜发生异位后，能否形成内异症还受到以下多个因素的影响。

（1）遗传因素：内异症患者一级亲属的发病风险是无家族史的 7 倍，可能是多基因和多因素遗传的影响。

（2）免疫因素：鉴于并非所有存在经血逆流的女性均合并子宫内膜异位症，某些女性的腹腔内环境可能与本病的发生有关。近年发现，患者清除盆腔活性子宫内膜细胞的免疫能力降低和免疫耐受与子宫内膜异位症有关。前者主要是患者自然杀伤细胞与巨噬细胞的清除能力降低，后者是机体把异位子宫内膜当成自体组织而不进行清除。

（3）炎症因素：患者腹腔液中的白细胞特别是巨噬细胞活性、细胞因子、生长因子和促血管生成物质均增加，这提示内异症可能与亚临床腹膜炎症有关。内异症和非内异症患者子宫内膜芳香化酶活性的差异与局部炎症和前列腺素（PG）有关。内异症病灶前列腺素 E2 使芳香化酶表达异常，从而促进局部雌二醇（E2）的转化，E2 又可增加 PGE2 的合成，形成局部炎症与 E2 促进内异症病变进展的局部循环。

（4）在位内膜的特性：郎景和教授等在 Sampson "经血逆流" 学说的基础上，提出了 "在位内膜决定论"，认为子宫内膜异位症发生的关键原因是，其在位子宫内膜的生物学特性异于正常人群的子宫内膜，导致其拥有更强的侵袭、迁移、种植、血管形成能力，随经血逆流到腹腔等部位后，更容易形成子宫内膜异位病灶。

（5）干细胞学说：异位的子宫内膜细胞具有很强的增殖、浸润、存活能力。目前，大多数学者认为异位的内膜细胞之所以具有这些特性，是因为其来源于子宫内膜的干细胞，并且他们普遍赞同子宫内膜干细胞位于子宫内膜的基底层。由于干细胞具有很强的分裂增殖能力，当其随经血逆流入盆腹腔后，在雌激素、各种免疫炎症因子的作用下，更容易形成内异症异位病灶。

（四）临床病理类型

1. 腹膜型内异症或腹膜内异症

腹膜型内异症或腹膜内异症（peritoneal endometriosis）是指盆腔腹膜的各种内异症种植病灶，以子宫骶骨韧带、子宫直肠陷凹和子宫后壁下段浆膜最为常见。这些部位位于盆腔较低或最低处，与经血中的内膜碎片接触机会最多，故为内异症最好发的部位。在早期，病灶局部有紫褐色散在出血点或颗粒状散在结节。随着病变进展，子宫后壁与直肠前壁粘连，直肠子宫陷凹变浅甚至消失。输卵管内异症亦多累及其管壁浆膜层，输卵管常与病变周围组织粘连，从而影响其正常蠕动，严重者可致管腔堵塞从而导致不孕。

2. 卵巢型内异症或卵巢子宫内膜异位囊肿

卵巢型内异症或卵巢子宫内膜异位囊肿大小不一，直径多在 5 ～ 6 cm 以下。囊肿表面呈灰蓝色，张力大，囊壁厚薄不一，易反复形成小的破裂，破裂后囊内容物刺激局部腹膜及卵巢，呈炎性反应，导致卵巢破裂处与周围组织粘连，致使卵巢位置固定，活动受限。如囊肿较大而自行破裂，大量囊内容物流入盆腹腔，则可出现腹膜刺激症状，引起急腹症。

3. 深部浸润型内异症

深部浸润型内异症（deep infiltrating endometriosis，DIE）指病灶浸润深度 $\geq$ 5 mm 的内异症，包括位于宫骶韧带、直肠子宫陷凹、阴道穹隆、阴道直肠隔、直肠或者结肠壁的内异症病灶，也可以侵犯至膀胱壁和输尿管。

4. 其他部位的内异症

其他部位的内异症包括瘢痕内异症（腹壁切口及会阴切口）以及其他少见的远处内异症，如肺、胸膜等部位的内异症。

（五）临床分期及内异症生育指数

1. 临床分期

目前采用美国生殖医学学会（American Society for Reproductive Medicine，ASRM）1997 年第三次修订的 r–AFS 分期标准，即借助腹腔镜或剖腹探查，根据内膜异位病灶的部位、数目、大小、深浅、粘连的范围和程度以及子宫直肠窝的封闭程度进行评分。对于评估疾病的严重程度及选择治疗方案，比较和评价不同疗法的治疗效果等方面具有一定的临床意义，较为常用。但是此分期标准对于患者的妊娠结局、疼痛症状及复发尚无很好的预测性。具体分期方法见表 9–1。

表 9-1　内异症 ASRM 分期评分表

类　别	异位病灶				粘连				直肠子宫陷凹封闭的程度	
	位置	大小（cm）			程度	范围			部分	完全
		< 1	1～3	> 3		< 1/3 包裹	1/3～2/3 包裹	> 2/3 包裹		
腹膜	表浅	1	2	3	—	—	—	—	—	—
	深层	2	4	6	—	—	—	—	—	—
卵巢	右侧表浅	1	2	4	右侧，轻	1	2	4	—	—
	右侧深层	4	16	20	右侧，重	4	8	16	—	—
	左侧表浅	1	2	4	左侧，轻	1	2	4	—	—
	左侧深层	4	16	20	左侧，重	4	8	16	—	—
输卵管	—	—	—	—	右侧，轻	1	2	4	—	—
	—	—	—	—	右侧，重	4	8	16	—	—
输卵管	—	—	—	—	左侧，轻	1	2	4	—	—
	—	—	—	—	左侧，重	4	8	16	—	—
直肠子宫陷凹封闭	—	—	—	—	—	—	—	—	4	40

注：如果输卵管伞端完全粘连，评 16 分；如果患者只残留一侧附件，其卵巢及输卵管的评分应乘以 2；—为无此项；内异症即子宫内膜异位症。

2. 内异症生育指数

内异症生育指数（endometriosis fertility index，EFI）主要用于预测内异症合并不孕患者腹腔镜手术分期后的自然妊娠情况，评分越高，妊娠概率越高。预测妊娠结局的前提是男方精液正常，女方卵巢储备功能良好且不合并子宫腺肌病，见表 9-2。

表 9-2　内异症生育指数（EFI）的评分标准

类别		评分 / 分
病史因素	年龄 ≤ 35 岁	2
	年龄 36 ～ 37 岁	1
	年龄 ≥ 40 岁	0
	不孕年限 ≤ 3 年	2
	不孕年限 > 3 年	0
	原发性不孕	0
	继发性不孕	1
手术因素	LF 评分 7 ～ 8 分	3
	LF 评分 4 ～ 6 分	2
	LF 评分 0 ～ 3 分	0
	ASRM 评分（异位病灶评分之和）< 16 分	1
	ASRM 评分（异位病灶评分之和）≥ 16 分	0
	ASRM 总分 < 71 分	1
	ASRM 总分 ≥ 71 分	0

　　注：LF 为最低功能评分（least function），指单侧（左侧或右侧）输卵管、输卵管伞端、卵巢 3 个部位各自进行评分，两侧均取单侧评分最低者，两者相加即为 LF 评分，以此纳入最后的统计。根据 3 个部位的情况，将评分分成 0 ～ 4 分，4 分为功能正常，3 分为轻度功能障碍，2 分为中度功能障碍，1 分为重度功能障碍，0 分为无功能或缺失。LF 评分标准为①输卵管。轻度功能障碍：输卵管浆膜层轻微受损；中度功能障碍：输卵管浆膜层或肌层中度受损，活动度中度受限；重度功能障碍：输卵管纤维化或轻中度峡部结节性输卵管炎，活动度重度受限；无功能：输卵管完全 W 阻塞，广泛纤维化或峡部结节性输卵管炎。②输卵管伞端。轻度功能障碍：伞端轻微损伤伴有轻微的瘢痕；中度功能障碍：伞端中度损伤伴有中度的瘢痕，伞端正常结构中度缺失伴轻度伞内纤维化；重度功能障碍：伞端重度损伤伴有重度的瘢痕，伞端正常结构大量缺失伴中度伞内纤维化；无功能：伞端重度损伤伴有广泛的瘢痕，伞端正常结构完全缺失伴输卵管完全性梗阻或积水。③卵巢。轻度功能障碍：卵巢体积正常或大致正常，卵巢浆膜层极小或轻度受损；中度功能障碍：卵巢体积减小到 1/3 ～ 2/3，卵巢表面中度受损；重度功能障碍：卵巢体积减小 2/3 或更多，卵巢表面重度受损；无功能：卵巢缺失或完全被粘连所包裹。内异症：子宫内膜异位症。

（六）临床表现

内异症的临床表现呈多样化。很多内异症患者完全无症状，只有因其他适应证行手术或腹腔镜检查时方能发现；有些患者虽出现了卵巢子宫内膜异位囊肿或深部阴道直肠隔内膜异位灶，但仍缺乏典型症状。

1. 症状

常见有疼痛、月经异常和不孕。

（1）疼痛：是内异症的主要症状，可表现为痛经、慢性盆腔疼痛、性交痛及急腹痛。

①痛经：是内异症的典型症状，绝大多数为继发性痛经，进行性加剧。患者年龄多为25～35岁，主诉经期下腹及腰骶部疼痛，呈持续性，伴肛门坠胀。疼痛程度与病变大小、病灶总数及表浅病灶的数目不成正比，但与病灶深度有关。少数患者长期下腹痛，经期加剧。少数内异症患者由生殖道畸形、阻塞引起，自月经初潮开始即有严重痛经。约1/3的内异症患者并无痛经发生。

②慢性盆腔疼痛：少数患者表现为慢性盆腔疼痛（chronic pelvic pain，CPP），经期加剧。

③性交痛：约30%患者可出现性交痛，多见于子宫直肠陷凹、有异位病灶或因病变导致子宫后倾固定的患者。一般表现为深部性交痛，月经来潮前性交疼痛更加明显。

④急腹痛：直径≥9 cm的卵巢子宫内膜异位囊肿，因为张力较大或囊肿壁厚薄不均，可在围月经期或性交时发生囊肿破裂，囊内液体流入盆腹腔，刺激腹膜，可引起突发性剧烈腹痛，伴恶心、呕吐和肛门坠胀。往往是妇科急腹症中导致腹痛症状最剧烈的一种。

（2）月经异常：月经前后点滴出血是内异症的临床特征，部分病例表现为月经周期短，15%～30%患者有经量增多、经期延长或月经淋漓不净。若卵巢表面受累，可引起排卵性疼痛及排卵期阴道出血。

（3）不孕：内异症患者的不孕率高达50%。引起不孕的原因复杂，主要与下列因素有关。

①盆腔解剖结构异常。如卵巢、输卵管周围广泛粘连，导致输卵管梗阻或扭曲，影响拾卵和受精卵的运输功能。

②盆腔内微环境改变。内异症患者腹腔液中含有异常物质，其可导致不孕。

③卵巢功能异常。内异症患者的排卵障碍发病率为17%～27%，可能与腹腔液中前列腺素升高而影响卵泡发育和排卵有关。

④自然流产率增加。内异症患者在怀孕期间，约有40%概率发生自然流产。

（4）其他特殊部位症状：盆腔外任何部位发生异位子宫内膜生长时，均可在局部出现周期性疼痛、出血和肿块。

①消化道子宫内膜异位症：肠道症状多为腹部可触及包块；直肠和乙状结肠内膜内异症患者可出现排便困难、腹泻、便秘、排便痛和血便；小肠的子宫内膜异位病灶常位于回肠末端，约75%的患者常发生中腹部痉挛性疼痛；阑尾内异症患者常无症状，也可因疼痛行阑尾切除术。严重的肠道内异症可因直肠或乙状结肠受压而出现肠梗阻症状。

②泌尿系统子宫内膜异位症：病灶发生在膀胱的患者的症状多种多样，如尿频、尿急、排尿困难、膀胱区疼痛和盆腔后背痛；20%的患者特异性表现为周期性肉眼血尿。输尿管部位的子宫内膜异位症的症状较轻微，早期常无明显症状或似泌尿系统感染，45%的患者表现为腹痛、腰痛，后期表现为反复肾盂积水、肾功能损害，重者可有肾功能衰竭、高血压。

③肺部子宫内膜异位症多表现为周期性咯血、气胸。

④中枢神经子宫内膜异位症的典型表现为周期性蛛网膜下腔出血、周期性的头痛和癫痫发作。

⑤肌肉、骨骼等肢体的子宫内膜异位症多表现为肌肉骨骼的周期性疼痛。

⑥剖宫取胎术后的腹壁瘢痕中的子宫内膜异位病灶，在经期出现腹部瘢痕疼痛，并可在瘢痕深部扪及剧痛的包块，经后疼痛缓解，但下次经期时又发作。随着时间延长，包块逐渐增大，腹痛亦逐渐加剧。

2. 体征

内异症的典型体征为妇科检查时发现子宫多后倾固定，阴道后穹隆、子宫颈峡部、宫骶韧带及子宫直肠陷凹有一至多个痛性结节，质地坚硬，界限分明，直径为0.2～1.0 cm。子宫大小一般正常，合并子宫腺肌病或子宫肌瘤时可增大，多数因与直肠粘连而呈后倾，活动度差。一侧或两侧附件可扪及囊性肿块，囊壁与周围组织粘连、不活动，可有轻度压痛。除巨大的卵巢子宫内膜异位囊肿在腹部扪及囊块和囊肿破裂时出现腹膜刺激征外，一般的腹部检查均无明显异常。内异症的早期体征不明显，阴道检查往往无特殊表现。在阴道检查时，可能发现子宫体在盆腔位置升高，有时子宫颈被牵向后穹隆或侧穹隆，这是内异症的早期征象。

（七）诊　断

育龄妇女有继发性痛经、进行性加重、不孕等症状，盆腔检查时盆腔内有触痛性结节或宫旁有不活动的囊性肿块时，应高度怀疑子宫内膜异位症。确诊首选腹腔镜检查，也可剖腹探查以获得组织病理诊断并确定分期。少数情况下，若病理未发现异位子宫内膜的证据，但临床表现和术中所见符合内异症特征，也可诊断。

1. 病史

重点询问月经史、孕产史、家族史及手术史。特别注意疼痛或痛经的发生、发展与月经和剖宫产、人流术、输卵管通液术等手术的关系。

2. 妇科检查

除双合诊外，应强调必须进行三合诊检查。盆腔有内异症时子宫多为后位，活动度不良或固定；宫骶韧带和后穹隆有触痛性结节为特征性的体征；卵巢子宫内膜异位症者，在附件区可触及与子宫或阔韧带、盆壁相粘连的囊性肿块，活动度差，往往有轻触痛。

3. 影像学检查

超声检查可确定卵巢子宫内膜异位囊肿的位置、大小、形状和囊内容物，与周围脏器，特别是与子宫的关系。典型的卵巢子宫内膜异位囊肿的超声影像为无回声区内有密集光点。MRI 对卵巢子宫内膜异位囊肿、盆腔外内异症以及深部浸润病变的诊断和评估有意义。

4. 腹腔镜检查

内异症诊断的通行手段是腹腔镜下对病灶形态进行观察，术中要仔细观察盆腔，特别是宫骶韧带、卵巢窝这些部位。确诊需要病理检查，组织病理学结果是内异症确诊的基本证据（但临床上有一定病例的确诊未能找到组织病理学证据），在病灶中可见子宫内膜腺体和间质，伴有炎症反应及纤维化。

5. 血清 CA125 水平检测

CA125 水平检测对早期内异症的诊断意义不大。CA125 水平升高更多见于重度内异症、盆腔有明显炎症反应、合并子宫内膜异位囊肿破裂或子宫腺肌病者。

6. 可疑膀胱内异症或肠道内异症

术前应行膀胱镜或肠镜检查并行活检，以排除器官本身的病变特别是恶性肿瘤。

（八）鉴别诊断

1. 子宫肌腺症

子宫肌腺症的痛经较重，为继发性、渐进性，子宫饱满增大。超声所见子宫肌壁回声粗糙不均匀，可见边界欠清的低回声包块，内有少量血流信号。子宫内膜前移或后移。

2. 子宫肌瘤

子宫肌瘤的痛经不明显，常表现为子宫不规则增大，若为黏膜下子宫肌瘤，可致月经增多。超声所见子宫肌壁不均匀回声，子宫表面及肌壁间可见单个或多个低回声区及低回声包块，肌瘤可外突于子宫表面或突向宫腔。肌瘤病理检查有助于诊断。

3. 卵巢子宫内膜样癌

卵巢子宫内膜样癌患者一般情况差，病情发展迅速，持续性腹痛、腹胀。检查除扪及盆腔包块外，常伴有腹水。B 超图像显示肿瘤包块以实性居多，形态多不规则，有隔及少量液体，内部回声多衰减，有部分小囊或部分乳头状突起。腹腔镜检查或剖腹探查可确诊。

4. 盆腔炎性包块

盆腔炎性包块患者以往多有急性盆腔感染和反复感染发作史，疼痛不仅限于经期，平时也有腹部隐痛及不适感，且可伴有发热。抗感染治疗效果比较好。输卵管卵巢囊肿超声可见多房性规则囊性包块，其周围与肠管粘连。输卵管卵巢脓肿超声可见混合型囊肿，内含粘连带及光点。结核性盆腔包块超声可见子宫周围有反光强光团，肠管粘连呈块，周围有粘连带及腹水。

5. 直肠癌

一般的直肠癌患者的体重减轻明显，肠出血较频繁，与月经周期无关，也无继发性、渐进性痛经史。直肠癌肛诊时可触到坚硬包块，疾病晚期时粪便中带血。术后病理报告可以帮助确诊。直肠镜检查可以直观看到癌肿细胞的大小、形态、部位，并可进行活检确诊。MRI 检查通过使用小视野和直肠内线圈，能够观察到癌肿细胞对黏膜以及黏膜下层的浸润情况。

（九）治　疗

子宫内膜异位症治疗的总体目标是减灭和消除病灶，减轻和消除疼痛，改善和促进生育，减少和避免复发。治疗方案要基于以下因素：年龄，生育要求，症状的严重程度，既往治疗史，病变的部位及范围，患者的意愿，随访条件。治疗措施应强调个体化，从而使患者的利益最大化。

1. 期待治疗

轻度内异症且无严重症状的患者应定期随访，可应用非甾体类抗炎药（吲哚美辛、萘普生、布洛芬等）对症处理病变引起的轻微腹痛或痛经。随访过程中应根据病情发展变化选择相应的处理措施。希望生育者应尽早妊娠，一旦妊娠，可使异位内膜病灶坏死萎缩。

2. 药物治疗

慢性盆腔疼痛或痛经明显但不伴有卵巢囊肿或囊肿较小、有生育要求的患者可采用药物治疗。治疗目的：抑制卵巢功能，阻止内异症的发展，减少内异症病灶的活性，减少粘连的形成。选择药物时要考虑药物的副作用、患者的意愿及经济能力。可选用的药物主要分为非甾体类抗炎药、口服避孕药、高效孕激素、雄激素衍生物以及促性腺激素释放激素激动剂（GnRH-a）五大类。

（1）对症药物治疗：多采用非甾体类抗炎药缓解慢性盆腔疼痛及痛经。对症治疗不能阻止疾病进展。

（2）性激素抑制治疗：造成体内低含量雌激素环境，阻止内异症内膜的生长，使异位内膜萎缩、退化、坏死而达到治疗目的。

①口服避孕药：可降低垂体促性腺激素水平，抑制排卵，并直接作用于子宫内膜和异位内膜，导致异位内膜萎缩。长期连续服用避孕药可造成类似妊娠的人工闭经，称假孕疗法。用法：连续或周期用药，持续 6 个月及以上。副作用：较少，偶有消化道症状或肝功能异常。40 岁以上或有高危因素（如糖尿病、高血压、血栓史及吸烟）的患者，要警惕血栓的风险。

②孕激素：直接作用于子宫内膜和异位内膜，引起子宫内膜组织的蜕膜化，继而导致内膜萎缩，同时负反馈抑制下丘脑－垂体－卵巢轴。用法：连用 6 个月。副作用：主要是恶心、乳房胀痛、水钠潴留、体重增加、血清脂蛋白水平异常、肝功能异常及阴道不规则点滴出血。停药数月后恢复。

③雄激素衍生物：主要有孕三烯酮和达那唑。孕三烯酮是合成的 19-去甲睾酮衍生物，作用机制是拮抗雌激素与孕激素，能增加游离睾酮含量，降低性激素结合球蛋白水平，抑制 FSH、LH 峰值并减少 LH 均值，降低血中雌激素水平，从而导致异位内膜萎缩、吸收。该药在血浆中的半衰期长达 28 h。用法：每周仅需用药 2 次，每次 2.5 mg，月经第 1 天开始口服，连续用药 6 个月。治疗后 50%～100% 患者发生闭经，症状缓解率达 95% 以上。副作用：毛发增多、情绪改变、声音变粗。此外，还可能影响脂蛋白代谢，可能损害肝功能及引起体质量增加等。达那唑是合成的 17α－炔孕酮衍生物，能抑制 FSH、LH 峰，从而抑制卵巢甾体激素生成并增强雌孕激素代谢，还可以直接与子宫内膜雌孕激素受体结合，抑制内膜细胞增生，导致子宫内膜萎缩、闭经。用法：200mg/ 次，2～3 次 / 日，月经第 1 天开始，连用 6 个月。停药 4～6 周可恢复排卵。副作用：卵巢功能抑制症状及雄性化作用。

④促性腺激素释放激素激动剂（GnRH-a）：为人工合成的 10 肽类化合物，作用与体内 GnRH 相似，稳定性好，半衰期长，效价约是体内 GnRH 的 100 倍，对 GnRH 受体的亲和力更强。主要是通过抑制垂体促性腺激素分泌，导致卵巢分泌的性激素减少，造成体内低雌激素状态，出现暂时性闭经，此疗法又称"假绝经疗法"，或"药物性卵巢切除"（medical oophorectomy）。目前，我国用的 GnRH-a 类药物有亮丙瑞林（leuprorelin）3.75 mg、戈舍瑞林（goserelin）3.6 mg、曲普瑞林（triptorelin）3.75 mg，月经第 1 天皮下或肌内注射第一针后，每隔 28 天注射一次，共 3～6 次。

一般用药后 3 ～ 6 周血清内雌激素水平达到去势状态并出现闭经，可使痛经缓解。主要副作用为低雌激素状态导致的潮热、阴道干涩、性欲降低、乳房胀痛、失眠、抑郁、易激惹和疲倦等围绝经症状和骨质丢失。

GnRH-a ＋反向添加（add-back）方案："雌激素窗口剂量理论"学说认为，不同组织对雌激素的敏感性不一样，将体内雌激素的水平维持在不刺激异位内膜生长而又不引起围绝经期症状及骨质丢失的范围：雌二醇水平 146 ～ 183 pmol/L（即 40 ～ 50 pg/mL）之间，则既不影响治疗效果，又可减轻副作用。反向添加方案：①雌孕激素方案，即雌孕激素连续联合用药。戊酸雌二醇 0.50 ～ 1.50 mg/d，或结合雌激素 0.30 ～ 0.45 mg/d，或每日释放 25 ～ 50 μg 的雌二醇贴片，或雌二醇凝胶 1.25g/d 经皮涂抹；孕激素多采用地屈孕酮 5 mg/d 或醋酸甲羟孕酮 2 ～ 4 mg/d。也可采用复方制剂雌二醇屈螺酮片，每日 1 片。②单用孕激素方案，即每日醋酸炔诺酮 1.25 ～ 2.50 mg。③连续应用替勃龙，推荐 1.25 ～ 2.50 mg/d。反向添加的注意事项：①何时开始反向添加尚无定论。②应用反向添加可以延长 GnRH-a 的使用时间。治疗剂量应个体化，有条件者应监测雌激素水平。

⑤孕激素受体拮抗剂：米非司酮，与孕激素受体的亲和力是黄体酮的 5 倍，具有抗孕激素作用，每日口服 25 ～ 100 mg，造成闭经，使病灶萎缩。副作用：轻，无雌激素样影响，亦无骨质丢失危险。

⑥促性腺激素释放激素拮抗剂（GnRH-Aantagonist，GnRH-ant）：GnRH 拮抗剂通过竞争性结合 GnRH 受体，阻断 GnRH 与受体结合，直接抑制下丘脑－垂体－卵巢轴，进而抑制尿促卵泡素和黄体生成素的分泌，导致雌激素水平降低。与 GnRH-a 相比，GnRH-ant 既能立即抑制促性腺激素的释放，明显缩短药物的起效时间，又不会产生激发作用，这在许多治疗应用中是非常有益的特征。停用 GnRH-ant 后，下丘脑－垂体－卵巢轴可立即恢复功能。研究表明，GnRH-ant 对性腺的抑制作用与用药剂量呈正相关。Elagolix 是一种可口服的短效、非肽类 GnRH 拮抗剂，服药后快速吸收，在女性中对垂体和卵巢性腺激素发挥剂量依赖性抑制作用。由于药物半衰期相对较短（约为 6 h）及可以口服的用药方式，停药后可在体内快速清除 elagolix。目前已完成了 elagolix 的三期临床试验。

（3）中药治疗：如桂枝茯苓胶囊、西黄胶囊。可采用坐浴、保留灌肠和中药三位一体的治疗方式。在西药治疗的基础上，中药治疗不仅能够将患者的西药耐受性提高，而且能够对其体内激素水平与内分泌代谢水平进行有效调节。除此之外，中成药的毒副作用较小，患者能够在较长一段时间内应用该药物进行治疗，并且能够获得显著的治疗效果。

注意：所有的药物治疗都存在停药后出现疼痛的高复发率。

3. 手术治疗

近年来，随着腹腔镜手术及外科手术技术的进展，内异症的手术治疗水平已有了长足的提高。我们越来越多地看到了国内外腹腔镜下 DIE 手术，特别是输尿管、肠道 DIE 病灶切除的报道，手术并发症的发生率也在下降。

（1）手术治疗的目的：切除病灶、恢复解剖。

（2）手术前准备：①充分的术前准备及评估。②充分的理解、认知和知情同意手术的风险、手术损伤特别是泌尿系统以及肠道损伤的可能性。③对 DIE 患者，应做好充分的肠道准备。④对于阴道直肠隔内异症患者，术前应行影像学检查，必要时行肠镜检查及活检以排除肠道本身的病变。有明显宫旁深部浸润病灶者，术前要常规检查输尿管、肾是否有积水，如果有输尿管、肾盂积水，则要明确积水的部位及程度以及肾功能情况。⑤必要时需要泌尿外科及普通外科的协助。

（3）手术种类及选择原则。

①保守性手术：即病灶切除术。保留患者的生育功能，手术尽量切除肉眼可见的病灶，剔除卵巢子宫内膜异位囊肿以及分离粘连，适合于年龄较轻或需要保留生育功能者。保守性手术以腹腔镜为首选。

②子宫及双侧附件切除术：切除全子宫、双侧附件以及所有肉眼可见的病灶，适合年龄较大、无生育要求、症状重或者复发后经保守性手术或药物治疗无效者。

③子宫切除术：切除全子宫，保留卵巢。主要适合无生育要求、症状重或者复发后经保守性手术或药物治疗无效，但因年龄较轻而希望保留卵巢内分泌功能者。

④神经阻断手术：如宫骶韧带切除术、骶前神经切除术。由于手术的治疗效果不够理想以及手术的风险，目前它已经不再是治疗内异症相关疼痛的主要术式。

（十）预　后

虽然手术技术不断提高，但内异症保守性手术后的复发依然是术后困扰患者的最大问题。复发率与病情轻重、治疗方法、随访时间长短及统计方法有关，年复发率为 5%～20%，5 年的累计复发率更高，达40%～50%。用 GnRH 治疗后，年轻患者的复发率为 37%，重症患者的为74%。单纯药物治疗后复发率高于手术治疗，术后应用孕激素并不减少复发率，根治手术后雌激素替代治疗不会明显增加复发风险。异位内膜极少发生恶变，恶变率低于 1%，常见的组织学类型为卵巢子宫内膜样腺癌和透明细胞癌。

（十一）小　结

子宫内膜异位症的病因有多种学说理论，但仍不明了，因此治疗时难以祛除病因。目前认为的主要诱因是经血逆流子宫内膜异位种植，经期经血逆流很常见，可达 70%～90%。内异症手术即使是彻底切除了病灶，但只要患者未绝经或术后不使用抑制卵巢功能的药物，经血逆流仍在所难免，新的内膜种植导致内异症复发也只是时间问题。所以，使用药物抑制卵巢功能或减少经血量从而推迟或阻止内异症复发将是个长期的任务。

二、盆腔粘连

（一）定　义

盆腔各组织器官间受炎症、子宫内膜异位症、流产、结核及手术等多重因素的影响，发生严重的炎症反应，导致炎性渗出液增加，各器官间形成疏松或者致密的纤维样物，就形成了盆腔粘连。盆腔粘连是妇科的常见问题，使盆腔结构和各器官之间的正常解剖结构发生改变，使生殖器官功能发生改变，根据粘连部位和涉及组织的不同，引起慢性盆腔疼痛、不孕症、肠梗阻等并发症。

（二）流行病学

盆腔粘连最常见的诱因是腹膜的损伤。行妇科手术治疗的妇女中约有50%～95%发生盆腔粘连。而在子宫内膜异位症的患者中 80% 存在盆腔粘连，术后 3 个月的复发率为 30%。盆腔粘连可以引起不孕、肠梗阻、性交痛及慢性盆腔疼痛等临床表现，是导致小肠梗阻的常见原因。盆腔粘连还会造成其他不良后果，如再次手术率提高、手术难度增加、手术时间延长，甚至难以控制的出血等。因此，盆腔粘连问题已引起广大妇产科医生及患者的共同关注。

（三）病因及机制

1. 病因

引起盆腔粘连的主要病因包括盆腔炎性疾病、盆腔结核、子宫内膜异位症、盆腔手术以及其他方面，无论是哪种原因引起的盆腔粘连，均为腹膜对损伤的特殊反应过程，均对患者产生不良的影响，如慢性盆腔疼痛、肠梗阻、不孕等，严重干扰了生育年龄妇女的身心健康。

（1）盆腔炎性疾病。

盆腔炎性疾病是女性上生殖道感染性疾病的统称，包括子宫内膜炎、输卵管炎、输卵管卵巢脓肿、盆腔腹膜炎，是一种病情复杂、复发率高、病程长的慢性疾病。

盆腔炎性疾病多发于性活跃的妇女，且当机体自然防御功能受到破坏，或者抵抗力降低时也会导致盆腔炎性疾病的发生。宫腔操作、药物流产、孕产次及异位妊娠也可导致盆腔感染，且随着次数的增加，盆腔发生感染的风险也在增加。沙眼衣原体（chlamydia trachomatis，Ct）和解脲支原体（ureaplasma urealyticum，Uu）是泌尿生殖道感染的主要致病菌，Ct 和 Uu 感染可引起宫颈炎，宫颈炎上行感染引起子宫内膜炎及输卵管炎，炎性渗出物增加，子宫和周围组织间形成纤维样物，从而形成盆腔粘连。Ct 和 Uu 感染不但是导致盆腔粘连的主要病原体，还与粘连程度密切相关，但大多数患者无明显的临床表现。生殖道病原体侵袭女性生殖道而发生盆腔感染，最常波及输卵管黏膜，导致输卵管周围粘连形成，蠕动功能降低，影响受精卵的运输，导致不孕和异位妊娠发生率增加。而发生异位妊娠破裂时，血液的刺激使腹膜发生过度炎症反应，进一步加重了盆腔炎、盆腔粘连，从而形成了恶性循环。

（2）生殖器结核。

盆腔粘连患者中有 5.6% 患有生殖器结核，且与盆腔粘连程度成正相关。

其多继发于肺结核和腹膜结核，10%的肺结核女性患有生殖器结核，包括输卵管结核、子宫内膜结核、卵巢结核、宫颈结核及盆腔腹膜结核。最常见的是输卵管结核，占生殖器结核的90%～100%，且多为双侧。输卵管结核管腔内充满干酪样物质，浆膜面可见多个粟粒样结节，并散布于盆腔腹膜、肠管及卵巢，可形成腹腔积液型结核型腹膜炎，并与邻近器官形成广泛粘连。盆腔腹膜结核多合并输卵管结核。

（3）子宫内膜异位症。

子宫内膜异位症患者80%存在盆腔粘连。目前认为，子宫内异症是一种免疫炎性疾病，病灶周围发生周期性出血和缓慢的吸收，从而导致局部炎症的发生，在大量炎性细胞因子的作用下导致盆腔纤维化和粘连形成。子宫内膜异位症患者的腹腔液中TNF-ct、IL-6及IL-8不仅与子宫内膜异位症发生有重大关系，还与盆腔粘连的程度密切相关。子宫内异症导致的盆腔粘连患者可出现不孕和疼痛等临床表现，发病率达10%～15%，且与粘连程度密切相关，严重影响患者的生活质量。盆腔粘连发生率和粘连程度与子宫内膜异位症的临床分期密切相关，临床分期越晚，盆腔粘连越重。

（4）盆腔手术。

盆腔手术是导致盆腔粘连的高危因素，随着手术次数的增加，其发生风险也增加。术后盆腔粘连的发生是一个复杂的生化过程，包括炎症反应、组织修复、血管生成、神经支配及其相互作用。行过妇科重大手术的妇女60%～90%发生盆腔粘连，93%的开腹手术及56%～100%的腹腔镜手术可发生盆腔粘连。就手术原因而言，因盆腔炎症、子宫内膜异位症及子宫肌瘤而进行的手术术后发生盆腔粘连的发生率分别为100%、83.3%、78.8%。另外，盆腔粘连的形成与发展还和手术方式、手术类型、腹膜缝合以及术中操作技巧密切相关。手术操作过程中因腹膜剥离、缝合等引起的机械性和热损伤导致的腹膜损伤和缺血，手术时的异物如网片、纱布上脱落的纤维，手术套上的滑石粉以及手术缝线等及术后未进行正规的预防及抗感染治疗，均可导致盆腔粘连的发生。

（5）其他。

其他的发病因素还包括囊肿破裂、连续腹膜透析等。盆腔粘连可能与性别有关，男性的发病率略高于女性。放射治疗也可引起不同程度的盆腔粘连。

2. 发病机制

目前，关于盆腔粘连的发病机制尚不明确。腹膜损伤后可发生粘连，手术、创伤、炎症、感染或腹腔内异物等可引起腹膜的损伤。正常腹膜的愈合是在纤溶系统和细胞因子的共同作用下，5～7天创面发生上皮化，不会导致粘连的发生。

（1）纤溶系统与盆腔粘连。

损伤腹膜的愈合是一个复杂的炎症反应过程，包括创面间皮细胞的再生和纤维化两个过程。腹膜对损伤的过度反应导致了盆腔粘连，纤溶酶原激活剂及抑制剂之间关系的失衡与盆腔粘连的形成密切相关。纤溶活性系统包括尿激酶纤溶酶原激活物（uPA）、组织型纤溶酶原激活物（tPA）、纤溶酶原激活物抑制剂（PAI-1）。局部纤溶活性系统在粘连形成早期发挥着至关重要的作用，即 uPA 和 PAI-1 相对水平的异常决定了粘连的形成。正常情况下，纤维蛋白沉积物在 72 h 内被纤维蛋白溶酶溶解，损伤腹膜的正常愈合，不形成粘连。当局部纤溶系统发生紊乱时，PAI-1 过度表达，uPA 活性被抑制，纤维蛋白沉积物的清除减少，同时胶原蛋白及弹性蛋白沉积，超越了巨噬细胞的清除能力，导致粘连形成。

（2）其他炎症因子。

除了纤溶系统参与粘连的形成，多种炎性因子也参与腹膜创面的修复及粘连形成，是一个复杂的相互作用的结果。①转化生长因子 β_1（TGF-β_1）：子宫内膜异位症患者的病灶部位、血液及腹腔液中 TGF-β_1 含量较高，其主要作用是通过增加细胞外基质胶原含量，促进胶原纤维和纤维蛋白的形成，参与粘连的形成。另外，TGF-β_1 还参与细胞侵袭、增殖、血管形成、浸润生长等过程。②金属蛋白酶及其抑制剂：对细胞外基质的重塑有重要作用。③其他因子：白细胞介素（IL）、肿瘤坏死因子（TNF-α）、P 物质（SP）及神经激肽 -1（NK-1）均与纤溶系统相互作用，对盆腔粘连的形成及粘连范围和程度产生不同的影响。

（四）诊　断

1. 临床表现

盆腔粘连的临床表现因粘连部位及严重程度不同而存在差异。

（1）早期症状：患者有时可表现为低热，易感疲劳，随着病史的延长，亦可出现神经衰弱的症状，但是大多数盆腔粘连患者的全身症状不明显。

（2）疼痛：这是盆腔粘连最常见的症状，常表现为长期下腹部坠胀不适、慢性盆腔疼痛、性交痛及腰骶部疼痛，在劳累、同房及月经前后尤为明显。

（3）不孕：患者可表现为月经过多、月经失调，盆腔粘连使盆腔解剖结构及其正常血供发生改变从而导致不孕，约占女性不孕症的20.0%～32.8%。

（4）肠梗阻：在多种因素影响下，损伤腹膜发生炎症反应，形成粘连，导致肠蠕动减慢，肠内容物不能正常通过肠道。由于盆腔粘连的早期症状不明显，与盆腔感染、急性阑尾炎、输卵管妊娠及子宫内膜结核等疾病难以区别。

2. 辅助检查

（1）子宫输卵管造影（hysterosalpingraphy，HSG）。

HSG采用子宫输卵管碘油造影以诊断盆腔粘连。优点是操作简单，可清楚显示子宫形态及输卵管结构，且有通过改变腹腔环境提高受精力的作用。缺点是不能对病变性质进行诊断，且严重盆腔粘连的漏诊率及误诊率较高。

（2）腹腔镜检查（laparoscopy，LC）。

LC可在直视下对盆腹腔及上腹部情况进行探查，可观察到子宫、输卵管及卵巢的外观、有无病变及与周围有无粘连的情况，对盆腔的粘连程度进行评分。LC检查可以分离盆腔粘连，恢复盆腔的正常解剖结构，去除因盆腔粘连导致不孕的因素。另外，LC可以对病变组织行病理学检查以明确诊断。LC的缺点是不能了解宫腔内病变，容易造成因子宫内膜增生导致输卵管不通畅的漏诊。因此，现在多采用宫腹腔镜联合诊疗术，对疾病进行全面诊断，并提高了输卵管通液检查的准确性。

（五）分级和分类

Diamond 和 Nezhat 将术后粘连分为 1 型和 2 型，见表 9-3。改良的美国生殖医学学会（American Society for Reproductive Medicine，ASRM）粘连分级标准见表 9-4。

表 9-3　术后粘连类型

类型	描述
1 型	新粘连形成，即原来无粘连的部位形成粘连
1 型 A	非手术操作部位发生粘连
1 型 B	粘连松解手术以外的其他手术部位所发生的粘连
2 型	再粘连形成，即手术松解粘连部位再度形成粘连
2 型 A	原粘连部位再粘连
2 型 B	粘连不仅发生在原粘连松解处，也发生在其他部位

表 9-4　改良的美国生殖医学学会（ASRM）粘连分级标准

术中所见粘连的性质和范围	评分（分）	粘连分级
无粘连	0	无
膜状，< 25%	1	轻度
膜状，25%～50%	2	轻度
膜状，≥ 51%	3	中度
致密，< 25%	4	中度
致密，25%～50%	5	重度
致密，≥ 51%	6	重度

注：术中所见粘连的性质和范围是指手术医生对 15 个解剖部位的粘连程度的评价，这些部位包括子宫前壁、子宫后壁、腹腔前壁、直肠子宫陷凹前壁等。

（六）盆腔粘连的治疗方法

盆腔粘连的治疗目的是消除盆腔粘连性症状、体征及其引起的一系列并发症，恢复正常的盆腔解剖关系，避免后遗症的发生。主要的治疗方法包括非手术治疗和手术治疗。

1. 非手术治疗

非手术治疗主要包括一般疗法、药物辅助治疗和物理因子疗法。

（1）一般治疗。

积极向患者进行健康宣教，解除患者的各种思想顾虑，培养和增强患者的治疗信心，通过注重加强营养卫生、锻炼身体、劳逸结合等来提高机体抵抗力。

（2）药物辅助治疗。

①西药治疗：主要是抗生素药物治疗。抗生素治疗可以缓解盆腔粘连所导致的慢性盆腔疼痛、性交痛及腰骶部疼痛，经恰当的抗生素治疗，大多数患者的临床症状能得到缓解。抗生素的使用原则是经验性、广谱性、个体化。另外，还包括甾体类药物、非甾体类抗感染药物、抗凝剂、促纤溶药物，这些药物的治疗副作用大，疗效不确切，不易被患者接受。

②中医药治疗：针对盆腔粘连"滞、淤、湿、热"的核心发病机制，主要为活血化瘀、清热解毒药物，能够通过促进盆腔局部的血液循环，改善组织的营养状态，提升局部的新陈代谢，促进炎症的吸收和消退。中成药的毒副作用小，患者能接受较长时间的治疗，其临床效果显著。

③中西医联合治疗：单纯中医或者西医治疗本病，均有一定的局限性，采用中西药联合的方法治疗此病将起到互补作用。开始用莫西沙星治疗盆腔炎的同时联合应用康妇消炎栓，可减少盆腔炎患者日后发生盆腔痛的概率。盆腔炎汤联合甲硝唑、左氧氟沙星治疗慢性盆腔炎较单纯用药的临床疗效显著。

（3）物理因子疗法。

物理因子疗法利用天然或人工物理因子的物理能，通过神经、体液、内分泌等生理调节机制作用于人体，从而改善盆腔脏器和组织的病理变化，减轻或消除症状，提高机体免疫防御功能。超短波治疗利用高频电场产生的热效应和非热效应，作用到盆腔深部，促进盆腔局部的血液循环，改善组织的营养状态，促进新陈代谢，促进炎性物质吸收，消除感染水肿，促进粘连或瘢痕的软化和消散。另外，超声波疗法、中频电疗法、磁疗法等均具有消散盆腔炎症、镇痛、改善局部循环、软化瘢痕和松解组织粘连及散结的作用。

2. 手术治疗

手术治疗主要用于保守性治疗不满意的盆腔粘连。治疗目的：解除病痛、恢复解剖结构、改善生活质量。术前准确判断粘连部位，结合患者的年龄判断粘连程度，在一般状态下确定手术范围及选择经腹手术或腹腔镜手术的方式。以创伤小为原则，一般建议在腹腔镜下进行盆腔粘连松解术，通过腹腔镜手术可以具体对大网膜与子宫、附件、盆侧壁存在的膜性粘连、纤维肌性粘连等进行松解或通过手术剪除，并且能够判断粘连的程度、粘连的类型及粘连的坚韧度。

三、盆腔炎性疾病

（一）定　义

盆腔炎性疾病（pelvic inflammatory disease，PID）指女性上生殖道的一组感染性疾病，主要包括子宫内膜炎（endometritis）、输卵管炎（salpingitis）、输卵管卵巢脓肿（tubo-ovarian abscess，TOA）、盆腔腹膜炎（peritonitis）。炎症可局限于一个部位，也可能同时累及几个部位，以输卵管炎、输卵管卵巢炎最常见。该病分为急性和慢性两种，急性盆腔炎由于微生物自阴道上行至子宫内膜和输卵管邻近组织，导致炎症发生。而慢性盆腔炎多由于急性盆腔炎症未能及时治愈，病情反复引起，也可能因为急性盆腔炎发病较为隐匿，也无急性盆腔炎病史，未能及时诊断导致。

（二）病原体及其致病特点

盆腔炎性疾病的病原体有外源性及内源性两个来源，两种病原体可单独存在，但通常为混合感染，可能是外源的支原体或淋病奈瑟菌感染造成输卵管损伤后，继发内源的需氧菌及厌氧菌的感染。

1. 外源性病原体

外源性病原体主要为性传播疾病的病原体，如沙眼衣原体、淋病奈瑟球菌，其他支原体包括人型支原体、生殖支原体以及解脲支原体。近期研究表明，由淋病奈瑟球菌或沙眼衣原体引起的盆腔炎性疾病病例有所下降。较新的研究数据提示生殖支原体可能在盆腔炎性疾病的发病中起一定的作用，可能与轻微的临床症状有关。

2. 内源性病原体

内源性病原体来自寄居于阴道内的微生物群，包括需氧菌及厌氧菌，可以仅为需氧菌或厌氧菌感染，但大多数为需氧菌与厌氧菌的混合感染。主要的需氧菌及兼性厌氧菌有金黄色葡萄球菌、溶血性链球菌、大肠埃希菌；厌氧菌有脆弱类杆菌、消化链球菌、消化球菌。厌氧菌的特点是容易形成盆腔脓肿、感染性血栓静脉炎，脓液有粪臭味且有气泡。70%～80%的盆腔脓肿可检测出厌氧菌。

（三）高危因素及感染途径

1. 高危因素

（1）年龄。年轻者的发病率远远高于年纪较大者，在我国 25～30 岁为发病高峰年龄，可能是由于该年龄段为性活动旺盛时期。

（2）下生殖道感染。下生殖道感染如淋病奈瑟菌性子宫颈炎、衣原体性子宫颈炎以及细菌性阴道病等与盆腔炎关系密切。

（3）性伴侣。性伴侣为妇科感染以及复发的主要起源，多数男性没有临床表现，但并不代表未携带致病菌，因此在诊断时应结合性伴侣的情况进行分析，而治疗时也应对男性伴侣进行一并治疗，以提高治愈率，降低复发率。

（4）既往盆腔炎史。既往盆腔炎史为盆腔炎性疾病发病的重要高危因素，发病率较没有盆腔炎病史者高约 20 倍，而 25% 盆腔炎患者会再次发作。

（5）性卫生不良。经期性交、使用不洁卫生垫等，均可使病原体侵入而引起炎症。此外，低收入群体不注意性卫生保健，阴道冲洗者的盆腔炎性疾病的发病率高。

（6）宫腔内手术操作后感染。如刮宫术、输卵管通液术、宫腔镜检查术等，由于手术所致的生殖黏膜损伤、出血、坏死，导致下生殖器内源性细菌上行感染。

（7）宫内节育器。应用宫内节育器发生盆腔炎的危险性要高出常人2～4倍，同时，这一数据也受到节育器类型影响，例如带尾避孕环，其湿润的尾丝表面为细菌上行提供了便利，危险性甚至比一般宫内避孕器更高。

（8）邻近器官炎症直接蔓延。如阑尾炎、腹膜炎等直接蔓延至盆腔，病原菌以大肠埃希菌为主。

2. 感染途径

（1）沿生殖道黏膜上行（图9-9）。病原体侵入外阴、阴道后，或阴道内的病原体沿宫颈黏膜、子宫内膜、输卵管黏膜，蔓延至卵巢及腹腔，是非妊娠期、非产褥期盆腔炎性疾病的主要感染途径。淋病奈瑟菌、沙眼衣原体及葡萄球菌等，常沿此途径传播。

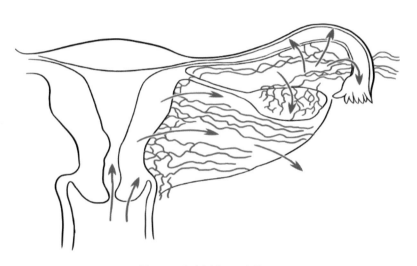

图9-9　炎症经淋巴系统蔓延

（2）经淋巴系统蔓延。病原体经外阴、阴道、宫颈及宫体创伤处的淋巴管侵入盆腔结缔组织及内生殖器其他部分，是产褥期感染、流产后感染及放置节育器后感染的主要途径。

（3）经血液循环传播（图9-10）。病原体先侵入人体的其他系统，再经血循环感染生殖器，是结核菌感染的主要途径。

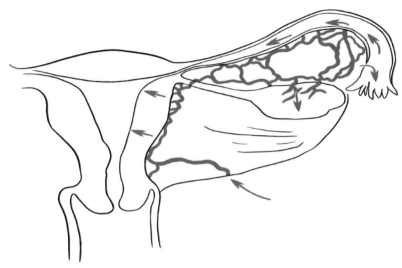

图 9-10　炎症经血行传播

（4）直接蔓延。腹腔其他脏器感染后，直接蔓延至内生殖器，如阑尾炎可引起右输卵管炎。

（四）发病机制

1. 免疫与 PID

病原体进入机体后，与机体相互作用，一方面导致感染，另一方面刺激机体的免疫系统，建立对病原体感染的免疫，称为抗感染免疫。正常的抗感染免疫能够阻止病原体的入侵，抑制其生长繁殖或杀灭病原体，并解除其产生的毒性作用。但在某些条件下，病原体感染可以引起免疫异常而导致继发性感染及免疫病理损伤等。在盆腔炎性疾病的漫长病理过程中，有较多的细胞因子参与，慢性炎症的发生、发展与细胞因子的异常表达关系密切，其病理变化由细胞因子介导。同时，细胞因子在慢性炎症过程中具有双重效应：一方面，它导致并促进炎症发展；另一方面，它又可抑制炎症的发展。

2. 氧自由基（oxygen free radical，OFR）与 PID

氧自由基学说在慢性炎症损伤机制中占有重要地位。在慢性炎症过程中，OFR 的大量形成和脂质过氧化物的增加是细胞损伤的主要病理过程之一。在微生物感染部位里中性粒细胞和单核细胞在吞噬过程中引发的细胞内呼吸爆炸作用是导致组织损伤的主要原因。在生理状态下，自由基的生成与清除处在动态平衡之中。中性粒细胞在抗感染过程中释放大量氧自由基，可以协助杀死吞噬细菌和病毒，但其产生过多的话则损害周围的正常组织。

3. 性激素影响因素与 PID

女性性激素主要包括雌激素和孕激素，月经周期中性激素规律性的变化，可能是 PID 发病的内在因素之一。月经周期中性激素的变化可能增加 PID 感染的扩散概率，特别是在排卵期，雌激素水平增高，孕激素水平相对较低，宫颈黏液变得稀薄、透明，可允许微生物穿过而寄居于子宫内膜上；排卵后，黄体产生的孕激素使黏液分泌逐渐减少，且变得黏稠而混浊，可作为黏液塞封闭子宫腔而使病原微生物滞留于宫腔之内或逆行向上感染输卵管、卵巢等部位。若在月经期或产褥期感染，则多由于机体抗病能力降低，雌、孕激素水平偏低而微生物可以自由进入宫颈，再由宫颈向上逆行至宫腔、输卵管或卵巢。不断重复的月经周期中性激素的变化，导致病原体不断有机会可以进入女性生殖器官，以致机体抗病能力不断下降，造成 PID 迁延难愈。

4. 细胞凋亡机制与 PID

细胞凋亡是多种细胞生物体正常的生理死亡过程，用以清除不需要的细胞或自身有害的细胞。目前已证实，细胞凋亡是限制可能令机体虚弱的免疫应答强度的中心关卡。当此关卡被破坏，致使免疫、躯体或骨髓细胞逃避凋亡应答时，可能引起自身免疫性疾病或癌症等各种疾病的发生。而且，凋亡的缺陷还可能是由轻微病变演变成严重的慢性炎症的主要机理之一。

5. 血液流变学改变与 PID

慢性盆腔炎患者的血液流变学处于异常状态（即血液处于高凝状态），与健康妇女相比，慢性盆腔炎患者存在高黏滞血症现象。

（五）临床表现

盆腔炎性疾病的临床表现可因炎症轻重及范围而有不同，轻者无症状或症状较轻。常见症状列举如下。

■ 下腹痛：持续性，活动或性交后加重。若病情严重，可出现发热，甚至高热、寒战、头痛、食欲缺乏等。

■ 阴道分泌物：阴道分泌物增多，多为白色脓性。

■ 月经改变：月经期间发病可出现经量增多、经期延长。

■ 腹部包块：若有脓肿形成，可有下腹部包块及局部压迫刺激症状；当包块位于子宫前方，可有膀胱刺激症状，如排尿困难、尿频、尿痛等症状；当包块位于子宫后方，可出现直肠刺激症状，如里急后重感等；若位于腹膜外，可致腹泻、里急后重及排便困难。

■ 其他症状：若有腹膜炎，可以出现消化系统症状，如恶心、呕吐、腹胀、腹泻等；伴泌尿系统感染，可有尿急、尿频、尿痛等症状；若有输卵管炎症及体征，同时有右上腹疼痛者，应怀疑有肝周围炎。

体征列举如下。

■ 症状较轻者：常无明显异常，妇科检查仅发现宫颈举痛，或宫体压痛，或附件区压痛。

■ 症状较重者：严重者呈急性面容，体温升高，心率加快，下腹有压痛、反跳痛及肌紧张，甚至出现腹胀，肠鸣音减弱或消失。

■ 盆腔检查：阴道可见脓性臭味分泌物；宫颈充血、水肿，擦净宫颈表面分泌物后，若见脓性分泌物从宫颈口流出，说明宫颈黏膜或宫腔有急性炎症。穹隆触痛明显；宫颈举痛；宫体稍大，有压痛，活动受限；子宫两侧压痛明显，若为单纯输卵管炎，可触及增粗的输卵管，压痛明显；输卵管积脓或输卵管卵巢脓肿，可触及包块且压痛明显，无活动性；有宫腔结缔组织炎时，可扪及宫旁一侧或两侧片状增厚，或两侧宫骶韧带高度水肿、增粗，压痛明显；若有盆腔脓肿形成且位置较低时，可扪及后穹隆或侧穹隆有肿块且有波动感，三合诊常能协助进一步了解盆腔情况。

（六）诊　断

急性 PID 的症状、体征差异较大，临床诊断较困难、准确度不高，阳性预测值为 65%～90%。目前，尚无任何敏感度和特异度均高的单一病史、体征或试验室检查。许多 PID 患者的症状轻微、不典型，甚至无症状，由此产生的延误诊治可能导致一系列后遗症的发生。以下是 2015 年美国疾病预防控制中心关于 PID 的诊断指南，仍采用 3 个标准，即最低标准、附加标准和特异标准。

诊断 PID 主要依靠临床上的最低诊断标准。最低诊断标准提示，对于性活跃年轻女性或具有 STD 风险的高危人群，若出现下腹痛，并可排除引起下腹痛的其他原因，妇科检查符合最低诊断标准，即可给予经验性抗生素治疗。

1. 最低标准

存在下生殖道感染（阴道分泌物中白细胞增多、宫颈黏液呈脓性及宫颈脆性增加，宫颈举痛或子宫压痛或附件区压痛）增加诊断特异度。根据患者 STD 危险因素决定是否开始进行经验性治疗。附加标准可增加诊断的特异度，支持 PID 的诊断。

2. 附加标准

体温（口表）> 101 ℉（38.3 ℃）；宫颈异常黏液脓性分泌物或宫颈脆性增加；阴道分泌物生理盐水湿片见大量白细胞；红细胞沉降率升高；血 C 反应蛋白升高；试验室证实宫颈淋病奈瑟球菌或衣原体阳性。多数 PID 患者有宫颈黏液脓性分泌物，或阴道生理盐水湿片中可见大量白细胞，若宫颈分泌物正常且镜下无白细胞，诊断 PID 需慎重。阴道分泌物湿片可检测到合并阴道感染。

3. 特异标准

子宫内膜活检组织学证实子宫内膜炎；阴道超声或核磁共振检查显示输卵管增粗、输卵管积液，伴或不伴有盆腔积液、输卵管卵巢肿块；特异标准仅适于一些有选择的病例。若腹腔镜下未发现输卵管炎症，则需要子宫内膜活检，因为一些 PID 患者可能仅有子宫内膜炎的体征。

在做出盆腔炎性疾病这一诊断后，需进一步明确病原菌，宫颈管分泌物及后穹隆穿刺液的涂片、培养及核酸扩增检测病原体，对明确病原体有帮助。涂片中找到淋病奈瑟菌可确诊，除查找淋病奈瑟菌以外，可根据细菌形态为选用抗生素及时提供线索，并可做药敏试验。

（七）鉴别诊断

1. 不全流产

患者有停经史及阴道流血，超声表现为子宫正常或略增大，宫腔内可见不均质回声，宫腔内见裂隙状无回声区，为宫腔积液的表现。

2. 异位妊娠破裂

其临床表现为有停经史、阴道不规则出血、腹痛、尿妊娠试验阳性等。超声表现为宫腔内未见妊娠囊，子宫内膜回声可增高，在附件区可探及环状低回声包块，有时可见胚胎及胎心搏动，异位妊娠破裂时可见混合回声团块，边界不清，腹盆腔可见积液和（或）积血块回声。

3. 卵巢子宫内膜异位症

子宫内膜异位于卵巢，随月经周期性出血形成囊性包块，壁较厚，内常有密集弱点状回声，位置较固定，易误诊为炎性肿块，但其病程长，有月经期疼痛明显的特点，根据病史较易鉴别。

4. 急性阑尾炎

阑尾炎多有转移性右下腹痛，麦氏点压痛，反跳痛明显，穿孔后形成腹膜炎，脓肿形成时表现为右下腹不均质包块，边界尚清，盆腔可见积液，超声表现与输卵管卵巢脓肿相似，但阑尾周围脓肿形成的包块位置高，位于右下腹，检查子宫及附件未见明显异常。

5. 盆腔静脉瘀血综合征

盆腔血管病变患者常表现为下腹部坠痛、腰骶部不适。超声表现为在子宫两侧、附件区或盆底部见无回声区聚集团块，呈蜂窝样改变。彩色多普勒成像：无回声，内见红蓝相间的彩色血流，方向不一，多普勒频谱为静脉频谱表现。

6. 卵巢囊肿蒂扭转

临床表现为突发性腹痛，多为单侧，超声表现为附件区囊性包块，壁厚，张力大，部分包膜可不完整，囊腔内回声不均、杂乱，可见盆腹腔积液。输卵管炎多为双侧，呈曲瓶颈状改变，且包块与子宫界限欠清。

（八）治　疗

PID 起病缓，病程长，全身症状不明显，若不能及时采取有效治疗措施，则导致病情加重，迁延不愈，严重影响女性生理及心理健康。PID 的治疗目的是消除盆腔炎性疾病的症状和体征，恢复正常的盆腔解剖，避免 PID 后遗症的发生。

PID 的治疗主要为抗生素药物治疗，必要时进行手术治疗。经恰当的抗生素积极治疗后，绝大多数 PID 能彻底治愈。抗生素的治疗原则是经验性、广谱、及时、个体化。最合理的选用抗生素药物种类的方法是以患者药敏试验结果为基准进行选用，但通常在得出试验室结果前即开始抗菌药物治疗。因此，初始治疗往往根据经验选择抗生素。PID 的致病病原体通常是多重细菌的交叉混合感染，故抗生素的选择应尽量选用广谱抗生素并联合用药，使抗菌谱尽可能涵盖需氧菌、厌氧菌、革兰阴性菌、革兰阳性菌等内源性病原体，以及支原体、沙眼衣原体、淋病奈瑟菌等外源性病原体。当病原检查阳性时，应根据药敏试验结果调整用药。PID 一经诊断，应立即开始治疗，能否有效预防远期并发症的发生与是否及时、合理使用抗生素密切相关。具体用药方案应根据医院条件、患者的接受程度、药物有效性、药物性价比、当地病原体的耐药情况等进行综合考虑。

PID 的治疗包括门诊治疗与住院治疗。门诊治疗：患者的一般情况好，症状轻，能耐受口服抗生素，有随访条件者。住院治疗：据短期和长期观察，轻中度 PID 患者的门诊与住院治疗疗效相似。住院治疗指征包括诊断不明确，不能排除阑尾炎等外科急症及异位妊娠；一般情况差，病情严重，伴有发热、恶心、呕吐；妊娠期；门诊治疗依从性无效或药物耐受性差；有免疫缺陷；有盆腔腹膜炎或输卵管卵巢脓肿等。

1. 一般治疗

（1）患者教育：使患者了解疾病的病因，病情的复杂性，全程用药的重要性，可能出现的并发症和疗程的长短等，提高患者的依从性。

（2）支持治疗：卧床休息，半卧位或平卧位有利于脓液积聚于子宫直肠陷凹而使炎症局限；补充营养，给予高蛋白、高热量、高维生素流质或半流质饮食，补充液体，注意纠正电解质紊乱和酸碱失衡；尽量避免不必要的妇科检查以免引起炎症扩散；对症处理，即高热时采用物理降温，腹胀时行胃肠减压。

2. 抗生素治疗

抗菌药物的剂量应足够，疗程应长，以免病情复发或转成慢性。一般用药 10 ~ 14 天。治疗前应了解患者的一般情况，包括患者的病情程度、过去用药情况、肝肾功能、药物过敏史等，根据病史和临床特点推测可能的病原体，再进行经验性用药。

（1）非静脉药物治疗。

轻中度急性 PID 患者可肌注或口服给药，治疗 72 h 后医生对患者病情进行评估，若症状改善，则继续治疗；若症状无改善，应对患者进行重新评估和诊断，改为静脉用药。

①推荐方案：头孢曲松 250 mg，肌内注射，单次给药；或头孢西丁 2 g，肌内注射，加丙磺舒 1 g，口服，均单次给药；或其他非口服的三代头孢菌素类药物（如头孢唑肟或头孢噻肟等）。三代头孢菌素并不能覆盖厌氧菌，治疗方案中需加用硝基咪唑类药物，如甲硝唑 400 mg，口服，每日 2 次，连用 14 天；为治疗非典型病原微生物，可加用多西环素 100 mg，每日 2 次，连用 14 天。

以上治疗方案能覆盖 PID 常见病原体，但头孢菌素的最佳治疗方案仍不明确。头孢西丁抗厌氧菌的效果较头孢曲松好，联合丙磺舒和多西环素治疗 PID 短期临床疗效好，而头孢曲松对淋病奈瑟球菌的抗菌活性强。因细菌性阴道病常和 PID 合并存在，加用甲硝唑也可有效治疗细菌性阴道病。

②替代方案：可选择的抗生素包括阿莫西林 / 克拉维酸联合多西环素；阿奇霉素或与甲硝唑联合；单剂量头孢曲松肌内注射联合阿奇霉素口服。上述治疗方案均需要联合甲硝唑抗厌氧菌。由于耐喹诺酮类药物淋病奈瑟球菌株的出现，喹诺酮类药物不作为 PID 的首选药物。如果头孢菌素过敏，淋病奈瑟球菌的地区流行和个人危险因素低，随访方便，可考虑应用喹诺酮类药物（左氧氟沙星 500 mg，口服，每日 1 次，或氧氟沙星 400 mg，口服，每日 2 次），加用甲硝唑（400 mg，口服，每日 2 ～ 3 次，连用 14 天）；或莫西沙星（400 mg，口服，每日 1 次，连用 14 天）。但在开始治疗之前，必须进行淋病奈瑟菌检测。若淋病奈瑟菌检查结果为阳性，则根据药敏结果选用抗生素。若淋病奈瑟菌对喹诺酮类耐药或其抗药性难以评估（如仅能进行 NAATs 试验），推荐肌内注射头孢菌素（如头孢曲松），联合阿奇霉素或多西环素加甲硝唑。如无条件使用头孢菌素，则可在 PID 喹诺酮类治疗方案的基础上加阿奇霉素单剂量口服。

（2）静脉药物治疗。

根据临床经验，通常在临床症状改善 24 ～ 48 h 后，将静脉给药改为口服药物治疗。对于输卵管卵巢脓肿患者，至少在住院观察 24 h 后改为口服药物治疗。

①推荐方案A：头孢替坦2g，静脉滴注，每12小时1次；或头孢西丁2g，静脉滴注，每6小时1次。加多西环素100mg，口服或静脉滴注，每12小时1次；临床症状改善至少24～48h后口服药物治疗，多西环素100mg，每12小时1次，连用14天。对不能耐受多西环素者，可用阿奇霉素代替，每次500mg，每日1次，连用3天。对于输卵管卵巢脓肿者，通常在多西环素的基础上加用克林霉素（450mg，口服，每日4次）或甲硝唑（500mg，每日2次），从而更有效地对抗厌氧菌。

②推荐方案B：克林霉素900mg，静脉滴注，每8小时1次，加庆大霉素负荷剂量静脉滴注或肌内注射（肌注，2mg/kg），随之维持剂量（1.5mg/kg），每8小时1次。庆大霉素也可采用每日1次给药（3～5mg/kg）。临床症状体征改善后继续静脉应用24～48h，将克林霉素改为口服，每次450mg，每日4次，连用14天；或多西环素100mg，口服，每12小时1次，连用14天。

③替代方案：氨苄西林/舒巴坦3g，静脉滴注，每6小时1次；加用多西环素100mg，口服或静脉滴注，每12小时1次。对于输卵管卵巢脓肿的患者，氨苄西林/舒巴坦加用多西环素对沙眼衣原体、淋病奈瑟球菌及厌氧菌感染有明显作用。研究表明，与阿奇霉素单药1周疗法（500mg/d，静脉滴注1～2天，随后250mg，口服，持续5～6天）或联合甲硝唑12天治疗方案相比，其临床短期治愈率更高。

3. 手术治疗

手术治疗主要用于抗生素控制不满意的输卵管卵巢脓肿或盆腔脓肿的治疗。

（1）手术指征。

①药物治疗无效：输卵管卵巢脓肿或盆腔脓肿经药物治疗48～72h，体温持续不降，中毒症状加重或包块增大者，应及时进行手术，以免发生脓肿破裂。

②脓肿持续存在：经药物治疗，病情有好转，可继续控制炎症2～3周，包块仍未消失但已局限化者，应进行手术切除，以免日后再次急性发作，或形成慢性盆腔炎。

③脓肿破裂：突然腹痛加剧，寒战、高热、恶心、呕吐、腹胀，检查

腹部拒按或有中毒性休克表现者，应怀疑脓肿破裂。若脓肿破裂未及时得到诊治，则死亡率高。因此，一旦怀疑脓肿破裂，需立即在抗生素治疗的同时行剖腹探查术。

（2）手术方式：手术范围应根据病变范围、患者的年龄、一般状态等进行全面考虑。原则是以切除病灶为主。可根据情况选择经腹手术或腹腔镜手术。

■ 对年轻妇女应尽量保留其卵巢功能，以采用保守性手术为主。

■ 对年龄大、双侧附件受累或附件脓肿屡次发作者，可行子宫全切除术及双侧附件切除术。

■ 对于极度衰弱的危重患者的手术范围需根据具体情况决定。

■ 若盆腔脓肿位置低、突向阴道后穹隆时，可经阴道切开排脓，同时注入抗生素。

■ 对经抗生素治疗 72 h 无效的输卵管卵巢脓肿者，也可在超声或 CT 引导下采用经皮引流技术。

4. 中医、中药及物理治疗

中医、中药及物理治疗在 PID 的治疗中有一定的作用。在抗菌药物治疗基础上，辅以活血化瘀、清热解毒药物，如康妇消炎栓、桂枝茯苓胶囊、红花如意丸等，结合中药外敷、中药保留灌肠、理疗等，可以减少慢性盆腔疼痛后遗症的发生。

5. 妊娠期 PID 的治疗

妊娠期 PID 可增加孕产妇死亡、死胎、早产的风险，对于可疑 PID 的妊娠期妇女，建议住院接受抗菌药物治疗。妊娠期和哺乳期妇女禁用四环素、多西环素、米诺环素及喹诺酮类药物。

6. 性伴侣治疗

不良性行为是 PID 发生的高危因素，因此，性伴侣的治疗对预防复发很重要。对 PID 患者出现症状前 60 日内接触过的性伴侣均需进行检查和治疗，若最近一次性交发生在 6 个月前，则应对最后的性伴侣进行检查和治疗。无论 PID 患者分离的病原体如何，均应建议患者的性伴侣进行淋病奈瑟球菌和沙眼衣原体的检测和治疗。而对于检出沙眼衣原体和淋病奈瑟菌的患者，无论其性伴侣有无症状，均应进行治疗，在治疗期间应避免无保护屏障的性交。

（九）随访及预防

对于采取门诊抗生素治疗的患者，应在治疗开始 72 h 内随诊，明确有无临床症状的改善，若症状无改善，建议住院治疗，进一步检查，重新评估治疗方案，考虑其他诊断方法，必要时行腹腔镜或手术探查。所有沙眼衣原体或淋病奈瑟菌阳性患者在治疗后 3 个月内必须复查病原体。如果随访不可靠，则在治疗后的 1～12 个月内无论患者何时就诊均应复查病原体。

PID 是可以预防的（详见本章第七节）。

（十）盆腔炎性疾病后遗症

若 PID 未得到及时正确的诊断和彻底治疗，或患者体质较差而病情迁延，可发生盆腔炎性疾病后遗症（sequelae of PID，SPID），即既往所称的慢性盆腔炎。SPID 的主要病理改变包括组织破坏、广泛粘连、增生及瘢痕形成，从而导致：①输卵管阻塞、输卵管增粗；②输卵管卵巢粘连，形成输卵管卵巢肿块；③输卵管伞端闭锁、浆液性渗出物聚集形成输卵管积水、输卵管积脓或输卵管卵巢囊肿；④以盆腔结缔组织表现为主，骶韧带增生、变厚，若病变广泛，可使子宫固定。

1. 临床表现

（1）不孕症：SPID 可以引起输卵管粘连或阻塞，从而导致输卵管性不孕的发生。少部分患者还可因卵巢周围炎引起排卵障碍，20%～30% 的患者因输卵管损伤导致不孕。临床调查发现 PID 发作的次数及盆腔炎性疾病的严重程度与不孕症的发生概率呈正相关。

（2）异位妊娠：PID 后异位妊娠发生风险较正常妇女增加 8～10 倍。组织学研究已证实，大约 50% 的异位妊娠发生在既往因 PID 损伤的输卵管上。214 例异位妊娠患者中慢性盆腔炎病史患者有 63 例，占异位妊娠的 29.43%。有研究表明，在患 PID 1 次、2 次和 3 次以上的患者中，异位妊娠的发病率分别为 6%、12%、22%。

（3）慢性盆腔疼痛：PID 导致盆腔粘连、瘢痕形成及盆腔充血，常引起下腹部坠胀、疼痛及腰骶部酸痛等不适，且常在劳累、活动、性交后及月经前后加剧。文献报道，约 20% 的急性盆腔炎发作后遗留慢性盆腔疼痛，且与 PID 的发作次数及严重程度呈显著相关。

（4）盆腔炎性疾病反复发作：PID 造成输卵管组织结构破坏，局部防御功能减退，若患者暴露于相同的高危因素中，可造成再次感染从而导致 PID 反复发作。有 PID 病史者，约 25％将再次发生 PID，且年轻女性较年纪较大女性的复发率更高。

2. 治疗

SPID 目前尚无特殊有效的治疗手段，抗生素治疗的效果差，因此，主要是对症处理，需根据不同情况选择治疗方案。不孕患者，多需要辅助生育技术协助受孕。对于慢性盆腔疼痛患者，多给予对症处理或给予中药、理疗等综合治疗，但治疗前需排除子宫内膜异位症等其他引起慢性盆腔疼痛的疾病。盆腔炎性疾病反复发作，经保守治疗效果差患者，有输卵管积水或输卵管卵巢囊肿，可根据患者年龄、有无生育要求等情况选择手术治疗，包括输卵管疏通、粘连分解、单侧附件切除或全子宫加双附件切除术等。

四、盆腔静脉瘀血综合征

（一）定　义

盆腔静脉瘀血综合征（pelviccongestion syndrome，PCS）又称卵巢静脉综合征，是由于盆腔静脉充盈、瘀血导致的妇科常见特有疾病，是引起女性盆腔疼痛的重要原因之一，约占慢性盆腔疼痛的 30％，多见于 30～50 岁的经产妇。相关研究发现，女性中患有卵巢静脉功能不全的约占 10％，其中 60％进展为 PCS。

（二）病因机制

任何使盆腔静脉流出盆腔不畅或受阻的因素，均可致盆腔静脉瘀血。主要有以下几个方面原因。

1. 解剖学因素

女性盆腔静脉数量较多且构造较薄弱，缺乏由筋膜组成的外鞘，因此弹性差，容易扩张导致静脉血流瘀滞。左肾静脉走行经过腹主动脉与肠系膜上动脉的夹角，当夹角过小时左肾静脉受压，静脉血回流不畅，继而导致汇入其中的性腺静脉高压，甚至血液逆流，此为"胡桃夹"现象。当出现此现象时，这些部位的静脉就可能扩张、迂曲，管壁增厚、有炎症，久而久之，静脉总体积膨胀，导致 PCS。研究表明，35%～43%的妇女至少有一侧卵巢静脉瓣膜功能不良，多数为左侧，卵巢静脉反流好发于左侧，与左侧卵巢静脉直角回流进入左肾静脉，以及与静脉瓣膜功能不良有关。子宫动静脉畸形，例如动静脉瘘，与滋养细胞肿瘤引起的血管改变相似，会增加静脉回流负担，引起盆腔静脉迂曲。此外，盆腔各脏器之间，即膀胱、生殖器官和直肠的静脉丛彼此相通，三者间任何一个系统的循环障碍，都可影响到其他两个系统。

2. 内外力因素

各种使盆腔静脉压力增高的因素，均能够影响盆腔血液的流速，导致子宫阴道静脉丛瘀血而进一步诱发 PCS。

（1）体位：久站、久坐使盆腔静脉压力持续增高，可诱发 PCS，习惯仰卧位睡眠者的盆腔内静脉血长时间处于下腔静脉，不利于静脉回流，从而加重病情。

（2）便秘：便秘患者的直肠血流回流不畅，直肠、子宫和阴道静脉相互吻合，痔静脉丛充血会引起子宫阴道静脉丛充血。

（3）后位子宫：妇科疾病的患者中，子宫后倾者约占 20%，是盆腔瘀血的重要因素。子宫后位使子宫卵巢丛血管随子宫体下降屈曲在骶凹的两侧，静脉压力增高，长期回流受阻而形成 PCS。

（4）分娩时过早使用腹压和频繁的性交及分娩。

（5）雌、孕激素影响：妊娠期间分泌的大量雌、孕激素，外加妊娠子宫对周围静脉的压迫，引起子宫周围静脉扩张。

（6）肿瘤因素：盆腔或肠道肿瘤增大，压迫静脉，使静脉内血液回流总量增加，回流阻力增大，静脉容积扩大，进一步增高了盆腔静脉压力，也是引起 PCS 的重要原因。

（7）输卵管结扎手术：研究表明，一定比例的 PCS 患者曾做过输卵管结扎手术。结扎术中，由于手术操作不熟练，缝扎了输卵管系膜内子宫和卵巢静脉末梢血管丛，静脉回流受阻；或者影响卵巢的血运，从而引起卵巢功能障碍，造成雌孕激素比例失调而形成 PCS。

3. 内分泌因素

腹腔液中的雌、孕激素不止来源于外周循环血，还直接来自卵泡液。雌激素有扩张血管的作用；孕激素可以对抗雌激素，提高血管的张力，引起盆腔血管平滑肌收缩而发生 PCS，而且相关研究表明 PCS 患者在接受亮丙瑞林抑制卵巢功能治疗后，症状可得到明显缓解。由此可见，PCS 是一种雌激素依赖性疾病。

4. 精神因素及其他

女性生殖器官同样是对神经精神因素反应极其敏感的。长期抑郁、情绪不稳定、失眠可加重盆腔瘀血综合征。肌瘤、慢性盆腔炎、中度及重度宫颈糜烂的患者，在影像学检查中常显示盆腔静脉瘀血影像。

（三）诊　断

1. 临床表现

PCS 的临床特点为"三痛两多一少"，即下腹盆腔坠痛、腰背疼痛、深部性交疼痛；月经量多、白带增多；妇科检查阳性体征少。另外，还表现为神经衰弱、性感不快、极度的疲劳感、痛经、乳房胀痛、泌尿系统异常表现等症状。

（1）疼痛。慢性盆腔疼痛是 PCS 最主要的症状，它定义为持续时间超过 6 个月的无规律性（与月经周期无关的）下腹坠痛，腹部疼痛多数为慢性耻骨联合上区弥漫性疼痛，或为有时可以放射至下肢、会阴部及腰骶部，常是一侧较重，并伴严重的经前期紧张和乳房胀痛。下腹坠痛多发生于年轻的经产妇，主要由于妊娠期循环血容量比非孕期增加 1450 mL，卵巢静脉压力较非孕期增加 3 倍。增大腹压（例如做乏氏动作：屏气、向下用力、增大腹压）或者突然改变体位时，疼痛加剧；相反，平卧位可以减轻疼痛，晨轻暮重，常放射至腰骶部、会阴、大腿，经期、久站、久坐等时症状加剧，平卧位或抬高下肢可缓。有少数患者偶尔表现为急性发作性腹痛，易误诊为阑尾炎、卵泡破裂、异位妊娠破裂。

痛经 PCS 患者的疼痛一般出现在月经前数天，主要表现为腹痛、腰骶部疼痛或者盆腔内坠胀痛，有的患者还逐渐进展为痉挛性疼痛，月经前一天或第一天疼痛最明显，第二天以后明显减轻。外阴阴道肿胀、坠痛也是

PCS 疼痛的一种，有的患者会出现外阴烧灼、瘙痒。外阴可表现为着色、阴唇肿胀或肥大，从而引起某种程度的静脉充盈、怒张或曲张。多数 PCS 患者伴有乳房疼痛、肿胀。部分患者自觉乳房内有硬结，但检查所见只是乳头下方弥漫性肿大的乳腺组织，多伴有不同程度的触痛，多于月经中期以后出现，月经退潮后症状减轻或完全消失。有的患者的乳房疼痛较盆腔疼痛严重。部分患者会出现不同程度的肛门坠胀、排便时疼痛，以经前期较明显，子宫Ⅲ度后位者比较多见。

（2）月经异常。PCS 患者的月经改变并不止表现为月经增多，也有部分患者的月经反而较前减少，月经增多患者常因其子宫肥大造成，易被误诊为子宫肌瘤或子宫肥大症。一般，两者都伴有明显的经前期乳房痛。

（3）膀胱和尿道症状。约有 1/3 以上的 PCS 患者以尿频及排尿疼痛就诊，且经前期加重，常被误诊为泌尿系统感染，但尿常规检查无异常。对某些症状严重的患者需要进一步做膀胱镜检查，可发现膀胱三角区静脉充盈、充血和水肿，并有个别患者由于瘀血的小静脉破裂而可导致血尿。

（4）白带过多。约 1/2 的 PCS 患者有白带过多的症状。但无感染症状，主要表现为白带增多，多为清晰的黏液。

（5）性交不快。性交时盆腔静脉充血加重，因此 PCS 患者多有性交痛，患者常有不同程度的性交痛，多为深部性交痛，有的几乎无法忍受，次日下腹痛、腰痛、白带多等症状都明显加重，一般患者会对性生活变得冷淡。

（6）神经系统症状。绝大多数盆腔瘀血症患者都伴有某些自主神经系统的症状，其表现和严重程度不尽相同，一般神经系统症状包括心情烦躁、易激动、好生气、好哭有泪、情绪低落或心情忧郁，夜梦多，白天疲劳感及精神体力上的无能感常很严重，常有头痛，多为枕后部痛而非一般经前期头痛的类型。心血管方面可有心悸、心前区闷胀不适感。呼吸系统方面有气短感，常需用力大口吸气。消化系统方面有呃气、腹胀及排气不畅的感觉。自觉食欲很差，消化不良，但实际上并未少吃，也不消瘦。其他包括全身到处有不可言状的酸痛不适，如肩关节痛、髋关节痛、手指紧感，不少人还有眼球胀感等。

2. 体征

因女性曲张瘀血静脉深藏在骨盆腔内，体检时无法被发现，因此无特别明显的阳性体征。但严重时可有附件区压痛、增厚感，缓慢加大压力后，增厚感和压痛减轻，外阴、臀部和大腿内侧可见曲张的静脉丛等，妇科检查子宫常呈后位，对称性增大，变软，可见阴道紫蓝色。但是这仅在部分患者中出现，虽然具有一定的提示性，但敏感性、特异性较低，根据同时出现卵巢点压痛和性交后疼痛，可使诊断敏感性达94%，特异性为77%，但是仍有许多患者长期被误诊为盆腔炎症性疾病而久治不愈，需要进一步的辅助检查才能确诊。

（四）辅助检查

1. 经阴道超声检查

经阴道超声检查简单易行，有助于对瘀血程度、部位、波及范围进行分级，同时根据断面声像图和多普勒改变还能与髂总静脉受压综合征以及髂静脉血栓等盆腔血管疾病相鉴别，目前已成为临床诊断PCS的首选方法。PCS根据彩色多普勒特征分为轻度、中度和重度。

轻度：子宫体积一般不大，盆腔静脉平行扩张，静脉丛较局限，内径最宽处为0.5～0.7 cm，血流颜色黯淡，陶氏腔未见明显积液。中度：子宫体积略增大，肌层近浆膜面可见不规则的长条状的无回声区，盆腔静脉聚集成类圆形或蜂窝状团块，内径最宽处为0.7～0.9 cm，大多数患者的陶氏腔可见少量积液。重度：子宫明显增大，后壁、前壁肌层血窦呈明显的网格或粗管状扩张，且子宫附近可见有大小不一的暗区或迂曲暗区，静脉丛走势呈现蚯蚓状、蜂窝状或串珠样，内径最宽处＞1.0 cm，彩色多普勒血流显像中静脉血流速度更慢，对患者腹部加压后血流管径显著增加。陶氏腔均可见少量积液，同时测得子宫及卵巢动脉血流速度减慢，阻力指数偏高。

近年来，经阴道三维超声检查可全面扫查盆腔血管，立体显像，更加形象直观，弥补了二维超声显像的不足，提高了PCS的诊断准确率。

2. CT及CTA（CT血管成像）

广泛使用多排螺旋CT后，CT及CTA成为诊断盆腔静脉瘀血的新技术。螺旋CT不仅能提供断面信息，还可以利用多种后处理技术（最大密度投影、容积重建、表面遮盖法）进行图像重建，获得清晰的立体图像。盆腔静脉瘀血CT可见盆腔底部有异常增粗、增多、走行迂曲的静脉丛，并沿子宫阔韧带向两侧延伸，部分患者合并卵巢静脉扩张，常为单侧或双侧，若合并卵巢静脉扩张，则患者的盆底静脉丛扩张程度更重。

3. MRI 及 MRA（磁共振血管成像）

MRI 是一种无创伤、无辐射的检查方法，尤其适用于育龄女性。MRA（磁共振血管成像）可清楚显示病变部位的血管，甚至可以达到相当于血管造影的目的。盆腔静脉瘀血综合征 MRI 表现为盆腔的静脉有不同程度的曲张，曲张静脉常见于子宫两侧，部分患者可观察到子宫肌层内扩张的静脉。T1WI 均表现为流空信号；T2WI 部分表现为低信号，部分表现为高信号或混杂信号；MRA 表现为高信号。对于怀疑盆腔静脉疾病的患者，可将 MRI 平扫和 MRA 技术联合应用，能更清楚地显示病变部位，从而提高疾病的检出率和诊断的准确率。

4. 盆腔静脉造影

盆腔静脉造影主要对卵巢静脉、子宫静脉、部分阴道静脉及髂内静脉进行造影，用卵巢静脉直径、造影剂停留时间和盆腔静脉瘀血程度 3 项指标来判断是否存在 PCS。直径超过 5 ~ 10 mm 时诊断为盆腔静脉功能不全；如 20 s 内造影剂完全流出盆腔，则提示盆腔血流正常；若造影剂流出盆腔时间 > 20 s，则提示静脉回流速度明显变慢，存在静脉瘀血现象；若卵巢静脉丛瘀血，甚至盆腔静脉显影超过中线，反流到外阴阴道静脉或大腿静脉，则存在静脉瘀血现象。盆腔静脉造影是诊断 PCS 的"金标准"，但该方法为有创检查，其操作复杂，适用于同时进行血管介入治疗的患者。

5. 腹腔镜检查

腹腔镜检查可以确认 CPP 的诱因，可作为 PCS 的常规诊治手段。镜下可见阔韧带静脉增粗、曲张，同时可见输卵管系膜或卵巢静脉血管增粗、怒张，阔韧带底部腹膜出现裂隙。但有学者指出，检查时由于患者盆部抬高以及气腹压力作用，有些病例不一定能看出曲张的静脉。文献报道，CPP 中行腹腔镜检查诊断 PCS 的阳性率仅为 20%。由于腹腔镜在检查诊断的同时可以给予积极治疗，因此在 PCS 的诊断中具有一定的优势。

（五）治　疗

1. 一般治疗

改变不良的生活习惯，休息时采用侧俯卧位，坚持 Kegel 运动，增强盆底肌张力，有便秘者纠正便秘。胸膝卧位 1 ~ 3 次 / 天，每次 10 ~ 15 min。少食刺激性食物，注意节制性生活，同时辅以心理治疗。

2. 药物治疗

（1）抑制卵巢功能：甲羟孕酮、丹那唑、避孕药和促性腺激素释放激素（GnRH）类似物能抑制卵巢功能，增加血管张力，可减少盆腔瘀血，缓解性交痛，症状缓解率达 40%。但停药后易复发，长时间应用会出现阴道干燥和情绪改变等更年期症状。

（2）改善血管张力：地奥司明为微粒化、纯化的黄酮类静脉活性药物，在肛肠疾病及下肢静脉功能障碍方面有显著疗效，近些年研究发现在盆腔静脉瘀血治疗上也有较好的疗效。地奥司明保护微循环，降低毛细血管通透性，增加淋巴引流速度以及淋巴管收缩作用，减轻水肿，从而明显缓解疼痛，用药 2 ~ 3 个月后症状明显改善，治疗性交痛的疗效好。

（3）其他对症治疗：包括消炎镇痛药、自主神经调节药、镇静药、肌肉营养药和心理治疗药物。

3. 中医中药治疗

PCS 可归属于中医学"妇人腹痛""痛经""带下病""郁证"等范畴，"络脉阻滞、气血不通"是该病的重要病理基础，采用活血化瘀药物，能促进人体新陈代谢，改善局部血液循环，改善患者的疼痛不适症状。中药熏蒸是常见的中医外治法，药方组成可为千年健、透骨草、当归、赤芍、白芷、血竭各 15 g；独活、续断、制乳没各 10 g；艾叶 30 g，浓煎至 200 mL，熏蒸下腹部每次 30 min，1 次 / 天。中药灌肠可提高肠道内有效药物浓度，药物作用直接、快速，可改善盆腔微循环。药方组成可为丹参 20 g、当归 15 g、柴胡 10 g、香附 10 g、川芎 10 g、熟大黄 10 g、水蛭 5 g、荔枝核 10 g、桃仁 10 g、延胡索 10 g、土鳖虫 5 g、甘草 10 g，将以上诸药加水煎煮 2 遍，混匀药液保留灌肠，灌药后令患者转为左侧卧位，保持 30 min 不动，令药液在肠内至少保留 2 h。中医药优势在于不良反应少，费用低廉，治疗方便，患者的依从性高，但存在疗程长、易复发等弊端。

4. 手术治疗

对于症状明显、药物治疗无效者，可考虑手术治疗。

（1）圆韧带缩短悬吊术及骶韧带缩短术。子宫后位是导致盆腔静脉压增高的重要因素，手术通过改变后倾子宫的位置，使其保持前倾位，使子宫卵巢区静脉压力降低，血流加速，恢复盆腔的正常血液循环，同时改善了患者的瘀血症状。其适用于较年轻、有生育要求或无生育要求又不宜做子宫及附件切除的患者，但治疗后易复发。

（2）全子宫及双侧附件切除术。全子宫及双侧附件切除术适用于40岁以上近绝经期的女性，尤其是合并月经过多或临近绝经期妇女。行子宫及附件切除术，或保留一侧卵巢，不仅能切除曲张的子宫静脉和卵巢静脉，减少流向盆腔的血流，也切除了静脉曲张的好发部位，控制受累盆腔静脉的扩张。临床证实其疗效较好，但手术治疗创伤大、费用高，术后若有围绝经期的症状、骨质疏松、性生活不适等，可用激素疗法缓解。

（3）阔韧带筋膜横行修补术。对于有生育要求，但因阔韧带裂伤所致的严重盆腔瘀血征患者，行阔韧带筋膜横行修补术的效果良好。术后患者子宫恢复正常位置及大小，症状可得到较好的改善。需注意行修补术后，若患者再次妊娠，为避免修补术失败，应行剖宫产术。

（4）卵巢静脉结扎或切除。卵巢静脉瓣膜功能不良，多数发生在左侧。腹膜外切除左侧卵巢静脉，可缓解下腹坠痛、腰背痛及深部性交痛等症状。随着腹腔镜技术的发展，通过腹腔镜下钛夹钳夹双侧卵巢静脉的有效率可达78％，适用人群范围广，手术创伤小。

5. 介入治疗

血管腔内栓塞技术是目前治疗PCS的首选，能有效阻止卵巢静脉血液反流的发生，降低卵巢的血液再灌注，降低盆腔静脉瘀血的发生，具有简单易行、安全有效、并发症的发生率较小等特点。栓塞材料一般选用吸收性明胶海绵和硬化剂匀浆，此类栓塞剂可使细胞表面蛋白变性，从而引起血栓形成。栓塞卵巢静脉的节段必须足够长，上至肾静脉开口下方水平，下至卵巢静脉初始处，防止残留侧支出现反流。栓塞完成后，再次实施卵巢静脉造影，确认卵巢静脉闭塞成功。栓塞时机一般以月经前1～2周为宜。

血管栓塞的不良反应发生率为4%，主要为以疼痛为主的栓塞后综合征、血栓性静脉炎、复发、异位栓塞以及卵巢静脉痉挛和破裂，后者多为自限性，无症状，无须特殊处理。在辐射安全性方面，卵巢静脉栓塞导致不孕或致癌的可能性极小。

6. 经皮电神经刺激疗法和盆底康复治疗

经皮电神经刺激疗法可阻断伤害性刺激向中枢的传递，释放内源性镇痛物质，抑制前列腺素分泌，对抗前列腺素的作用，提高痛阈，达到协同镇痛效果。因此，其被广泛用于治疗各种慢性疼痛治疗，由于安全有效而易于被患者接受，是目前疼痛治疗领域不可缺少的治疗手段。

慢性盆腔疼痛是PCS最主要的症状，慢性盆腔疼痛使盆底肌肉过度活跃、不稳定、有应激性，而肌肉收缩和过度活跃，更加重了缺氧、缺血性疼痛，缺血可导致中高度的深部组织疼痛，损伤盆底肌肉。已证实，盆底康复治疗对盆底软组织损伤所致的循环不畅等方面具有明显的效果。盆底康复治疗增强了盆底肌肉张力和收缩力，增加了盆腔静脉血液和淋巴的回流，加快了静脉血液循环，减轻了盆腔瘀血、水肿，改善了盆腔静脉曲张的程度。有研究发现，盆底康复治疗后，行经阴道彩色多普勒超声检查，治疗后左右宫旁及宫壁静脉血管直径明显变窄，彩色多普勒显示为静脉频谱静脉血流信号减轻或消失。盆腔瘀血综合征程度减轻，一定程度上解决了病因问题，对减缓该疾病的复发亦能起到一定的作用。

盆腔瘀血综合征引起的慢性盆腔疼痛导致患者遭受长时间的痛苦，经皮电神经刺激疗法和盆底康复治疗作为无创性康复治疗手段，具有"无创、快速、有效、安全止痛"的独有特点，易于被患者接受，提高患者的生活质量，且经济花费少，具有良好的经济效益和社会效益。

五、泌尿系统相关疾病

泌尿系统相关疾病见泌尿分册。

（赵淑萍　盛少琴）

第六节　病例分享

一、病例 1

病例 1 是关于盆底肌筋膜疼痛综合征、更年期综合征、盆腔脏器脱垂、原发性高血压。

（一）病　史

林某，53 岁，退休。主诉：左下腹疼痛伴会阴牵扯痛 2 年以上，加重 3 个月。现病史：患者 2 年前无明显诱因出现左下腹疼痛，牵扯会阴部、阴蒂及肛门，述当地医院予消炎对症治疗后无明显缓解（具体不详）。近 3 个月外阴与衣物摩擦时疼痛剧烈，触碰阴蒂时疼痛难忍。绝经 1 年。既往高血压病史 5 年以上，内科正规治疗，可控制血压。

（二）专科检查

外阴发育正常，棉签触痛试验阳性，阴蒂触痛（7 分），肛周触痛（4 分），阴阜至肛门触痛（7 分）；阴道通畅，双侧壁扪及条索状改变，右侧壁疼痛（8 分），左侧壁疼痛（4 分）。POP-Q 评分如下：前壁 3 cm 点 Aa，0；前壁最低点 Ba，0；前穹隆或阴道残端 C，－4；生殖道裂隙 gh，3；会阴体 pb，3；阴道总长 tvl，7；后壁 3 cm 点 Ap，－1.5；后壁最低点 Bp，－1.5；后穹隆，－6。

（三）辅助检查

白带常规、尿常规、盆腔 B 超均未见异常。更年期综合征症状评分为 23 分；抑郁严重指数为 0.775，提示重度抑郁；焦虑评分为 63 分，提示中度焦虑。

（四）盆底肌电评估结果（图 9-11）

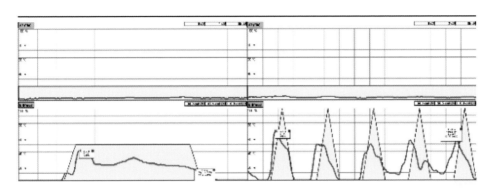

图 9-11 盆底肌电评估结果

（五）初步诊断

初步诊断为①盆底肌筋膜疼痛综合征；②更年期综合征；③盆腔脏器脱垂；④原发性高血压。

（六）治疗经过

更年期心理咨询门诊，结合雌激素 0.8 g，每晚阴道上药，经皮镇痛电刺激加外阴、阴道按摩 4 次。评估：阴蒂及会阴疼痛（6 分），阴道壁 7 ～ 9 点位疼痛（5 分），阴道壁 5 点位疼痛（2 分），肛周疼痛（4 分）。因疼痛缓解不明显，遂继续治疗 10 次，自觉偶有轻微阴蒂疼痛。疼痛评估：阴蒂疼痛（2 分），其余部位疼痛消失（0 分）。更年期综合征症状评分为 13 分；抑郁严重指数为 0.575，提示轻度抑郁；焦虑评分为 47 分，提示无焦虑。患者继续在家用凯格尔运动锻炼盆底肌肉。复查未述不适。

（七）治疗评价

更年期慢性盆底疼痛患者，常伴有明显的情绪障碍，心理疏导和治疗都是非常重要的方法。经皮镇痛电刺激＋阴道肌筋膜触发点按摩可有效缓解盆底肌筋膜疼痛综合征，绝经后妇女在使用阴道电极治疗时加用阴道内使用雌激素，可减轻局部不适，增强治疗效果。

二、病例 2：盆腔静脉瘀血综合征

（一）病　史

董某，28 岁，主诉：反复下腹疼痛 1 年以上，加重 2 天。现病史：1 年前患者无明显诱因出现反复下腹胀痛，左下腹明显，偶伴腰背部酸胀不适，未治疗。2 天前自觉下腹胀痛加重就诊。既往史无特殊。孕 4 产 2，2 次人流，2 次剖宫产。

（二）专科检查

子宫附件未见异常。疼痛测试：腹痛疼痛（6 分），盆底肌无疼痛（0 分）。

（三）辅助检查

白带常规、尿常规无异常。盆腔 B 超：子宫双侧附件区可见串珠状的无回声区。彩色多普勒：无回声区内呈红蓝相间的彩色血流信号。盆腔见深约 1.6 cm 液性暗区。检查提示盆腔静脉曲张，盆腔积液。

（四）盆底肌电评估结果

盆底肌电评估结果见图 9-12。

（五）初步诊断

初步诊断为盆腔静脉瘀血综合征。

（六）治疗经过

盆腔小循环＋阴道电刺激＋凯格尔运动，1 次 / 日，治疗 15 次，患者自述小腹疼痛感消失，腹痛评分为 0 分，阴道 B 超提示子宫、附件未见明显异常。巩固 5 次，治疗后 3 个月电话随访，自诉在家每日进行凯格尔运动，避免重体力劳动等，下腹疼痛无复发。

（七）治疗评价

针对盆腔静脉曲张采用盆腔小循环，通过骨骼肌（横纹肌）电刺激，血管周围的横纹肌发生震动，保持动脉血流阻力降低，扩张血管，使血液

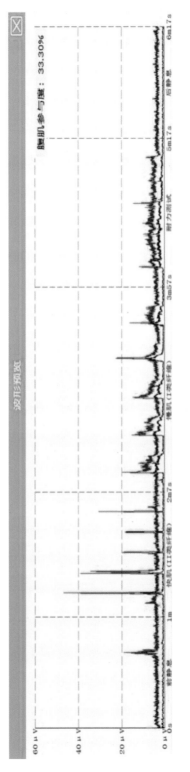

图 9-12 盆底肌电评估结果

及淋巴循环得以改善，增加组织营养，加速修复和恢复生理功能。阴道电刺激配合凯格尔盆底肌训练，能加强盆底肌的收缩力，可有效治疗盆腔静脉曲张引起的下腹疼痛，长期坚持可巩固疗效。

三、病例 3：外阴前庭炎综合征

（一）病　史

吕某，25 岁，主诉：性生活疼痛 1 年。现病史：半年前因婚后性生活疼痛曾到多家医院就诊，诊断为"心理性性功能障碍"，予以心理疏导＋中药治疗，无明显改善。至今无成功性生活。既往史无异常。孕 0。

（二）专科检查

外阴：发育正常，已婚未产型。前庭区 3 点、9 点见红斑，无硬化、糜烂；棉签触痛试验阳性，前庭区 3 点、9 点位触痛（10 分）；阴道：因疼痛，不能放入窥器，手指缓慢放入可容纳 1 指，阴道壁及盆腔无触痛。

（三）辅助检查

血常规、白带常规、尿常规、B 超未见异常。

（四）初步诊断

初步诊断为外阴前庭炎综合征。

（五）治疗经过

聚甲酚磺醛溶液涂抹红斑直至黏膜变白，1 次／日，上药时患者自述外阴疼痛加重但可以忍受，上药 7 次后患者述外阴疼痛较前缓解，后回家上药。评估：前庭区 3 点位触痛（7 分），9 点位触痛（6 分）。1 个月后复查，外阴疼痛明显缓解，评估：前庭红斑消失；3 点位触痛（0 分），9 点位触痛（1 分）。性生活仅略感不适。窥器检查：阴道通畅，阴道壁无触痛。子宫颈光滑；子宫及双附件未扪及异常。治疗结束后 3 个月成功受孕。

（六）治疗评价

针对外阴前庭炎综合征患者，聚甲酚磺醛溶液局部上药的疗效不错。治疗过程中患者局部常伴有可以忍受的灼痛，随着红斑面积的缩小，疼痛逐渐缓解。

图 9-13 为前庭红斑。图 9-14 为治疗后所见。

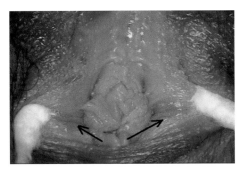

图 9-13　前庭红斑

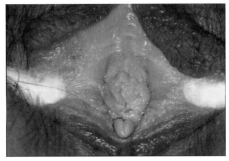

图 9-14　治疗后所见

（梁开如　盛少琴）

第七节　预　防

一、盆腔炎性疾病的预防策略

PID 是可以预防的，预防也是控制生殖道感染、治疗盆腔炎最有效、最经济的措施。

（1）注意性生活卫生，减少性传播疾病。对高危女性的宫颈分泌物进行沙眼衣原体的筛查和治疗可减少 PID 的发生率。虽然细菌性阴道病与 PID 相关，但检测和治疗细菌性阴道病能否降低 PID 的发生率，至今尚不清楚。

（2）积极做好妇女的卫生保健指导工作。提高公众对生殖道感染的认识及明白预防感染的重要性。经期、孕期，特别是产褥期机体抵抗力低的妇女，应注意加强蛋白质的摄入，保证良好的卫生习惯、充足的睡眠，避免疲劳，增强机体抵御力，避免患有内源性疾病。此外，应避免盆浴及性交以防引起上行感染。

（3）积极治疗下生殖道感染。致病菌绝大多数是由下生殖道上行或经淋巴而到盆腔的，因此，应对下生殖道感染妇女常规进行分泌物涂片或培养，使这些患者得到及时、彻底的治疗，同时对其性伴侣进行相关的检查和治疗。

（4）严格掌握妇科手术指征。把握手术时机，做好术前准备，严格进行无菌操作，避免医源性感染及传播。

（5）正确选择避孕措施。口服避孕药与盆腔炎性疾病的发生无明显关系，但能减轻盆腔炎性疾病的严重症状；持续正确地使用避孕套能有效降低上生殖道感染的概率，预防盆腔炎性疾病的发生。

（6）及时治疗盆腔炎性疾病，防止后遗症发生。

二、盆腔内子宫内膜异位症／子宫腺肌病的预防策略

防止经血逆流，及时发现并治疗会引起经血潴留的疾病，如先天性生殖道畸形、闭锁、狭窄和继发性宫颈粘连、阴道狭窄等。药物避孕：口服避孕药可抑制排卵，促使子宫内膜萎缩，从而降低内异症的发病风险，适用于有高发家族史、容易带器妊娠者。防止医源性异位内膜种植，尽量避免宫腔多次手术；对于进入宫腔内的经腹手术，均应用纱布垫保护好子宫周围术野，以防宫腔内容物溢入腹腔或腹部切口，缝合子宫壁时避免缝线穿过子宫内膜层，关腹后应冲洗腹部切口；不宜在经期前进行经阴道／宫腔的手术，否则有导致经血中内膜碎片种植于手术创面或进入腹腔的危险。适龄婚育、晚育妇女，尤其是伴有痛经者，应尽早生育。

三、盆腔粘连的预防策略

盆腔粘连的治疗一直是临床上的一大难点，粘连松解术后再次粘连的发生率为55％～100％，预防盆腔粘连是减少与术后粘连相关的并发症的关键。所以，对于盆腔粘连的"防"重于"治"。尽管国内外很多专家和学者对盆腔粘连机制和抗粘连制剂等方面进行了很多的研究和探讨，但目前尚无公认的抗粘连方案。根据粘连形成的诱因及发病机制，采取积极的预防措施，能减少粘连的发生。

目前，国际上倡导的预防粘连方法首先强调的是精细的手术技术。对于部分存在高危因素的患者，需要考虑在精细的手术操作的基础上结合使用防粘连材料，起到屏障保护的作用，阻断粘连的发生。这样不仅可以避免粘连相关并发症或再次手术而产生的医疗风险，还可大大降低整体医疗的费用。在临床实践中，易用性与经济性应作为选择粘连预防的常规实践手段需考虑的因素。根据手术需要协同使用多种预防手段，可以全面系统减少和防止术后粘连的形成。

（一）精细的手术操作

预防粘连的手术操作的基本原则：减少腹膜损伤，充分止血，避免感染，预防再粘连。

严格遵循手术原则、良好的手术技术是减少粘连的基础。具体预防措施如下。

1. 减少损伤

操作轻柔，减少组织损伤，精通能量器械使用原理并掌握不同组织的最佳适用功率，注意减少和避免热损伤，分清解剖结构、缩短手术时间以减少组织暴露时间和机械性刺激。

2. 术中彻底止血

开腹手术压迫止血很重要，最好的止血方案是缝扎。腹腔镜手术使用能量器械止血，同时使用吸引器充分暴露手术区的视野，处理子宫血管或骨盆漏斗韧带时先用血管夹或血管钳暂时阻断血流再进行电凝，效果会更好。

3. 防止感染

防止细菌感染或粪便污染，保持组织湿润，避免异物留置，合理使用抗生素预防和控制术后感染等。术中尽量减少缝合并选择组织反应低的缝线，放置的植入物应腹膜化，开腹手术使用无滑石粉和非乳胶的手套均可以减少异物反应。

4. 预防再粘连

预防盆腔手术后粘连的形成就是要阻断或干扰粘连形成的每一个环节，防止过多的纤维蛋白沉积，促进纤维蛋白溶解。有既往盆腔手术操作史如卵巢和输卵管手术、子宫肌瘤剔除术和粘连松解术的患者更易出现粘连。因此，患者存在这些特定风险时应考虑采用辅助的防粘连措施，如使用防粘连制剂。

（二）使用防粘连材料和隔膜材料

在创伤面建立生物物理屏障能够覆盖创伤的表面，使有粘连倾向的组织进行分离，加快组织愈合，从而有效预防粘连。

1. 透明质酸

透明质酸是一种高分子黏多糖，由天然原料制备，有良好的生物相容性和组织黏附性，并且能够降解吸收，在液态的生理状态下形成高黏度的凝胶。腹腔内灌注能覆盖组织器官浆膜面，隔离创面并最大限度减少浆膜脱水，从而减少粘连形成。最近的研究还表明，透明质酸可减少合成网片放置后的粘连形成。

2. 羧甲基几丁质

羧甲基几丁质是一种虾壳提取物，后期通过化学反应改变其特定的基团而改变其物理和生化性质，具有广泛的生物学作用和良好的生物相容性，在体内可完全自然降解，具有促进上皮细胞生长、抑制成纤维细胞生长、广谱抑菌、促进红细胞凝集等多种生物活性功能，可多环节阻断术后粘连的发生。一项多中心随机对照单盲临床研究显示，其不但能减少粘连的发生率，还能减少粘连的范围和程度，并能防止新粘连的形成。

3. 氧化纤维素防粘连膜

氧化纤维素防粘连膜是一种由氧化纤维素制成的可吸收合成机械性隔膜，可以按需裁剪，放置后 8 h 内，能形成一层凝胶状保护膜覆盖组织损伤面，可在 28 天之后开始缓慢降解为单糖而被吸收，并在创伤表层形成连续凝胶状保护层，一般于盆腔手术止血完成后使用。2014 年，欧洲人类生殖与胚胎学会针对子宫内膜异位症引起的盆腔粘连，建议使用氧化纤维素防粘连膜。

（三）药物制剂

1. 减轻炎症反应的药物

有抗生素及非甾体类抗炎药物。其能通过抑制炎症反应以减少粘连形成，使用时应严格掌握适应证，并评估药物的副作用对患者术后康复效果的影响。

2. 减少纤维蛋白沉积的药物

有奥曲肽、血浆酶和缓激肽释放酶抑制剂、重组链激酶、尿激酶、重组组织型纤溶酶原激活剂（rtPA）等。这类药物理论上可以预防粘连的形成，但临床应用时应注意监测患者凝血功能的变化，促纤溶药物可增加伤口愈合不良或出血的风险。

粘连主要由手术或创伤导致，故严格掌握手术指征，做好术前准备，进行无菌操作，预防感染。术中操作应避免组织局部缺血及损伤，手法轻柔，防止组织干燥，避免空气中尘埃、细菌对其的刺激和污染，精确止血，适当使用防粘连物。随着腔镜技术的提高，尽量采用腹腔镜下手术，减少粘连。

四、盆腔瘀血的预防策略

进行适量的锻炼，提高免疫力，加速血液循环，改善血气瘀滞。纠正便秘，改善痔疮。避免早婚、早孕及孕产频繁，减轻增大的子宫对子宫周围静脉的压迫，缓解压迫所致的静脉瘀血。中药调理，进行疏肝解郁、理气活血。

五、盆底松弛的预防策略

孕妇孕期注意控制体重。医生正确处理产程，提高助产技术。患者积极进行产后盆底康复，避免重体力劳动。预防和治疗使腹压增加的疾病，如慢性咳嗽、长期便秘、肥胖等。

六、盆腔肿瘤的预防策略

定期体检，如相关肿瘤指标、经阴道超声等检查，排除肿瘤及其他疾病。

七、术后幻痛的预防策略

医生要与患者建立良好的关系，取得患者信任，为患者讲解治疗过程，进行健康宣教，帮助患者建立信心，从而积极配合治疗；患者要时刻保持良好的心理状态，主动避免消极情绪的产生，以积极主动的姿态配合治疗；术后及时给予镇痛，保障患者术后的良好休息，减轻疼痛对患者心理的折磨，以免以后造成其心理阴影；医院要为患者建立良好的治疗和康复环境。

八、与心理状态有关的预防策略

多见于敏感型妇女，大多为性格内向或浮躁者。其受某种精神影响而对生殖器官疾病有潜在顾虑。需要良好的情感沟通、心理疏导。当有神经病理因素时，辅助抗焦虑药、抗惊厥药等改善精神和心理状态，以帮助其消除焦虑情绪。

总之，慢性盆腔疼痛的患者需养成良好的饮食习惯：多摄入新鲜的蔬菜水果，多摄入高蛋白类的食物，多喝水来补充身体所需的水分；保持科学的生活规律，不经常熬夜，以免内分泌失衡；锻炼身体，加强体质，提高免疫力；注意保持乐观向上的精神状态，正确面对工作、生活、学习上的压力。

（盛少琴　郑丹丹）

参考文献

谢幸，苟文丽. 妇产科学. 8 版，北京：人民卫生出版社，2013.

Chayachinda C， Rekhawasin T. Reproductive outcomes of patients being hospitalised with pelvic inflammatory disease. Journal of Obstetrics and Gynaecology，2017，37（2）：228-232.

Jacqueline VA， Katrina JH， Barbara IK， et al. Relating Chronic Pelvic Pain and Endometriosis to Signs of Sensitization and Myofascial Pain and Dysfunction. Semin Reprod Med，2017，35（1）：88-97.

中华医学会妇产科学分会. 预防妇产科手术后盆腹腔粘连的中国专家共识（2015）. 中华妇产科杂志，2015，50（6）：401-405.

Dunselman GA， Vermeulen N， Becker C， et al. ESHRE guideline：management of women with endometriosis. Hum Reprod，2014，29（3）：400-412.

Brünahl C， Dybowski C， Albrecht R， et al. Mental disorders in patients with chronic pelvic pain syndrome. J Psychosom Res，2017，98（7）：19-26.

Berkley K. J. A life of pelvic pain. Physiology & Behavior，2005，86（3）：272-280.

Chayachinda C，Rekhawasin T. Reproductive outcomes of patients being hospitalised with pelvic inflammatory disease. Journal of Obstetrics & Gynaecology，2016，37（2）：228-232.

Szendei G，Hernádi Z，Dévényi N，et al. Is there any correlation between stages of endometriosis and severity of chronic pelvic pain? Possibilities of treatment. Gynecological Endocrinology，2005，21（2）：93-100.

Champaneria R，Shah L，Moss J，et al. The relationship between pelvic vein incompetence and chronic pelvic pain in women：systematic reviews of diagnosis and treatment effectiveness. Health Technology Assessment，2016，20（5）：1-108.

Doggweiler R，Whitmore KE，Meijlink JM，et al. A standard for terminology in chronic pelvic pain syndromes：A report from the chronic pelvic pain working group of the international continence society. Neurourology & Urodynamics，2016，36（4）：984-1008.

Nickel JC，Tripp DA. Clinical and psychological parameters associated with pain pattern phenotypes in women with interstitial cystitis/bladder pain syndrome. Journal of Urology，2015，193（1）：138-144.

Bhide，AA，Puccini F，Bray R，et al. The pelvic floor muscle hyperalgesia（PFMH）scoring system：a new classification tool to assess women with chronic pelvic pain：multicentre pilot study of validity and reliability. European Journal of Obstetrics & Gynecology & Reproductive Biology，2015，193：111-113.

Brünahl，C，Dybowski，C，Albrecht，R，et al. Mental disorders in patients with chronic pelvic pain syndrome（CPPS）. Journal of Psychosomatic Research，2017，98（7）：19-26.

Yosef A，Ahmed AG，Al-Hussaini T，et al. Chronic pelvic pain：Pathogenesis and validated assessment. Middle East Fertility Society Journal，2016，21（4）：205-221.

Berkley KJ，Rapkin AJ，Papka RE. Pains of Endometriosis. Science，2005，308（5728）：1587-1589.

Abbott J，Hawe J，Hunter D，et al. Laparoscopic excision of endometriosis：A randomized，placebo-controlled trial. Fertility and Sterility，2004，82（4）：878-884.

Koninckx PR，Craessaerts M，Timmerman D，et al. Anti-TNF-alpha treatment for deep endometriosis-associated pain：a randomized placebo-controlled trial. Human Reproduction，2008，23（9）：2017-2023.

Shi Z，Arai KY，Jin W，et al. Expression of nerve growth factor and its receptors NTRK1 and TNFRSF1B is regulated by estrogen and progesterone in the uteri of golden hamsters. Biology of Reproduction，2006，74（5）：850-856.

Sant GR，Kempuraj D，Marchand JE，et al. The mast cell in interstitial cystitis：role in pathophysiology and pathogenesis. Urology，2007，69（4）：34-40.

Weissman E，Boothe E，Wadhwa V，et al. Magnetic Resonance Neurography of the Pelvic Nerves. Seminars in Ultrasound Ct & Mr，2017，38（3）：269-278.

Stratton P，Khachikyan I，SinaN，et al. Association of Chronic Pelvic Pain and Endometriosis

With Signs of Sensitization and Myofascial Pain. Obstetrics & Gynecology，2015，125（3）：719–728.

贺豪杰，郭红燕.慢性盆腔疼痛的临床评估及诊断流程.实用妇产科杂志，2016，32（5）：323–324.

Gurian MB，Mitidieri AM，Silva JCRE，et al. Measures used to assess chronic pelvic pain in randomized controlled clinical trials：a systematic review. Journal of Evaluation in Clinical Practice，2015，21（4）：749–756.

Passavanti MB，Pota V，Sansone P，et al. Chronic Pelvic Pain：Assessment，Evaluation，and Objectivation. Pain Research & Treatment，2017，2017：9472925.

Khatri G，Khan A，Raval G，et al. Diagnostic Evaluation of Chronic Pelvic Pain. Physical Medicine & Rehabilitation Clinics of North America，2017，28（3）：477–500.

Azatcam G，Atalay NS，Akkaya N，et al. Comparison of effectiveness of Transcutaneous Electrical Nerve Stimulation and Kinesio Taping added to exercises in patients with myofascial pain syndrome. Journal of Back & Musculoskeletal Rehabilitation，2017，30（2）：291–298.

Speer LM，Mushkbar S，Erbele T. Chronic Pelvic Pain in Women. American Family Physician，2016，93（5）：380–387.

Baloch S1，Khaskheli MN，Malik AM. Diagnostic laparoscopic findings in chronic pelvic pain. J Coll Physicians Surg Pak，2013，23（3）：190–193.

Dunselman GA，Vermeulen N，Becker C，et al. ESHRE guideline：management of women with endometriosis. Hum Reprod，2014，29（3）：400–412.

Brunahl C，Dybowski C，Albrecht R，et al. Mental disorders in patients with chronic pelvic pain syndrome. J Psychosom Res，2017，98（7）：19–26.

Horace R，Michael B，Emmanuel H. Conservative surgery versus colorectal resection in deep endometriosisinfiltrating the rectum：a randomized trial. Human Reproduction，2018，33（1）：47–57.

Rebecca F，Suejin K，Tommaso F. Surgical Management of Endometriosis in Patients with Chronic Pelvic Pain.Seminars in Reproductive Medicine，2017，35（1）：54–64.

Murat A，Ayen B，Mehmet C，et al.The efficacy of laparoscopic presacral neurectomy in dysmenorrhea：is it related to the amount of excised neural tissue?Turk J Obstet Gynecol，2017，14：238–242.

Michael SB，Mickey MK.盆腔解剖与妇产科手术图谱.魏丽惠，译.北京：人民军医出版社，2014.

Ceana N，Vadim M. Robot–Assisted laparoscopic presacral neurectomy：feasibility，techniques，and operative outcomes.the Journal of Minimally Invasive Gyneclogy，2010，17（4）：508–512.

Deane JA，Gualano RC，Gargett CE. Regenerating endometrium from stem/progenitor cells：

is it abnormal in endometriosis, Asherman's syndrome and infertility? Current opinion in obstetrics & gynecology, 2013, 25（3）：193–200.

Dun EC, Taylor HS. Elagolix： a promising oral GnRH antagonist for endometriosis–associated pain. Oncotarget, 2017, 8（59）：99219–99220.

何珏，胡国华．子宫内膜异位症（子宫腺肌病）痛经的中医治疗方法研究进展．中华中医药学刊，2017，35（3）：692–695.

Ten B, Issa Y, Van Santbrink EJP, et al. Burden of adhesions in abdominal and pelvic surgery： systematic review and met–analysis. Bmj, 2013, 347：f5588.

苏庆红，王岚，葛莉宾，等．盆腔子宫内膜异位症粘连与疼痛的关系．中国妇幼保健，2017，32（23）：5833–5835.

中华医学会妇产科学分会．预防妇产科手术后盆腹腔粘连的中国专家共识（2015）．中华妇产科杂志，2015，50（6）：401–405.

丰有吉，沈铿，马丁，等．妇产科学．北京：人民卫生出版社，2016.

Chayachinda C, Rekhawasin T. Reproductive outcomes of patients being hospitalised with pelvic inflammatory disease. Journal of Obstetrics and Gynaecology, 2017, 37（2）：228–232.

米兰，刘朝晖．盆腔炎性疾病后遗症．实用妇产科杂志，2013，29（10）：731–733.

第十章　排便异常

男女之间生殖间隙的解剖学差异使得女性盆底更容易发生脱垂，排便异常是女性盆底功能障碍性疾病的一类重要并发症，而由于女性易于进行盆底检查，使得其诊断盆底疾病要比男性容易。根据美国的统计数据，与直肠或后盆腔相关的修复类手术占盆底修复性手术的 45.0％，再手术率高达 29.9％，并且重复手术的时间间隔在逐渐缩短，即便如此，患者还是可以从相应的治疗当中获益。我国的人口老龄化趋势明显，盆底疾病与其相关并发症的治疗和预防具有非常重要的意义，也因此管理女性盆底疾病时，妇科盆底专业人员需要关注这方面的问题，而结直肠疾病专家在盆底疾病的管理中也应扮演更重要的角色。

排便是一种非常复杂而协调的动作，该过程既有不随意的运动，又有可控制的运动。排便异常包括多种疾病，有便秘、盆底痉挛综合征、粪性溃疡、短节段性先天巨结肠病、假性肠梗阻、慢性原发性肛门疼痛、神经系统病变等。根据症状分类，女性盆底功能障碍性疾病所导致的排便异常主要有两种，分别是便秘和粪失禁。本章节主要探讨与女性盆底功能障碍相关的疾病。

在早期盆腔脏器脱垂的患者中，便秘的发生率要高于晚期患者。这主要跟病情演变中肛门括约肌的作用和肛管阻力的逐渐改变有关：由于脱垂直肠肛门括约肌的伸展克服了肛管的阻力，脱垂较严重患者的排便情况可能会得到改善，而直肠压力高所引起的疼痛、大便失禁等症状成为主要问题。同时，有部分患者可能是原本存在排便异常，长期需要使用增加腹压等改变排便习惯的方式进行排便，从而在这一过程中加重了盆底功能的损伤。因此，排便异常与盆底功能障碍性疾病之间存在着复杂的相互促进的关系，应当作为一个整体来看待。相较于非盆腔脏器脱垂的患者，存在盆腔脏器脱垂的患者的排便异常有着自身的特点，在评估和治疗中也应当注意有所区分。

第一节 便 秘

一、概 述

（一）定 义

便秘既是一个症状，也是一种疾病，主要指排便次数减少（＜3次/周）、粪便干硬和排便困难，慢性便秘指病程≥6个月。便秘常伴有直肠下坠感、排便不尽等症状，严重者需用手法协助排便，严重影响患者的生活质量。长期便秘容易引起结肠憩室、肛周疾病、结肠黑便病和泻剂结肠等，且极易诱发心肌梗死、脑血管意外等心脑血管疾病。

（二）分 类

国内外通常将直肠动力学和肛门直肠功能异常引发的便秘称为"功能性便秘"，包括慢传输型便秘、出口梗阻型便秘和混合型便秘3种类型。其中由结肠蠕动缓慢引发者为慢传输型（结肠型）便秘；而由排便反射失常或阻塞引起的直肠和肛门括约肌性便称为出口梗阻型（直肠型）便秘；混合型便秘兼具慢传输型和出口梗阻型两者的临床特点，便秘的患者通常为这种类型。

从生理学角度来说，慢传输型便秘的患者是由于高振幅传导产生的大肠收缩减少引起的。而出口梗阻型者可有正常或稍慢的肠传输。有些患者有粪便储存在直肠内，产生便意的阈值较高，直肠能忍受的粪便储存量也更大，此型便秘的症状多见于有盆腔脏器脱垂和尿失禁的患者。不协调性排便的患者在排便时，体格检查和辅助检查可发现盆底肌（肛门括约肌或耻骨直肠肌）发生矛盾性收缩或不能舒张。

从病理生理学角度来讲，神经病变所引起的运动和感觉失调可导致出现便秘的症状，最后发展成肠传输延缓、结肠疾病和盆底疾病。出口功能障碍的患者有肛门直肠运动和感觉功能的改变，包括控制直肠扩张的感性反应、内脏感觉改变和阴部神经终末传导运动潜伏期延长等改变。故肠道疾病与神经系统密切相关。

（三）病因学与发病机制

便秘的发病原因主要有神经肌肉异常、低纤维素摄入、精神心理因素（抑郁、精神疾病、运动过少、厕所设施不充足、大便失禁等）、药物、结肠无力等。对于盆底松弛和脱垂病因学的了解并不全面，但通过体格检查和放射学研究发现，盆底功能障碍性疾病所致的便秘进展过程与解剖学改变相互关联。

在盆腔脏器脱垂的患者中，膀胱、阴道、子宫和直肠的排粪造影观察骨盆器官的线性排列紊乱很明显，往往可以观察到肠疝的形成，但是其意义仍有争议。肠疝通常分为先天性、压力型、牵拉型和医源性。先天性肠疝是由于胚胎发育期前后腹膜融合不全而造成的，从而形成一个很深的Douglas腔。压力型肠疝是由缓慢增加的腹腔压力而形成的。牵拉型肠疝是由于盆底支撑力的下降而形成的，如阴道牵拉而脱垂至盆外。医源性肠疝多是由手术损伤引起。除了先天性和医源性，其他两种肠疝很有可能共同反映了盆底松弛的程度，而不是源于不同的病因学。

静息状态下，肛提肌群（包括耻骨直肠肌、耻尾肌和髂尾肌）处于持续收缩状态。正常女性盆底的 MRI 显示，肛提肌复合体在后部呈双曲线或双凹面形，以吊带样围绕直肠、阴道和尿道前部。解剖学上，髂尾肌在MRI 上表现为后双凸形，具有一定的支持直肠的功能。耻骨直肠肌围绕直肠、阴道、尿道悬吊，有学者将其描述为一条腰带，包裹着骨盆器官，并在腹背侧走行靠近肛提肌裂孔，从而维持对排便的抑制。盆底结构松弛时，其结构变化可能改变排便肛管内的压力特征，进而引起便秘。

二、流行病学

我国成人慢性便秘的患病率为 4%～6%，女性人群的发病率可达18%。黑人人群的发病率约为 17%，亚洲人群的稍低。大部分以年龄分组的研究显示随年龄增长，便秘的发病率亦随之上升，60 岁以上人群慢性便秘患病率可高达 22％。女性患病者可占总人群的 80％。

在盆腔脏器脱垂的患者中，最常见的主诉为阴道脱垂／压迫（92％）、直肠脱垂／压迫（69％）、便秘（71％）、大便失禁（40％）。

三、诊　断

（一）病　史

1. 现病史

对于盆腔脏器脱垂的患者，必须全面采集其与便秘症状相关的病史，尤其是排便频率、大便性状和排便时间等，同时要注意是否伴有疼痛、黏液、出血，是否有便不尽感，是否需要手法辅助排便，并注意询问患者是否需要使用药物辅助排便、是否使用其他影响排便习惯的药物（如抗抑郁药、抗胆碱能药、铁剂、利尿剂、抗帕金森药物等），同时询问是否存在其他的胃肠道症状，如腹胀、食欲降低、嗳气、恶心等。

了解相关的精神及心理状态和社会因素：如生活工作状态、焦虑、急躁情绪等。询问短期内是否有体重的明显变化、运动量和进食量的变化、是否有被虐待的情况等。

在诊断盆腔脏器脱垂相关的便秘时，必须排除可能引起继发性便秘的病变，如糖尿病也可能与便秘有关。

2. 既往史

询问患者有无腹部手术特别是胃肠道及盆腔内手术史、有无先天性消化道疾病史。

3. 月经史及生育史

经产妇特别是孕产次较多者易发生会阴下降、直肠前膨出和（或）直肠内套叠。还应注意月经期的排便情况，若经期排便较通畅而经期后出现便秘症状，则可能与女性类固醇激素的减少有关。

（二）体格检查

注意一般情况、精神状态。腹部检查多无异常，但应注意有无肿块。结肠内可扪及粪便、手术瘢痕和疝气。

肛门会阴检查先从视诊开始，检查有无肛裂、痔、肛瘘等常见病。注意观察患者做提肛动作时外括约肌的收缩情况以及做模拟排便时肛门下降的程度，必要时嘱患者取下蹲位，以利于观察有无会阴下降、直肠黏膜脱垂和直肠向阴道脱垂症状。若在用力排便时肛门外口低于臀大肌平面，提示有会阴下降。

对便秘患者做肛管直肠指检不同于一般体检时的指诊，除注意了解直肠内有无粪便潴留或嵌塞，肛管有无触痛、有无狭窄，直肠中下段有无占位性病变，指套有无血迹以及血迹是新鲜的还是陈旧性的以外，通过肛管直肠指检还应了解盆底肌群和内外括约肌及耻骨直肠肌的功能状况。如盆底痉挛的患者，在提肛时由于耻骨直肠肌和外括约肌收缩可以感觉到明显的收缩运动，同时将后正中位肛管直肠界处牵拉至前上方，使肛管直肠角度明显变小，而在患者做模拟排便动作时，耻骨直肠肌和外括约肌不但不松弛，反而收缩得更加有力，肛管直肠角无变化，甚至变得更小，手指感觉到肛管压力明显增高。此类患者多有排便费力，软便和液体也很难被排出。耻骨直肠肌缘发生疼痛是某些肛门直肠疼痛异常的特点，从而导致痉挛。肛管直肠指检还可发现有无直肠前膨出及向阴道方向膨出的深度和有无直肠黏膜松弛等。肛管直肠指检对了解出口梗阻型便秘患者的肛管直肠功能状态是十分有价值的。

（三）心理评估

应询问有盆腔脏器脱垂的患者是否遭受性虐待，或者因性器官的相关症状而引起自卑、抑郁、焦虑等多种负面情绪，特别是对于那些排便频率减少但胃肠传输试验结果正常的患者，必要时需要转诊至心理科进行详细评估。

大部分学者认为心理社会因素能够影响患者的便秘症状，许多医疗机构对每个考虑手术治疗的患者都进行标准人格测试，可用的测试量表有Beck抑郁目录、Minnesota多种个性目录（minnesota multiphasic personality inventory，MMPI）等。

（四）辅助检查

1. 各项常规检查

应进行血钾、血钙、大便隐血、肾功能和血糖的检查，必要时检测甲状腺功能，排除有无甲状腺功能减退，以排查各种其他原因导致的继发性便秘。

2. 腹部 X 线检查、钡剂灌肠和内镜检查

此类方法简单有效，可以排查炎性疾病、肿瘤性疾病、扩张性疾病等多种其他原因引起的便秘。对可疑结直肠有器质性病变如狭窄或肿瘤者，应行直肠镜或纤维结肠镜等进一步检查。

3. 排粪造影

20 世纪 60 年代后，出现了直观显示排粪时盆底和骨盆器官之间的动力学改变的技术。目前，这些研究已经发展到可以综合评估排泄时的膀胱、阴道和肠道。排粪造影是以造影剂灌入直肠以刺激排便，摄取静坐及用力排便时的侧位片，据此了解盆底、直肠和肛管解剖的结构。排粪造影可以发现盆底、直肠和肛管解剖结构异常，而这类异常只有在排便过程中才能表现出来，如显示有无直肠前膨出、直肠内套叠、直肠黏膜内脱垂、内括约肌失弛缓、耻骨直肠肌肥厚、盆底痉挛、肠疝及会阴下降等解剖结构异常。检查项目包括在静止、强忍和用力排便各时相的肛门直肠角。

在正常排便时，肛管被拉直，肛门直肠角增大。如耻骨直肠肌不适当地收缩，则可抑制粪便的排出。会阴下降的程度也应注意，因它和排便障碍及便秘密切相关。检查见排便时伴直肠黏膜皱褶需评估有无内脱垂。还应注意观察肠道排空造影剂的能力，注意有无直肠脱垂或肠套叠。

对排泄前、中、后直肠和盆底动力学对照评估不仅得出了关于骨盆器官和周围支撑结构功能的大量信息，也与肠疝的体检相辅相成，后者是一种重度盆底脱垂（单纯的体检经常会漏诊部分肠疝）。有学者通过动态的膀胱直肠造影或膀胱排粪造影对 100 名妇女进行盆底脱垂评估后发现，20名患者有前部（尿道）的脱垂。在这些患者中，在中盆部，45％的患者有阴道穹隆脱垂；在后盆部，90％有直肠膨出，40％有肠疝，35％有直肠套叠。同样，在 45 名中间部分（生殖器）缺陷的患者中，在前部，91％有膀胱疝，

56%有可活动的膀胱颈；在后盆部，82%有直肠脱垂，58%有肠疝。肛门直肠部位有症状的17名患者中，71%有膀胱疝，65%有可活动的膀胱颈，35%有阴道脱垂。从而得出结论，95%的盆底功能障碍妇女的盆底前、中、后三部分都有异常。

排粪造影检查可以更加从整体上反映盆底疾病的总特性，在此类疾病的诊断过程中要认识整体而不是只看局部。还有学者对直肠功能障碍的患者进行直肠排粪造影，发现18%的患者诊断有改变，14%由外科手术改为保守治疗，4%由保守治疗改为外科手术，也印证了排粪造影的价值。因此，当患者出现排便障碍，大小便失禁，直肠、膀胱、阴道脱垂和无法解释的骨盆压力时，同时进行膀胱排粪造影是很有必要的。

4. 结肠通过试验

结肠通过试验是评估结肠传输缓慢的重要检查，该方法价廉、简便、安全。受检者在检查前至少48 h及之后停用影响胃肠道功能的药物，包括促胃肠动力药、泻剂及止泻剂。检查当天早餐时口服不透X线的标志物的胶囊20粒，6 h时拍摄腹部平片，观察标志物从胃到小肠的通过情况。48 h时拍摄腹部平片，可观察到标志物分布。正常情况下，胶囊从口腔到盲肠的时间大约需要3～6 h，从右侧结肠、左侧结肠到乙状结肠，每段大约持续12 h。通过时间大约需要36 h；到第5天，80%的标志物应被排出体外，第7天所有的标志物应被排出体外。

根据检查结果，分为低张力性便秘、痉挛性便秘、结肠惰性便秘、出口梗阻性便秘。若在48 h时，多数标志物未到达乙状结肠、直肠，则需在72 h再拍摄1张腹部平片，如多数标志物仍未抵达乙状结肠和直肠，则支持结肠惰性便秘；若已经抵达乙状结肠和直肠但未能排出，则支持出口梗阻型便秘。此时可延长五六天再拍摄1张腹部X线平片，可增高其准确性。当全段肠道的运动功能发生障碍时，标志物会平均分布于结肠以至直肠，这有助于分辨全肠道运动功能障碍和肛门梗阻。如果为肛门梗阻，标志物会快速通过结肠并积聚于乙状结肠和直肠。当左侧结肠功能发生障碍时，标志物会快速通过右侧结肠，并积聚在左侧结肠。单纯由盆腔脏器脱垂引起的便秘，多为出口梗阻型。

5. 盆底 MRI

盆底 MRI 包括静态 MRI 和动态 MRI 检查。MRI 不仅有助于评估脱垂时肛提肌裂孔的大小，还能够评估肛提肌的解剖学改变，还可利用三维磁共振重建技术来评估肛提肌裂孔的大小和肛提肌的形态学改变。目前，MRI 仍然是观察盆底解剖最好的图像技术，开放式 MRI 的使用增多使得患者能够采取一种与仰卧位 MRI 相同的坐姿，用来评估盆底的松弛度。患者伴有其他盆底疾病如尿失禁和（或）子宫阴道脱垂时，应做盆底动态 MRI。盆底动态 MRI 是唯一能够实时显示括约肌解剖和整体盆底运动功能及解剖异常（如前盆腔膀胱尿道、中盆腔子宫阴道、后盆腔直肠肛管），且无放射暴露的影像学检查，从而了解盆底肌肉在排便时的功能情况及盆腔内器官脱垂的程度，有助于评估和分析原因。虽然现在尚不清楚的是肛提肌裂孔增大到什么程度才会引起盆腔脏器功能障碍或脱垂，原因又是什么，但观察肛提肌裂孔的变化情况和形态变化可能对手术方式的选择具有一定的帮助。

6. 其他

如闪烁扫描、肛门直肠测压、动力检查、肌电图、直肠感觉功能等检查，可用于鉴别一些由其他因素引起的便秘或进一步评估便秘的程度。

（五）诊断标准和评分

1. 罗马Ⅳ标准

2016 年，Douglas Drossman 等进一步修订了功能性肠病的诊断标准，其中包含便秘。该标准把有便秘症状的患者分成两组：功能性肠道疾病和功能性肛门直肠疾病，功能性便秘者常诉每周排便少于 3 次，粪便质硬或呈羊粪样；排便费力；有粪便未排净的感觉：感觉粪便不能排出；需用手按压肛门底部、肛周或会阴来帮助排便。功能性便秘包括胃肠道传输时间测定来提示结肠传输减慢的患者或无明显诱因的排便困难。肠易激综合征（irritable bowel syndrome，IBS）的患者所表现的症状与功能性便秘相同，此外他们会经常出现腹痛。腹痛程度与肠道活动改善、肠道活动次数增多或粪便的硬度改变有关。

2. 根据主要的排便症状分类

将便秘细分成更多的亚型，包括 IBS 出口型便秘、出口功能障碍型便秘等。两者均符合便秘为主型的 IBS 或功能性便秘的诊断标准，并出现下列任何一种症状：感觉有肠蠕动但不能排便；用手按压肛门底部、肛周或会阴来帮助排便；放松困难或至少需 15 min 才排出粪便。出口功能障碍（通常指功能性排便障碍或排便延缓，盆底功能障碍）已被并入功能性肠病诊断标准，包括排便协同失调、排便动力不足。

3. 临床使用评分量表或系统对便秘的程度进行评估

Cleveland 临床小组的评分系统，是基于对症状的一些问题的回答进行的评分，与患者的客观生理学异常相关性很好；Knowles-Eccersley-Scott 症状调查表，可能在便秘诊断和辨别各种病理生理亚型方面有所帮助；Longo's ODS 评分系统，主要针对出口梗阻性排便困难；Constipation Severity Instrument（CSI）评估表，主要对排便困难程度进行综合评估。

四、治 疗

在盆底功能障碍的患者中，便秘症状的发生率极高（65%～88%），其中有便秘所致的盆底功能障碍，也有盆底功能障碍导致的便秘。因此，无论何种治疗，都应当将便秘的治疗纳入整体治疗方案中。患者的便秘状况如果可以得到改善，对盆底功能障碍的治疗也具有极大的辅助作用，特别是对于选择手术治疗的患者，围手术期和术后长期的生活指导对治疗的远期效果具有较大的影响。

（一）非手术治疗

1. 生活方式和精神心理治疗

对于便秘的治疗，首选是适当的饮食调节、运动。饮食调节主要包括增加纤维素的摄入，尤其是麸皮、麦片一类的全麦谷物和蔬菜、水果，同时，增加液体的摄入会有一定的治疗效果。养成每日定时排便的习惯，可以帮助建立排便反射，具有增加定时肠道蠕动的效果，可以帮助缓解结肠惰性便秘。

对于经测评证实有精神心理障碍者，应给予相应的心理治疗，必要时辅以抗焦虑、抗抑郁药物治疗。

2. 药物治疗

（1）容积性泻剂：主要包括可溶性纤维素（麦麸、果胶等）和不可溶性纤维素（植物纤维、木质素等）。该类泻剂在肠道中能大量吸附水分，增加粪便的含水量及粪便的体积，增加粪便的流动性，使大便松软而易排出。此类药物的优点在于安全、不良反应小，但起效较为缓慢，需要一周的时间来达到稳定状态，主要用于轻度便秘，为老年人、妊娠妇女、儿童便秘患者的首选药物。

（2）渗透性泻剂：主要包括盐类渗透性泻剂及糖类渗透性泻剂。

盐类渗透性泻剂（如硫酸镁、枸橼酸镁等）：多不能被肠道吸收，可在肠腔内形成高渗性溶液，大量吸收水分，刺激肠壁蠕动，从而促进排便，但过量应用此类泻药可导致电解质紊乱。因此，用于肾功能受损的患者时要小心，因为镁和磷酸钠会导致电解质失衡；对钠盐敏感的患者可导致充血性心力衰竭；使用这些药物的患者应该监测电解质，此外，灌肠的剂型还可以导致直肠激惹。

糖类渗透性泻剂（如乳果糖、山梨醇、聚乙二醇等）：乳果糖为人工合成的双糖，不被肠道吸收，到达结肠后被分解为乳酸及醋酸，可促进肠道有益细菌的生长，同时使肠道 pH 降低，刺激肠道蠕动，加速排便。副作用包括腹泻，剂量必须个体化；胃胀气和肠道狭窄发生可加剧，但通常会随着时间的推移而缓解。另外，乳果糖包含少量半乳糖和乳糖，可能会影响糖尿病患者的血糖。山梨醇是另一种很难被吸收的碳水化合物，可导致慢性腹泻。它作为一个有活性的渗透分子到达结肠，作用原理与乳果糖类似，可以口服或作为灌肠剂治疗便秘。聚乙二醇的分子量大，亦不能被肠道吸收代谢，通过分子中的氢键固定水分子，增加粪便中的水分，促进粪便排出。乳果糖、聚乙二醇的不良反应少，也可应用于妊娠期便秘、产后便秘，临床应用广泛，为一类效果良好、安全性高的泻剂。

（3）润滑剂：矿物油是最常见的润滑剂，可以使肠道从粪便吸收的水分减少，因此粪便滑软，同时不刺激肠道的蠕动。这种制剂长期使用后，小肠表面开始形成覆盖膜，可能会影响维生素的吸收，尤其是脂溶性维生素的吸收。不建议在进餐时同时服用，也不建议在就寝时间服用，因为这会引起脂质性肺炎；其他的副作用包括肛门瘙痒、肛裂和腹泻。

（4）刺激性泻剂：刺激性泻剂包括蒽醌（药鼠李、番泻叶和芦荟）、多酚衍生物（果导、双醋苯啶）和蓖麻子油。此类药物直接刺激肠黏膜感觉神经末梢，使肠蠕动和肠液分泌量增加，为作用最强的一类泻剂。但长期使用此类药物会导致不可逆性肠神经损害，进而产生药物依赖，表现为停药后便秘症状加重，长期使用可以引起"结肠黑变病"。同时，不宜用于肠梗阻、腹膜炎、腹部手术后的患者。

（5）软便泻剂：主要是多库酯钠类药物，通过它们的亲水性和疏水性破坏了肠表面屏障，水分和脂类进入粪便，发挥清洁剂的作用。副作用包括腹泻和轻度的腹部痉挛。

（6）其他：还有一些胆碱能药物、麻醉药拮抗剂尚可用于便秘治疗，但疗效尚未得到证实。甲氧氯普胺、西沙比利是促动力药，分别主要作用于上消化道和下消化道，但西沙比利因为副作用以及和药物相互作用的问题，至今未被美国食品药品监督管理局批准使用于临床。

3. 阴道内支架置入

国内外较多的研究证明，阴道内支架置入在治疗盆腔脏器脱垂的同时，也有助于患者排便功能的改善。阴道内可置入的支架多种多样，其功能也各有不同的针对性。部分梯形、三角形的阴道内支架，可以针对阴道后壁，加固直肠阴道筋膜和会阴体，在一定程度上改善出口梗阻性便秘症状。在手术治疗或非手术治疗中，均可以联合放置阴道支架，可以达到提高治疗效果的目的。

阴道内支架是一种无创的治疗方式，但使用效果和并发症取决于对患者的宣教、管理和患者的依从性，使用不当可导致严重的感染、各种类型的生殖道瘘等并发症的发生。

4. 生物反馈治疗

这是一种在条件反射原理上建立起来的方法，即由医生指导，或患者进行自我训练，将一些排便前后不能被人体觉察的生理活动信息，转变为声音或者图像等，形成排便的条件反射。通过条件刺激，协调肛门内外括约肌及盆底肌松弛等，提高患者对这些肌肉的控制，改善排便情况。这种方法安全、无创伤，而且对特别难治的患者有一定的改善率。

5. 胃肠起搏器

胃肠起搏器主要适用于慢性传输型便秘患者。确定胃肠道体表起搏点后，安装胃肠起搏器，产生与人体电节律相似的电流，驱动胃肠道各部的起搏点，恢复正常的胃肠节律，改善各种因为胃肠道动力障碍引起的症状。

（二）手术治疗

由于对发病机制和诊断性评价缺乏统一的标准，评估和决定直肠膨出何时需要外科干预受到限制。一般认为，肠道功能与直肠膨出的严重程度并无关联，排粪造影的结果与症状严重程度常常也并没有明显的正相关。因此，各项检查无法作为手术指征选择的重要依据。

为避免过度的手术治疗及相关风险，有学者建议即便是对于内诊提示严重的直肠前突患者，也不能排除合并有肠道传输障碍问题，因此主张首先通过调节饮食方式及盆底生物理疗来改善症状，如果上述保守治疗无效，则再考虑手术治疗。一定要注意，治疗便秘的过程中，任何方法的最终目标是功能的修复，下面将讨论现有的外科技术是如何实现这一目标的。从事盆底功能修复的手术医生，应当根据患者的实际病情和需要来综合做出手术方式的选择，泌尿、妇科、肛肠外科多学科协作是一种非常重要的决策模式。

手术之前，需要鉴别便秘、直肠出口障碍（直肠前突、直肠内脱垂、协同失调性排便障碍）及肠道传输功能障碍的类型，才能施以正确的治疗方案。然而，由于排便困难病因的多样性以及各种手术方式的局限性，常常使得临床无法明确出口梗阻型便秘的诊断。另外，尽管临床检查对发现直肠膨出有很好的灵敏性，但1908年，由Lane首次提出的使用外科手术的方法治疗慢性便秘，经历了回肠结肠短路手术和后来的部分结肠切除术，后来，直到20世纪90年代，结肠次全切除术在治疗慢性便秘中的作用才逐渐得到认可。但与外科所处理的患者有所不同，由于盆腔脏器脱垂所导致的便秘多为出口梗阻型便秘，而非慢传输型便秘，但部分患者是由于长期慢传输型便秘而有盆底功能障碍，因此，在处理中应当加以鉴别。

1. 出口梗阻型便秘的手术治疗

出口功能障碍的主要表现为排便费力、便后出血、直肠排空困难、指压会阴体协助排便等。目前研究认为直肠出口梗阻型便秘的主要原因为盆底重要结缔组织断裂缺失而导致耻骨尾骨肌、耻骨直肠肌、肛门纵肌及肛门括约肌的矛盾活动。由于宫骶韧带、直肠阴道筋膜及会阴体中结缔组织的先天缺损或后天断裂，造成原本锚定于直肠阴道筋膜的提肌板力量削弱，打破了系统平衡，导致耻骨直肠肌过度向前牵拉肛门直肠连接点，出现排便费力或"便秘"。临床上表现为宫骶韧带松弛导致子宫脱垂，直肠阴道筋膜缺损导致阴道后壁膨出，以及会阴体损伤导致阴裂延长。

治疗出口梗阻型便秘的方法主要包括植入补片的后盆腔重建术、腹腔镜直肠固定术、腹腔镜乙状结肠切除术＋直肠固定术等。植入补片的后盆腔重建术是目前常用的手术方式：通过使用人工补片代替缺损的直肠阴道筋膜，从而加强宫骶韧带及会阴体强度，改善利用应力排便过程中肛管内向前的应力分力，达到治疗目的，以减少排便过程中肛管内的残余粪便，改善排便不尽、手指辅助排便的状态，疗效良好。

值得注意的是，有一些对照研究发现，当阴道顶部脱垂时，使用网片进行骶骨阴道固定术是一种有效措施，但是其便秘的发生率从29％上升至52％。部分使用网片进行骶骨阴道定术的研究和随访发现，排便困难的发生率上升了30％。这其中引起排便困难或便秘的确切病因尚不清楚。

2. 慢传输型便秘的手术治疗

（1）全结肠切除回直肠吻合术：切除从回肠末端至直肠上段范围内的结肠，行回肠直肠吻合。但因手术切除范围大，患者创伤大，术后多种并发症的发生率较高。而且国内应用该术式后的疗效并不理想，故国内现已较少采用本术式。

（2）选择性结肠节段切除术：多根据结肠传输试验、闪烁扫描传输试验和全结肠腔内测压试验等准确定位发生病变的结肠段，切除该段肠管，但术后效果较差，便秘复发率较高。

（3）结肠次全切除、升结肠－直肠吻合：为目前国内采用率最高的一种术式。特点是保留了回盲瓣，可防止食糜从小肠过快进入结肠，有利于营养物质的吸收。但该术式也存在手术困难及小肠梗阻、腹泻、便秘复发等多种术后并发症。

（4）结肠次全切除、升结肠直肠后壁侧侧吻合术（金陵术式）：手术切除范围为升结肠至直肠，并切除阑尾，保留升结肠 15 cm 和直肠 8 cm，再行升结肠直肠侧侧吻合。据报道，本术式对混合型便秘具有良好的治疗效果，远期排便频次、腹泻严重度与发生率、电解质异常发生率均明显低于全结肠切除回直肠吻合术，术后进行生活治疗评分。但该术式创伤大、技术性强，如果治疗失败，则患者不得不行结肠或回肠造瘘术，所以应在综合评估并具有良好的并发症处理能力后方可选择施行。

（5）回肠造瘘术：为其他手术失败或有其他手术禁忌证患者的选择，因需在腹部行造口，大部分人难以接受。但对于年老体弱患者可应用本术式改善患者的生存质量。

对于盆底功能障碍性疾病的女性患者，便秘可以是原发的，也可以是继发的，在进行诊断、评估、治疗的过程中，也应当详细询问病史、充分评估，必要时结合胃肠动力学等检查，以明确引起便秘症状的原因，是何种原因导致了便秘症状的产生，以利于更加准确地选择治疗方案。通常来讲，临床工作中首先应考虑非手术治疗，这一过程建议加入消化内科或肛肠外科医生的参与；在非手术治疗无效或患者盆腔脏器脱垂需要手术的情况下，也应充分考虑对患者便秘情况的治疗，是单纯联合非手术治疗，还是同时进行治疗便秘的手术，都需要根据各种因素进行综合考虑，做出个体化的治疗方案。

第二节　粪失禁

一、概　述

（一）定　义

粪失禁通常是指经过如厕训练后，反复出现的不能控制排便，持续时间至少 1 个月。不完全性粪失禁是指不能控制排气和粪便污染衣物。粪失禁严重影响患者的生活质量，并可能产生社会心理问题。由于涉及隐私、人格和卫生问题，多数患者不愿提及，直至症状明显严重时才去医院就诊。

（二）病因学

正常的控便过程是非常复杂的，过程需要多个组织器官参与控制，包括肛门括约肌、粪便的性状、盆底肌群、直肠顺应性和控制神经等。在诊断粪失禁前应当通过询问症状，首先排除由各种原因引起的假性粪失禁。多种情况或疾病可以引起粪失禁，如痔疮、局部卫生差、肛周皮肤疾病、肛瘘、性传播疾病和结直肠、肛门周围肿瘤等。另外，直肠顺应性降低也可能导致粪失禁。直肠过度充盈，可引起充盈性粪失禁。

对于女性患者，通常认为经阴道分娩是导致粪失禁的常见因素。经阴道分娩（包括各种难产分娩，如使用产钳、吸引器等）后，有 25%～35% 的产妇可出现肛门括约肌撕裂，由产伤引起的粪失禁发生率可达 0.6%～9.0%，其中，部分粪失禁发生的原因是括约肌医源性损伤。巨大儿、使用产钳、侧切和初产妇是发生产伤的高危因素，其中，会阴侧切缝合术会提高产妇发生肛裂的风险。盆底神经去神经损伤也是分娩留下的后遗症，60% 分娩时有裂伤的患者有神经破坏的表现。

与肛瘘相关的不完全粪失禁据报道可达 35%～45%。局部括约肌损伤和瘢痕形成并不是造成粪失禁的唯一原因，因为粪失禁也出现在肛门扩张术、痔切除术和经肛门皮瓣手术这样未切开括约肌的手术后。中枢神经系统疾病、脊髓损伤或肿瘤可引起失禁。自主神经疾病（如糖尿病）也可引起控便功能的改变。结直肠术后粪失禁可能是由盆底功能障碍引起的。括约肌损伤可能由产伤、外伤、肿瘤或直肠脱垂引起。先天畸形（脊柱裂、无肛门、脊髓膜膨出）常造成严重的粪失禁和排便障碍。这不仅与括约肌有关，也与直肠本体感觉有关。放疗可能破坏括约肌，同时也可能影响直肠顺应性从而导致粪失禁。

二、流行病学

在人群中发病率为 1.4%～18%，在养老院人群中发病率可高达

50%，但由于患者可能对症状羞于启齿，实际的患病率可能更高。

粪失禁常引起肛周皮肤糜烂，尿道、阴道感染，进一步增加了患者的医疗支出。同时，必须注重粪失禁对患者造成的不良心理影响，粪失禁使患者自尊丧失、社交活动减少，自我感觉衰老和沮丧，多数患者常存在焦虑情况，严重影响患者的身心健康，需要心理治疗。因此，对这类患者的躯体和心理方面的诊治是需要医患共同关注的社会问题。

三、诊　断

（一）病　史

询问粪失禁的病史时，患者一般羞于或不愿提及，因此需要医生具有合适的问诊技巧，并营造一个舒适的环境。首先应了解可能引起疾病的原因，需注意询问包括神经系统疾病在内的各种原因。稀便和腹泻是导致粪失禁的常见原因，任何原因引起的腹泻都可能是造成粪失禁的潜在病因，因此需要注意询问腹泻情况。

重要病史采集应包括症状的持续时间，失禁的频率，失禁在一天内的发生时间，失禁粪便的性质，控制肛门排气的能力，是否使用护垫，与便秘或腹泻相关的问题，以及失禁对日常生活的影响。应注意粪失禁与其他病因的鉴别。比如，需要注意区分粪失禁和急迫性排便。急迫性排便是直肠壶腹部失去储存粪便的能力（有腹泻或直肠炎时），而不是括约肌有器质性病变。很多患者不能正确区分这两个问题，在叙述病史时极易混淆。

初次评估时还应排除其他情况，如糖尿病、神经系统疾病以及药物服用史。应仔细询问外科、胃肠道及肛门直肠手术史，产科史包括阴道分娩次数、有无产程延长、产钳应用情况及有无明显的会阴撕裂等病史。对于女性患者，医生更应了解患者完整的分娩史：如阴道分娩次数，第二产程持续时间，既往的外阴切开术，是否使用过产钳，会阴是否撕裂或者是否感染，婴儿的出生体重和异常的胎先露。另外，了解患者的性生活史，粪失禁对性行为的影响也应包括在内。也要知道其他的内科和外科的情况，包括背部受伤史、早前的肛门直肠或腹部手术史、放射治疗史、糖尿病、多发性硬化和硬皮病。药物过敏史、食物过敏史和限制性的行为均可能有助于病情的判定。

通过询问病史，基本可以判断患者的粪失禁是主动性还是被动性。其中，主动性失禁是指患者可以感受排便，但有明显的便急感，无法控制粪便排出，这说明患者的排便感觉正常，此时发生的粪失禁可能是由于外括约肌功能异常而造成。被动性失禁是指患者未能感觉到粪便排出，可能是由内括约肌病变或神经系统疾病引起。

询问粪失禁的相关症状的同时，应注意询问有无其他盆底器官脱垂的伴随症状，如直肠脱垂、尿失禁、子宫脱垂等疾病。

（二）体格检查

体格检查包括观察会阴部皮肤，明确粪失禁是否与手术创伤、分娩、瘘和慢性局部炎症以及内外痔等因素有关。经产妇应通过指检明确阴道后壁的厚度，同时，对阴道后壁的双合诊检查可以发现直肠阴道瘘的存在。在静息状态下视诊肛门，肛门不应呈扩张状态，否则说明可能存在直肠脱垂。

直肠指检是非常重要的检查手段，能够发现肛管内有无粪便的充盈，同时初步评价肛门的静息张力和主动收缩力，还可以评估肛管上部耻骨直肠肌和外括约肌的收缩力。检查时应注意直肠有无肿块及其连贯性，在肛门括约肌的静止状态和收缩状态下检查括约肌的张力，在会阴体处感觉有无肛门括约肌环缺失，若肛门括约肌的前面缺乏，就很容易进行诊断；然后检查肛门直肠轴，在直肠和肛管连接处后面可触及耻骨直肠肌，将检查手指转向后面，可检查肛门与直肠之间的角，正常为90°。要求患者紧缩括约肌，检查者的手指应该被耻骨直肠肌朝前推向耻骨方向。通过这些常规步骤的检查，对会阴体、阴道后壁、骨盆底肌肉、肛门括约肌、直肠进行仔细评估，可以确定大部分患者粪失禁的原因，但对内括约肌的完整性还不能做出充分估价，需通过生理学和放射学检查以确诊。如果阴道直肠隔明显薄弱，则推测内括约肌可能也有损伤。修补时应该将内外括约肌一同修补。

体格检查也应对每个人进行具有一定针对性的神经系统检查，以发现隐匿的神经系统疾病。通过对肛周皮肤进行刺激，观察其收缩反射，可以用以评价神经功能。

如果通过病史询问和初步体格检查，怀疑患者的粪失禁由感染、炎症性肠病、直肠炎和肿瘤等引起，则可以通过肛门镜、硬质乙状结肠镜等手段进行排查。

（三）辅助检查

1. 经直肠腔内超声

这项检查的耐受性相对比较好，可以通过探头发出的脉冲波提供肛管的横向解剖结构影像，是评价肛门直肠生理功能、内外括约肌形态和粪失禁因素的基础。在超声影像中，内括约肌一般显示为低回声区，外括约肌显示为高回声区，陈旧性瘢痕一般显示为混合的中等回声。这项检查最重要的目的是评估肛门括约肌肌肉组织的完整性和缺损情况，如存在缺损，则应该测量并记录，同时应测量会阴体的厚度。若会阴体厚度＜10mm，应考虑存在括约肌缺损。而对于已行括约肌重建手术的患者，若会阴体厚度＞12mm，则可能不存在括约肌缺损。

2. 测量肛管内压力

正常人的肛管内静息压力为 40 ~ 70 mmHg，主要由内括约肌产生；最大收缩压应当达到基线静息压力的 2 ~ 3 倍，主要由外括约肌产生。产伤或手术造成的外括约肌创伤会造成最大收缩压的下降。其次，要测定高压力区的长度，这一长度就是内括约肌的长度，正常男性的为 2.0 ~ 3.0 cm，正常女性的为 2.5 ~ 3.5 cm，此段的张力应高于静息压的 50%。

3. 肛门直肠抑制反射（rectal anal inhibitory reflex，RAIR）

通常情况下，直肠内存在 10 ~ 30 mL 内容物时，即可引起直肠扩张，进而发生外括约肌收缩和内括约肌松弛。对于直肠吻合术后的患者，若此反射消失，则发生粪失禁的可能性增大。因此，通过这一反射的测试，可以在一定程度上预测粪失禁发生的可能。

4. 直肠感觉试验

此试验是在直肠内放入一个气球，充入气体进行测试。正常情况下，充气量达 40 mL 时可引起排便感。当充入气体量＜40 mL 时患者即有排便感，说明直肠敏感性增高，一般常见于炎症性肠病、放射性肠炎和肠易激综合征等。而直肠敏感性降低常见于巨直肠或神经源性疾病，如糖尿病、外周神经病变等，此类患者可能发生充盈性粪失禁。

5. 肌电图

如果在经直肠腔内超声检查中，发现肛门括约肌有较多的瘢痕，则建议进行肛门括约肌纤维的肌电图检查，以此评估外括约肌形态和神经肌肉的完整性。虽然检查比腔内超声引起的创伤更大，但可以提供有关特定部位肌肉的生理状态的数据。

6. 排粪造影

与在便秘检查中的作用类似，通过显示排便时结直肠形态的连续动态变化，可以研究排便过程中的直肠形态和肛直角变化，从而寻找潜在的、引起排便异常的形态学因素。在粪失禁患者中，这项检查可发现粪便是否不完全排出，进而判断是否存在充盈性粪失禁。

7. 钡剂灌肠和结肠镜检查

对于粪失禁患者，钡剂灌肠和内镜检查是有必要的，一方面可以了解肠腔内有无病变；另一方面可以排查有无炎症性肠病导致粪便控制力和直肠顺应性改变的可能。

（四）分　级

克利夫兰诊所的粪失禁评分（CCF-FIS）应用简便，与大量生活元素相结合，是评价粪失禁较为实用的工具。

其他的评分方法还有粪失禁患者的生活质量（FIQL）、美国的结直肠协会评价粪失禁严重程度的指南（FISI）、Wexner 评分系统等。目前，有多种评分系统对粪失禁的严重程度进行评分，应用时要考虑到患者的病情和对治疗的反应。

四、治　疗

（一）非手术治疗

1. 药物治疗

治疗粪失禁之前一定要进行细致的鉴别诊断，如慢性腹泻、慢性便秘以及某些神经系统疾病和系统性疾病如糖尿病等，都应通过药物控制，并应当使用较小的药物剂量以减轻药物副作用，因为有统计分析表明，药物虽然对控制粪失禁有效，但其所致的恶心、便秘等副作用也很常见。

（1）填充剂类药物：天然或者合成的纤维是治疗轻度失禁的一种方法。它们可以增加粪便的体积，吸收多余的水分，使慢性腹泻者的粪便成形。

（2）止泻药物：主要是减少肠道蠕动的药物，包括阿片类、M 胆碱能受体拮抗剂等，包括可待因、洛哌丁胺、阿托品、地芬诺酯和阿米替林等。这些药物也可以提高括约肌静息压、提高直肠感觉、增强控便能力和提高肛门直肠抑制反射的能力。

（3）通便治疗：慢性便秘的患者和粪便嵌塞者可能发生充盈性粪失禁。用口服乳果糖、使用甘油栓剂、灌肠等方法进行治疗，可以减少粪失禁的发作次数。

2. 盆底锻炼和电刺激治疗

对于合并有盆底功能障碍性疾病的患者，这类治疗方法尤为重要。

（1）盆底锻炼：如 Kegel 动作锻炼，可以有效改善盆底肌群、肛门括约肌的功能。

（2）在做盆底肌肉收缩锻炼的同时，配合生物反馈，测量肛门括约肌的力度，并指导患者改善其锻炼动作，提高 Kegel 锻炼的效果。但生物反馈的远期疗效尚不明确。有些学者认为效果会随着时间减退。

（3）如果患者不能有效进行盆底肌肉锻炼，或药物、生物反馈治疗失败，可尝试电刺激治疗，促进括约肌的横纹肌部分收缩，从而改善症状。但其对严重的肛门括约肌损伤去神经支配的患者是无效的。

3. Secca 术

应用射频产生高频交替电流刺激，引起离子摩擦运动，产生热能，热能传递使胶原立即收缩，使肌肉在重塑过程中变短、变紧，张力增加。这种方法适用于轻中度的粪失禁患者，饮食、药物和生物反馈治疗失败以及没有括约肌的缺损者。但相关治疗效果的研究并不多，尚不能全面评价其临床应用前景。

（二）手术治疗

1. 会阴裂伤修补术

会阴裂伤修补术主要应用于产伤造成的会阴裂伤。如果发现患者生产时会阴裂伤，应即刻明确裂伤的严重程度并进行修补。如果肛门括约肌受损，应进行对位接合，由于此时盆底肌往往同时损伤松弛，可保证括约肌无张力对合，一般的治疗效果较好。

如果为陈旧伤或继发损伤（如外伤、直肠阴道瘘等），则应先行清创术，清除异物、粪渣和坏死组织，尽可能完整地保留组织，进行充分清洗，使用抗生素。如果为伤口污染，则应避免一期修复，否则治疗效果很差。

2. 前方括约肌交叉成形术

前方括约肌交叉成形术主要针对外括约肌损伤引起的严重肛门失禁患者，并且已被广泛推荐使用于发生Ⅳ度会阴裂伤的产妇。患者进行充分的肠道准备，可选择取折刀位进行手术。在薄弱或缺如的会阴体上做横形切口，向两侧分离，确定外括约肌正常的断端，此时应避免向后方过多分离，这有可能损伤由此进入的神经。保留折叠瘢痕组织可能有利于提高短期疗效。适当分离后，去除内侧的瘢痕，将外括约肌在前方中线折叠。

需要注意的是，端端缝合效果不及折叠术，但折叠术可能引起排便困难。这种手术的短期效果理想，但有许多学者认为其远期疗效不佳。

3. Parks 肛管后方修补术

Parks 肛管后方修补术用于神经性的粪失禁而无括约肌缺损的患者，手术延长了肛管，纠正了肛直角。该修补术在肛门后方做弧形切口，去除前方部分皮肤。确认括约肌间隙，向上分离直至见到 Waldeyer 筋膜。这是一层致密的纤维膜状结构，分离可达盆腔，将直肠与盆底肌钝性分离，点状缝合、折叠耻骨尾骨肌，然后第二层缝合耻骨直肠肌，再缝合外括约肌深部和皮下部。

4. 网片修补

目前使用网片进行盆底功能修复的手术，已由早期治疗尿失禁扩大至大便失禁和直肠脱垂的治疗。可以用于治疗粪失禁的手术方式包括全骨盆网片修复和后盆腔网片修复。有许多研究表明，施行此类手术后，患者大

盆底功能障碍性疾病／诊治与康复

妇产分册

便失禁和便秘的肠道症状得到显著改善。

不管是经腹、经阴道还是经会阴路径，有网片修补的效果似乎比没有网片要好，但是作为一种异物，目前的各类网片组织相容性仍然差强人意。网片所带来的各种严重并发症，如侵蚀、暴露、疼痛等，也严重限制了此类手术的开展。临床治疗中应当根据手术医生的技巧、患者的情况等多种因素进行权衡，慎重施行。

5. 其他手术治疗

其他手术治疗方式有人工肛门括约肌移植、肌肉移植（多用臀大肌）、股薄肌移植术、骶神经刺激等手术方式，但应用范围较小，治疗效果有待验证。

6. 肠造瘘术

其他治疗方法都无效、失败时，结肠或回肠造瘘术是最后的治疗方法，但往往是患者难以接受的治疗方法。

（王玉娟　张惠民）

参考文献

Olsen AL，Smith VJ，Bergstrom JO，et al. Epidemiology of surgically managed pelvic organ prolapse and urinary incontinence. Obstet Gynecol，1997，89（4）：501-506.

Denman MA，Gregory WT，Boyles SH，et al. Reoperation 10 years after surgically managed pelvic organ prolapse and urinary incontinence. Am J Obstet Gynecol，2008，198（5）：551-555.

Singh K，Reid WM，Berger LA. Magnetic resonance imaging of normal levator ani anatomy and function. Obstet Gynecol，2002，99（3）：433-438.

中国医师协会肛肠医师分会. 便秘外科诊治指南（2017）. 中华胃肠外科杂志，2017，20（3）：241-243.

Yoshioka K，Pinho M，Ortiz J，et al. How reliable is measurement of the anorectal angle by videoproctography? Dis Colon Rectum，1991，34（11）：1010-1013.

Tamanini JT，de Oliveira SCR，Tamanini JM，et al. A prospective，randomized，controlled trial of the treatment of anterior vaginal wall prolapse： medium term followup. J Urol，2015，193（4）：1298–1304.

Handa VL，Garrett E，Hendrix S，et al. Progression and remission of pelvic organ prolapse：a longitudinal study of menopausal women. Am J Obstet Gynecol，2004，190（1）：27–32.

Floch MH，Wald A. Clinical evaluation and treatment of constipation. Gastroenterologist，1994，2（1）：50–60.

刘萍，陈若兰，陈春林，等. 静息状态下盆腔脏器脱垂与非盆腔脏器脱垂女性肛提肌 MRI 三维结构的对比. 中华妇产科杂志，2015（6）：428–433.

Onal S，Lai-Yuen S，Bao P，et al. Quantitative assessment of new MRI-based measurements to differentiate low and high stages of pelvic organ prolapse using support vector machines. Int Urogynecol J，2015，26（5）：707–713.

Drossman DA. Functional gastrointestinal disorders： history， pathophysiology， clinical features and rome IV. Gastroenterology，2016.

马乐，朱兰. 妇科泌尿学. 北京：科学出版社，2009.

Garcia-Casado J，Ye-Lin Y，Avalos-Gallardo E G，et al. Identification of intestinal pacemaker frequency through time-frequency ridge analysis of surface EEnG. Conf Proc IEEE Eng Med Biol Soc，2014：2334–2337.

Nyam DC，Pemberton JH，Ilstrup DM，et al. Long-term results of surgery for chronic constipation. Dis Colon Rectum，1997，40（3）：273–279.

冯啸波，姜军，丁威威，等. 金陵术与全结肠切除回直肠侧侧吻合术治疗混合型顽固性便秘前瞻性对照研究. 中国实用外科杂志，2013（11）：949–953.

Whitehead WE，Wald A，Norton NJ. Treatment options for fecal incontinence. Dis Colon Rectum，2001，44（1）：131–142，142–144.

Davis K，Kumar D，Stanton SL，et al. Symptoms and anal sphincter morphology following primary repair of third-degree tears. Br J Surg，2003，90（12）：1573–1579.

Garcia-Aguilar J，Belmonte C，Wong WD，et al. Anal fistula surgery. Factors associated with recurrence and incontinence. Dis Colon Rectum，1996，39（7）：723–729.

Nelson RL. Epidemiology of fecal incontinence. Gastroenterology，2004，126（1 Suppl 1）：S3–S7.

Kuehn BM. Silence masks prevalence of fecal incontinence. JAMA，2006，295（12）：1362–1363.

Manabe N，Kamada T，Hata J，et al. New ultrasonographic evaluation of stool and/or gas distribution for treatment of chronic constipation. Int J Colorectal Dis，2018，33（3）：345–348.

Oberwalder M，Thaler K，Baig MK，et al. Anal ultrasound and endosonographic measurement of perineal body thickness： a new evaluation for fecal incontinence in females. Surg Endosc，

2004，18（4）：650-654.

Husberg B，Lindahl H，Rintala R，et al. High and intermediate imperforate anus：results after surgical correction with special respect to internal sphincter function. J Pediatr Surg，1992，27（2）：185-188，188-189.

Cheeney G，Nguyen M，Valestin J，et al. Topographic and manometric characterization of the recto-anal inhibitory reflex. Neurogastroenterol Motil，2012，24（3）：e147-e154.

Jorge JM，Wexner SD. Etiology and management of fecal incontinence. Dis Colon Rectum，1993，36（1）：77-97.

Omar MI，Alexander CE. Drug treatment for faecal incontinence in adults. Cochrane Database Syst Rev，2013（6）：D2116.

Takahashi-Monroy T，Morales M，Garcia-Osogobio S，et al. SECCA procedure for the treatment of fecal incontinence：results of five-year follow-up. Dis Colon Rectum，2008，51（3）：355-359.

王建六，朱兰.女性盆底功能障碍性疾病诊疗进展.北京：人民军医出版社，2007.

朱兰.盆腔脏器脱垂的盆底重建手术应重视的几个问题.中华妇产科杂志，2015（6）：406-408.

第十一章　治疗进展及展望

第一节　盆底理论研究进展

盆底功能障碍性疾病（pelvic floor disorders，PFD）的发病率高，对生活质量影响大。因盆底支持结构的损伤薄弱是其主要的病理基础，因此PFD也被称为损伤性疾病。但关于PFD的发病机制一直缺乏一个系统深入的理论，直至20世纪90年代整体理论开始出现。经过20余年的发展及验证，目前，盆底的整体理论已成为公认的能够诠释盆底疾病发生、发展的理论，在其影响及指导下，PFD的诊断和治疗较过去有了新的突破，成为一个新兴的亚学科。

一、整体理论

整体医学是现代社会正在兴起的一种医学体系，它将医学看成一个有机整体，从整体上来认识医学的性质、对象和目的。整体医学本质上是一种系统论。整体是物质的结构与功能的统一，两者不能分离、互相依存。结构是功能的基础，功能是结构的展现。1990年，Petros和Ulmsten首次提出了整体理论。整体理论认为盆底整体平衡的破坏是PFD的元凶，指出盆底是一个相互关联的有机整体而并非各部分的简单叠加，不同腔室、不同阴道支持轴水平共同构成了一个解剖和功能整体。任何轻微损伤都会打破这种平衡，而由该系统的其他结构代偿，超出一定的代偿范围就会引起疾病。盆底功能障碍是由于盆底解剖异常而发生功能障碍，以引起症状。盆底是由肌肉、结缔组织、神经组成的相互关联的系统。不同平面的韧带筋膜损伤可引起不同的症状，从而解释了盆底功能障碍疾病症状的复杂多样性。该理论的基本原则是"形态重建导致功能恢复"，强调了结缔组织的物理学和生物力学基本知识是理解盆底功能障碍、诊断程序和手术的前提条件。当盆底肌、筋膜以及子宫韧带因损伤而发生撕裂，或其他原因导致其张力减低时，可发生子宫及其相邻的膀胱、直肠的移位及盆腔脏器脱垂。

随着盆底疾病研究的广泛开展，对盆底解剖的认识也逐渐深入，有学者对整体理论进行了进一步的完善，提出三腔室理论、三水平理论和吊床理论等。

二、三水平及三腔室理论

在盆底整体理论的基础上，De Lancey 教授提出了关于阴道支持结构的理论，即三水平及三腔室理论。该理论在水平方向上将阴道支持轴分为三个水平。第一水平：顶端支持，由宫骶韧带主韧带复合体垂直支持子宫、阴道上 1/3，是盆底最为主要的支持力量；第二水平：水平支持，由耻骨宫颈筋膜附着于两侧腱弓，形成白线和直肠阴道筋膜肛提肌中线，水平支持膀胱、阴道上 2/3 和直肠；第三水平：远端支持，耻骨宫颈筋膜体和直肠阴道筋膜远端延伸融合于会阴体，支持尿道远端。三腔室理论是在垂直方向，以子宫颈环为界将盆底分为前盆腔、中盆腔和后盆腔。前盆腔功能障碍常表现为下尿道功能障碍；中盆腔功能障碍表现为盆腔脏器膨出性疾病；后盆腔结构功能障碍主要表现为直肠膨出和会阴体缺陷。

不同腔室和不同水平的脱垂之间相对独立，例如阴道支持轴的第一水平缺陷可导致子宫脱垂和阴道顶部脱垂，而第二、第三水平缺陷常导致阴道前壁和后壁膨出；不同腔室和不同水平的脱垂之间又相互影响，与吊床理论中的一方损伤，另一方继发损伤类似，前盆腔的缺陷修补加强后，中盆腔及后盆腔的力量相对薄弱，压力再次分布，会产生中盆腔和后盆腔的缺陷。以上不同腔室、不同阴道支持轴水平共同构成一个解剖和功能的整体，在现代盆底解剖学中不再被孤立理解。

三、吊床理论

吊床理论早在 1994 年由 Delancey 提出。尿道和膀胱颈下方有一个似吊床的支持结构，在腹压增加从而导致膀胱压增加的时候增加尿道压力，防止尿液流出。这个支持结构由阴道前壁和纤维结缔组织组成，穿过肛提肌的耻骨阴道部分附着在骨盆。子宫骶韧带和主韧带增强了盆腔筋膜的顶端支持力量。该理论进一步发展，将支持女性尿道和膀胱颈的盆腱弓筋膜、肛提肌腱弓和阴道前壁比喻成吊床。整个盆腔可以看成一个完整的吊床，彼此相互关联，一部分损伤会导致另一部分负担较重，引起进一步损伤。

四、尿道高活动性学说

1955 年，Hodgkinson 提出女性 SUI 的基本解剖学变化为膀胱颈活动性增加，其主要机制为压力期压力传至膀胱颈缺陷，膀胱压大于尿道压，从而导致尿失禁。膀胱颈的稳定性是维持尿自禁的重要因素。尿道高活动性学说认为，分娩或衰老等原因导致的盆底组织薄弱，造成膀胱和近端尿道下降。腹压升高时，在膀胱受压的同时，膀胱颈和近段尿道不能接受到同等的压力，膀胱压大于尿道压，从而产生尿失禁。

五、新理论指导下的妇科泌尿临床诊治进展

2004 年，Petros 的 *The Female Pelvic FloorFunction*，*Dysfunction and Management According to the Integral Theory* 问世。时至今日，女性盆底疾病的整体理论已发展成熟，成为一种重要的医学典范。女性盆底整体理论认为：阴道及其支持韧带中结缔组织的损伤是引起盆底异常症状和盆腔脏器脱垂的共同原因。盆底结构间的非线性作用模式，使得最轻微的结缔组织损伤可以在不同患者中表现为极其不同的症状，从无症状到严重症状，症状的表现形式完全依赖于盆底各组成成分之间的平衡状态。整体理论认为盆底解剖决非各种结构的简单组合，强调结缔组织结构与器官形态和功能密切相关，形态影响功能，而功能障碍将随着形态的丧失而发生改变，还强调盆底结构相互作用的平衡与不平衡。整体理论的出现对女性盆底重建外科的发展起到了关键性的作用，而临床实践也进一步验证了整体理论的正确性并对盆底重建手术的术式选择具有指导意义。

在上述新理论的指导下，盆底重建外科在近 20 余年有了飞速的发展，其中一个革新性的突破是抗尿失禁手术——经阴道尿道无张力悬吊术，此术式在吊床理论指导下，应用吊带模拟"吊床"，经临床实践验证，吊带手术已成为抗尿失禁手术的金标准手术。对于盆底支持结构缺陷导致的盆腔脏器脱垂，要识别损伤的具体部位，要纠正所有的缺陷并考虑整体的平衡，做到缺损的精准评估、特异性位点修复，才能恢复解剖，降低复发率，

并获得相应的功能改善。

任何科学的发展都遵循螺旋式上升的规律，随着医学实践的发展，整体理论将会得到更好的完善。

（安　方　孙秀丽）

第二节　盆底障碍疾病基础医学研究进展

一、基因研究进展及展望

宏观意义上的病因学研究已证实盆底结缔组织、肌肉、神经的损伤及退行性病变是导致盆底障碍疾病发生的主要原因，但分子机制尚不明确。研究人员对 3376 例单卵及 5067 例双卵同性双胞胎的临床数据进行分析建模，结果表明，基因遗传因素和非共享环境因素（如：阴道分娩次数）在盆底障碍疾病发病过程中都起着十分重要的作用。因此，深入探究盆腔脏器及其支持结构的肌肉、胶原和神经纤维组成及内在的基因表达调控网络对盆底障碍疾病的防治大有裨益。由于缺乏成熟完善的细胞系和动物模型，目前盆底障碍疾病的基因研究主要集中在对基因与疾病的相关性探讨。下面，我们将对现有女性盆腔脏器脱垂、下尿路功能障碍、慢性盆腔疼痛等盆底障碍疾病的基因研究进展做简要概述。

（一）女性盆腔脏器脱垂的基因研究

由于盆底支持结构的力学特征主要依靠细胞外基质成分起作用，因此，盆底障碍疾病，特别是盆腔脏器脱垂（POP）和下尿路功能障碍的基因研究主要集中在合成和降解胶原纤维、弹性蛋白的酶编码基因、促进纤维合成生长因子受体的编码基因等。

胶原纤维是盆底支持结构细胞外基质的主要组成成分。胶原蛋白家族成员 COL1A1（collagen type Ⅰ alpha 1 chain）和 COL3A1（collagen type Ⅲ alpha 1 chain）分别编码 Ⅰ 型和 Ⅲ 型胶原蛋白，构成盆底支持结构中高比例的胶原纤维。其中，Ⅰ 型胶原纤维与盆底支持作用密切相关，直径较粗，硬度较大；Ⅲ型胶原纤维与盆底支持结构弹性相关，直径较细，弹性较大。经羟脯氨酸测定分析发现，POP 患者阴道壁中的胶原蛋白总量下降。我们通过对 POP 患者阴道壁原代培养的成纤维细胞体外加力发现，COL1A1 的基因表达在加力状态下明显减少；继续加力后，COL1A1 的基因表达没有进一步减弱，这说明在应力作用下，盆底结缔组织 Ⅰ 型胶原蛋白合成减少，而严重 POP 患者盆底支持结构的成纤维细胞反应性降低。胶原蛋白编码基因的多态性是种族盆底支持结构差异、POP 发生的遗传学因素之一，例如：编码Ⅲ型胶原蛋白 α_1 链 COL3A1 的外显子上 rs1800255 多态位点的改变使胶原蛋白的 698 位上的丙氨酸转换为苏氨酸，从而改变胶原蛋白的结构及其功能。

基质金属蛋白酶 MMPs（matrix metallopeptidases）是离子依赖的蛋白水解酶家族，可降解胶原、弹性蛋白等多种细胞外基质成分，而金属蛋白酶抑制剂 TIMP（tissue inhibitor of metalloproteinase）家族可与活化的 MMPs 以 1∶1 比例非共价键不可逆结合成复合物，从而抑制 MMPs 的活性。POP 患者的盆底结缔组织中，MMPs 表达上调，而 TIMPs 表达下调，降解胶原纤维等起盆底支持作用的细胞外基质成分。另外，通过对 173 位孕妇的围产期自身对照研究表明，产后盆底结缔组织 MMP-9 活性增加，这可能是 POP 发生的初始分子机制。进一步研究表明，微球蛋白 Fibulins 家族是维持腹部韧带、筋膜稳定的细胞外基质蛋白，可上调 TIMPs 的表达进而抑制 MMPs 的活性，fibulin-5 编码基因敲除的雌性小鼠 91.7%（33/36）在 6 周左右出现 POP；fibulin-3 编码基因敲除的雌性小鼠有 26.9% 会最终发展为明显的阴道、会阴和直肠脱垂，且 fibulin-5 蛋白的表达量在盆底支持结缔组织中代偿性增加。

除上述细胞外基质的相关编码基因外，雌激素受体的表达也和 POP 的发生有关。我们用免疫组织化学评估阴道组织中鳞状上皮、黏膜固有层、肌层的雌激素受体 ERα、ERβ 亚型的表达量，发现阴道前壁脱垂患者 ERβ 表达明显高于未脱垂者，ERβ 在绝经后阴道组织中的表达可能与 PFD 的发病相关。雌激素通过与 ERβ 结合，可能直接或间接抑制目的基因转录，从而减弱甚至丧失对阴道组织的保护作用，加速 POP 的发生、发展。

（二）下尿路功能障碍基因研究

下尿路功能障碍基因研究多集中在探讨压力性尿失禁（stress urinary incontinence， SUI）的遗传易感性。越来越多的研究证实 SUI 的发病具有遗传易感性，易感基因通过表达异常的蛋白来改变细胞外基质组成从而参与 SUI 的发生。

与 POP 基因研究类似，影响下尿路功能主要的基因包括合成胶原蛋白的 COL1A1、COL3A1；水解胶原蛋白的基质金属蛋白酶 MMP1、MMP3、MMP9；肾上腺素受体 beta-3 adrenoceptor（ADRB3）等。研究表明，肾上腺素受体 β_3 编码基因 ADRB3 的 rs4994 多态位点为 C 时，肾上腺素受体 β_3 的第 64 位氨基酸为精氨酸，易发生膀胱过度活动症；当该位点为 T 时，则发生膀胱过度活动症的概率较小。胶原蛋白编码基因 COL1A1 的 rs18000012 多态位点也是转录因子 Sp-1 的结合位点，其多态性通过影响转录因子 Sp-1 和 COL1A1 基因启动子区的结合，从而调控 I 型胶原蛋白的表达量和压力性尿失禁等盆底障碍疾病。虽然 COL1A1 的 rs18000012 多态位点和盆底障碍疾病发生的关系存在争议，但 Meta 分析结果肯定了该位点在盆底障碍疾病发生中的重要作用。下尿路功能障碍相关基因的多态性研究较多，但更深入的内在分子机制探讨寥寥，该方面的研究有待进一步深入。

通过建立产伤小鼠模型，Lin 等的研究发现分娩后机体通过转化生长因子（TGB-β_1）调控尿道弹性蛋白基因表达以修复损伤，而雌激素可干扰该修复过程从而造成弹性纤维的错误组装。此外，MMP-2、SPARC 等基因编码的蛋白与下尿路老化有关，可通过调控膀胱尿道再生而影响控尿能力。

（三）慢性盆腔疼痛基因研究

慢性盆腔疼痛的临床诊断敏感性和特异性差，诊断较困难，因此慢性盆腔疼痛的基因研究主要集中在探讨早期诊断的分子标志物和易感基因。慢性盆腔疼痛潜在的早诊分子标志物包括 PTX3（Pentraxin 3），E-cadherin，myeloperoxidase，SDF-1（stromal cell-derived factor 1）和 MMP-9/MMP-2 的比例。此外，Gas6（Growth arrest-specific 6）与其可溶性酪氨酸激酶受体 sAxl 结合，可将诊断的敏感度提高到 92%。值得一提的是，PTX3、

D-dimer、CHI3L1（chitinase 3 like 1）可用于判断盆腔痛的临床分级。

综上，盆底障碍疾病的基因研究主要集中在以上三个方面，且主要集中在基因与疾病的相关性分析，针对其他类型盆底障碍疾病的基因研究较少。对于盆底支持结构组成中分子网络内在关联分析及盆底障碍疾病发生、发展分子机制的研究还有待进一步深入。

二、盆底组织病理研究进展

盆底障碍疾病中组织病理改变主要包括盆底支持结构中胶原纤维含量、密度、比例的改变；神经肌肉的损伤及血管的退行性变等。有研究表明，盆底障碍疾病患者的胶原纤维中，胶原蛋白含量下降，密度降低，但胶原纤维直径增大。我们用光镜及透射电镜观察子宫主韧带、阴道壁、肛提肌组织的超微结构特征，发现其中的平滑肌成分均存在相似的超微结构改变，并发现血管的退行性病理改变可能是盆底疾病所特有的。光镜下，POP 组标本中平滑肌弥漫性萎缩、变性、纤维化；阴道黏膜固有层广泛小血管周围炎，血管内皮肿胀；电镜下，POP 组平滑肌细胞膜结构缺失，染色质固缩，线粒体呈基质型肿胀甚至消失，阴道黏膜固有层终末小动脉内皮肿胀，中膜平滑肌萎缩断裂。老年非脱垂组可见平滑肌萎缩，灶状纤维化，但平滑肌变性、血管病变不明显。年轻非脱垂组未见平滑肌萎缩变性及血管病变。另外，POP 组肛提肌中骨骼肌成分损伤不明显，而平滑肌成分出现损伤性改变。因此，POP 患者的主要盆底支持组织普遍存在平滑肌细胞不可逆损伤性超微结构改变，盆底支持组织及韧带中平滑肌细胞损伤可直接造成盆底组织松弛、支持能力减弱，导致盆底疾病的发生。此外，对 POP 及 SUI 患者肛提肌肌纤维的研究表明，盆底障碍疾病患者肛提肌肌纤维直径明显缩短、密度降低、排列紊乱，并被大量的结缔组织填充，肛提肌同时存在神经源性和肌源性改变。

总之，胶原含量减少、肌纤维缩短、神经退行性变等直接导致了盆底支持结构力学性状的改变，是盆底障碍疾病发生、发展的病理学基础。

盆底障碍疾病基础医学的研究仍处于初级阶段，建立从大数据收集、处理、科研分析到临床诊疗应用的全链条技术方法体系，用大数据关联分析探讨女性盆底障碍疾病的病因及与疾病相关的遗传、基因表达与调控、微生物组学等改变很有必要。

（周静怡）

第三节　盆底障碍疾病临床研究进展

一、POP 的量化分期

（一）盆腔脏器脱垂定量分度法

盆腔脏器脱垂定量分度法（pelvic organ prolapse quantitation，POP-Q）是对盆腔脏器脱垂患者进行 6 个测量点（Aa、Ba、Ap、Bp、C、D）及 3 条经线的测量。根据测量的结果，确定盆腔脏器脱垂的程度，分别利用阴道前壁、阴道顶端、阴道后壁上的各 2 个解剖指示点与处女膜的关系来界定盆腔脏器的脱垂程度。与处女膜平行时以 0 表示，位于处女膜以上时用负数表示，处女膜以下时则用正数表示。阴道前壁上的 2 个点分别为 Aa 和 Ba 点；阴道顶端的 2 个点分别为 C 和 D 点；阴道后壁的 Ap、Bp 两点与阴道前壁 Aa、Ba 点是对应的。另外，还包括阴裂的长度（gh）、会阴体的长度（pb），以及阴道总长度（tvl）。测量值均用厘米表示（见表 11-1，图 11-1）。

表 11-1　盆腔脏器脱垂评估指示点（POP-Q）

指示点	内容描述	范围
Aa	阴道前壁中线距处女膜 3 cm 处，相当于尿道膀胱沟处	−3 ～ +3 cm
Ba	阴道顶端或前穹隆到 Aa 点之间阴道前壁上段中的最远点	在无阴道脱垂时，此点位于 −3cm，在子宫切除术后阴道完全外翻时，此点将为 +tvl

指示点	内容描述	范围
C	宫颈或子宫切除后阴道顶端所处的最远端	－ tvl ～ ＋ tvl
D	有宫颈时的后穹隆的位置，它提示了子宫骶骨韧带附着处到近端宫颈后壁的水平	－ tvl ～ ＋ tvl 或空缺（子宫切除后）
Ap	阴道后壁中线距处女膜 3 cm处，Ap 与 Aa 点相对应	－ 3 ～ ＋3 cm
Bp	阴道顶端或后穹隆到 Ap 点之间阴道后壁上段中的最远点，Bp 与 Ap 点相对应	在无阴道脱垂时，此点位于 － 3cm，在子宫切除术后阴道完全外翻时，此点将为 ＋ tvl

注：POP-Q 应在向下用力屏气时，以脱垂最大限度出现时的最远端部位距离处女膜的正负值计算。

阴裂的长度（gh）为尿道外口中线到处女膜后缘的中线距离。

会阴体的长度（pb）为阴裂的后端边缘到肛门中点距离。

阴道总长度（tvl）为阴道长度。

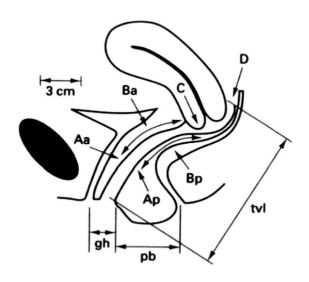

图 11-1 POP-Q 盆腔脏器膨出分期图解

POP-Q 通过 3×3 表格记录以上各测量值，客观地反映盆腔脏器脱垂变化的各个部位的具体数值，见表 11-2。

表 11-2　盆腔脏器脱垂分度（POP-Q）

分　度	内　　容
0	无脱垂，Aa、Ap、Ba、Bp 均在 - 3 cm 处，C、D 两点在阴道总长度和阴道总长度 - 2 cm 之间，即 C 或 D 点量化值 <（tvl - 2）cm
Ⅰ	脱垂最远端在处女膜平面上 > 1 cm，即量化值 < - 1 cm
Ⅱ	脱垂最远端在处女膜平面上 < 1 cm，及量化值 > - 1 cm，但 < +1 cm
Ⅲ	脱垂最远端超过处女膜平面 > 1 cm，但 < 阴道总长度 - 2 cm，即量化值 > +1 cm，但 <（tvl - 2）cm
Ⅳ	下生殖道呈全长外翻，脱垂最远端即宫颈或阴道残端脱垂超过阴道总长度 - 2 cm，即量化值 >（tvl - 2）cm

注：POP-Q 应在向下用力屏气时，以脱垂完全呈现出来时的最远端部位计算。应针对每个个体先用 3×3 表格量化描述，再进行分期。为了补偿阴道的伸展性及内在测量上的误差，在 0 和Ⅳ度中的 tvl 值中允许有 2 cm 的误差。

（二）POP-Q 系统缺陷

POP-Q 系统经论证具有客观、细致、良好的可靠性和重复性等优点，其与传统分期的比较具有更大的优势，如通过手术前后 POP-Q 评分的横向性比较，可看出是否纠正脱垂以及纠正的相应程度，从而评价手术效果和指导临床治疗，因此 POP-Q 系统被业内专家认可并接纳使用，但毋庸置疑，该系统存在着一定的缺陷，以下一一列举。

（1）复杂、难掌握、学习曲线长——据 Wang YT 等的数据统计显示，我国从一级到三级医院使用 POP-Q 评分的比例分别为 20.0%、35.4% 和77.8%，大多数大型三甲医院的盆底专业医生已能熟练使用 POP-Q 评分系统，但亦有很多基层医院或其他妇产科医生因其复杂难学，需要较长的学习曲线而无法熟练掌握，继而导致学术交流和会诊的障碍。

（2）旁缺陷诊断不足性——POP-Q 评分注重前、中、后盆腔缺陷的划分，但其缺乏对阴道旁缺陷的关注度。例如阴道前壁脱垂分为三种类型，即横向缺陷、中央型缺陷及旁缺陷，其中央型和旁缺陷在临床上较常见，而 POP-Q 评分却不能准确反映前壁脱垂于何处缺陷等相关信息，因各种缺陷的手术方式不同，故仅根据 POP-Q 评分无法针对性弥补相应缺损，易导致术后复发，增加再次手术的风险。

（3）特定盆腔脏器脱垂情况定位不足——POP-Q 评分可显示脱垂位置，如阴道前壁和后壁，却无法确定哪个特定的器官脱垂。而在临床上，确定脱垂器官十分重要，因为它直接关系到患者的症状和严重程度，需要什么样的治疗和其治疗后的有效性。

（4）POP-Q 评分系统标准划分不完全切合临床——有统计显示仅有 24% 的成年女性为 POP-Q 0 期，由此可看出 POP-Q 对于正常者的标准过于严格；而对于顶端脱垂程度又过于宽松，如 C、D 点正常位置为 -7 cm 左右，当大于 -1 cm 时为 I 期，可见跨度之大；其次，当脱垂器官未达处女膜缘时，患者往往没有过多的不适症状，而一旦超出处女膜水平，下坠感等主诉明显增多，根据 POP-Q 系统，上述两种情况皆可在 II 期诊断范围内，根据治疗规范，无须手术治疗，但对于已超出处女膜水平的 II 期患者，无疑手术是解决不适的最佳方案；此外，III 期的定义又同样过于宽泛，而且 III 期和 IV 期脱垂的临床管理通常是相同的。由此可见，根据 POP-Q 制定的治疗方式并不完全切合临床，即该系统不能有效帮助医生制订相应的管理计划。

（5）POP 严重程度反映不确切——POP-Q 系统有时不能反映出患者症状的严重程度，医生需要额外的问卷或者影像学等相关检查来评估操作的有效性。

（6）阴道轴向无法体现——POP-Q 对阴道轴向缺乏关注，而众所周知，阴道轴向与阴道功能息息相关，其对于手术前后横向评估效果有重大意义。

（7）D 点概念含糊——Bump 等认为 D 点代表后穹隆（道格拉斯陷窝）和子宫骶骨韧带与近端宫颈后壁的附着水平，然而 D 点在临床实践中并不总是如此，因后穹隆与子宫骶韧带在宫颈附着点并不在同一位置，所以 D 点的位置应该澄清，以提高其实用性。

（三）简化 POP-Q 分度系统

由于 POP-Q 系统存在着以上缺陷及临床应用的局限性，因此，国际妇科泌尿协会（International Urogynecological Association，IUGA）术语标准化委员会设计了简化的 POP-Q 系统（simplified pelvic organ prolapse quantification system，S-POP-Q），其保留了 POP-Q 的方法，但简化了测量点，即将 6 个测量点改为 4 个（减少了 Aa 和 Ap 点），包括阴道前壁、后壁、子宫颈和阴道后穹隆。具体为①阴道前壁分度采用 Ba 点；②阴道后壁分度采用 Bp 点；③子宫颈分度采用 C 点；④后穹隆分度采用 D 点（对于有子宫的患者），而对于子宫已切除的患者采用 C 点。S-POP-Q 不需要测量装置，研究人员经目测估计代表阴道前壁、后壁、子宫颈、阴道后穹隆各个点的位置以确定脱垂的程度。分度标准为Ⅰ度，即脱垂最远端在处女膜平面上＞1 cm，量化值＜－1 cm；Ⅱ度，即脱垂最远端指定点距处女膜上或下 1 cm 范围内；Ⅲ度，即脱垂最远端指定点在处女膜之下 1 cm，但少于阴道全长，即阴道穹隆或子宫不完全脱出阴道外，阴道黏膜不完全外翻；Ⅳ度，即下生殖道完全外翻。

研究显示，S-POP-Q 改善了 POP-Q 分度系统掌握困难的缺点，其仅需目测，减少了 POP-Q 系统需用量尺测量的烦琐，而且不仅在不同检查者之间具有很好的一致性，还与 POP-Q 分度法在描述盆腔脏器脱垂方面也有很好的相关性。两种方法对盆腔脏器整体分度、阴道前壁、阴道后壁、子宫和阴道后穹隆脱垂分度几乎完全相关。

综上所述，POP-Q 分度法仍将是标准化的量化系统，但 S-POP-Q 是一种简易的评价盆腔脏器脱垂的客观方法，更适合处理盆底功能障碍性疾病的一般临床医生使用，以及适合大多数卫生保健人员应用于临床实践。当然，S-POP-Q 依然没有解决 POP-Q 分度系统其他的缺陷，如对于旁缺陷的诊断不足性、不能显示特定的器官脱垂、标准划分不完全切合临床及患者症状的严重程度、未涵盖阴道轴向等问题，故我们期待着一种更合理、科学、方便易行的诊断评分问世。

除以上的解剖学分期，还应建立一套标准有效的描述性盆腔脏器脱垂引起功能症状的程度分级，手术前后分别询问患者的泌尿系统症状、肠道症状、性生活情况等，才能更精确地评价盆腔脏器的功能及手术效果。

二、盆底障碍性疾病手术治疗进展及术后复发问题

（一）目前盆底障碍性疾病手术治疗现状

盆底障碍性疾病治疗涵盖了包括行为训练、心理疏导、营养指导、仿生物理治疗（电刺激联合生物反馈）、器械治疗（子宫托使用）和手术治

疗在内的综合性治疗措施，其中，手术治疗是主要的治疗手段。盆底手术走过了以独立修补各处缺陷为原则的特异性修补术、以恢复盆底解剖结构为目的的重建性手术、代替传统的以缓解症状为目的的姑息性宏观修补术的过程，即使用替代物，也达到解剖的维持或缺陷的修补和结构重建的目的。目前，较多进行的手术为使用网片吊带的尿道中段悬吊术、阴道壁悬吊术及阴道－骶骨悬吊术，以及不使用网片的耻骨后尿道固定术、高位骶韧带悬吊术、骶棘韧带缝合术、全子宫切除阴道前后壁修补术、宫颈部分切除术、阴道闭合术等。

对于盆底手术的研究进展，在使用网片手术方面，主要体现在重视手术适应证的准确掌握、手术方式的正确运用、手术并发症的避免及发生后的及时处理手段。此外，提高手术医生专业技术水平已越来越引起业内专家的重视。在不使用网片的手术方面，更加重视的是在传统手术的基础上，根据三腔室理论，采用加强前盆腔的阴道旁修补术（paravaginal repair，PVR）；加强中盆腔及顶端悬吊的骶骨固定、骶棘韧带固定、坐骨棘筋膜固定、髂尾肌筋膜固定及后穹隆成形术等；对后盆腔，重视的是特定部位缺陷的修补，同时提出慎用后壁网片，不强调必须缝合肛提肌的理念，与既往手术相比，更加注重的是患者术后解剖位置的修复、性功能改善并将并发症降至最低。

（二）未来盆底手术发展方向

未来的盆底手术发展，追求的是手术的多样化、形式的简单化、效果的更好化，可能在以下几个方面有所建树。

组织工程作为再生医学的一个新兴领域，可望作为治疗盆腔脏器脱垂手术重建的替代或辅助手段。组织工程是一门将细胞生物学和材料科学相结合，进行体外或体内构建组织或器官的新兴学科，它从机体获取少量的活体组织，用特殊的酶或其他方法将细胞（又称种子细胞）从组织中分离出来，在体外进行培养扩增，然后将扩增的细胞与具有良好生物相容性、可降解性和可吸收性的生物材料（支架）按一定的比例混合，使细胞黏附在生物材料（支架）上形成细胞－材料复合物；再将该复合物植入机体的组织或器官病损部位，随着生物材料在体内逐渐被降解和吸收，植入的细胞在体内不断增殖并分泌细胞外基质，最终形成相应的组织或器官，从而达到修复创伤和重建功能的目的。虽然迄今为止，使用基于细胞的组织工程策略来治疗盆腔脏器脱垂的想法在泌尿生殖系统中是全新的，而且目前支持这一想法的临床证据是有限的，但随着研究的深入，这一想法一定会有突破性的进展。

机器人辅助下的腹腔镜盆底手术：目前成熟的手术方法体现在机器人辅助经腹腔镜阴道－骶骨固定术，其被认为是一种安全有效的手术治疗方法，用于治疗有症状的顶端盆腔脏器脱垂有良好的效果，且严重并发症的发生率低。与单纯腹腔镜阴道骶骨固定术相比较，两者的脱垂手术的临床结果类似，但机器人辅助下的腹腔镜盆底手术优势在于在保证手术质量的前提下，手术并发症较少，因此进一步的研究有重大意义。

单孔腹腔镜下盆底重建术：在国内外刚刚起步，仍处于探索和发展的萌芽阶段，其手术原则与传统腹腔镜相同，但它以手术损伤小，治疗费用低，手术效果佳，不会高于传统腹腔镜的手术并发症发生率的特点而具有它存在和发展的生命力。目前，国内刘娟教授等已完成了 50 例单孔腹腔镜的阴道骶骨悬吊术，总结的资料表明，手术效果值得肯定，出现了 10 例并发症。其中 1 例腰骶部疼痛，经局部按摩缓解；3 例网片暴露，经观察或予局部雌激素治疗后无明显不适症状；有 6 例术后出现新发尿失禁，其中仅 1 例患者接受了抗尿失禁手术，2 例患者接受了盆底训练后症状好转，其余患者暂无治疗，定期随访。随着国际社会对单孔腹腔镜的不断认可和专业领域的技术提高，单孔腹腔镜下的盆底手术势不可挡。

开放式耻骨后阴道悬吊术：主要步骤为经下腹部小切口进入，提起前耻骨后区域的膀胱颈部和近端尿道附近的组织以修复尿道闭合缺损部位，纠正压力性尿失禁。相比于传统吊带手术，该类手术的控尿率较高。

单切口吊带治疗 SUI 即第三代单切口吊带的发展：也被称为小型吊索，是在阴道前壁尿道中段做一单切口，植入特殊设计的吊带，通过吊带两端的锚状结构固定在闭孔。现需要更多的证据来验证单切口吊带的有效性、安全性。

手术技术是否成熟直接影响手术工作的质量好坏，进而关系到患者的健康甚至是生命。因此，通过标准化的授权程序确定医生的授权服务，建立科学、完善、切实可行的手术管理体系，对确保患者的手术安全起到了积极作用。

大数据分析盆底手术治疗的进展：大数据分析对网片的安全性和有效性、自体组织修复的可行性、手术方式的优劣、顶端脱垂是否一定需要切除子宫等问题都进行了大规模、多中心的研究，并将资料加以分析从而得出结论。

总之，盆底重建外科是在古老、传统的问题和技术基础上新兴的学科，它带来了新的概念、观念和外科技术。新的观念和技术，也给了我们治疗盆底疾病许多新的方法。Mesh等材料的应用和进步为我们提供了更多的治疗选择，但这并不意味着它是最好的，对于盆底手术，我们应当根据患者的情况，做到选择和施术的个体化和规范化。

（三）术后复发问题的探讨

盆底手术的理想境界是治愈持久，不会复发且恢复各种功能，但目前依然不尽如人意，复发是不可避免的。复发后的治疗选择取决于症状的程度、对生活质量的影响、是否存在并发症等因素。对于症状不严重患者或症状严重但不愿手术或不能手术者，可采取康复治疗及器械（子宫托）治疗；而对于复发严重者，再次手术依然是主要的治疗手段。

再次手术强调的是方案的个体化，目标依然是在减少并发症的前提下对盆底整体加强支持，获得解剖及功能的持久恢复，而且损伤小，费用低，生活质量高，患者满意。部分专家更是在充分理解现有手术的基础上对患者进行个体化处理。

改良阴道闭合术是在传统阴道全封闭术式中，同时行耻骨尿道韧带加固或尿道折叠缝合术或经闭孔无张力吊带尿道中段悬吊术（tension-free vaginal tape obturator，TVT-0），以预防术后尿失禁的发生。

再次骶棘韧带固定术即在骶棘韧带复合体和阴道顶端之间插入网片，这个网片被延伸到阴道前后壁，以加固修复并发的膀胱和直肠等结构。

新颖的高位骶韧带悬吊术将阴道残端同时悬吊在左侧宫骶韧带和上次手术骶骨悬吊移植物上，据报道有良好的效果。

改良坐骨棘筋膜悬吊术是在切除子宫后，将阴道残端固定在一侧的坐骨棘筋膜上，手术简单，无须特殊器械，较骶棘韧带固定阴道稍短，但仍能达到 6 cm 以上，将可吸收线置于阴道内，方便患者疼痛时松解。

手术目的是实现再次手术后不再复发，同时解决性功能障碍、生活质量、新发尿失禁等问题。

总之，盆底手术后的复发，一直是专家学者们讨论的热点，至此也没有形成权威的诊疗标准和规范，大家各抒己见，并不断有经改良的新颖手术及其他的治疗方式问世。未来，我们期待通过大数据的总结，使治疗规范化、科学化、有效化，并将治疗的副反应及费用降至最低，这应当是我们盆底医生的最高追求。

三、非手术疗法进展及展望

（一）非手术疗法进展

如上所述，盆底功能障碍性疾病的治疗涵盖了包括行为训练、心理疏导、营养指导、仿生物理治疗（电刺激联合生物反馈）、器械治疗（子宫托使用）和手术治疗在内的综合性治疗措施。其中，非手术疗法的仿生物理治疗（电刺激联合生物反馈）是另一个主要的治疗手段。在盆底疾病中，压力性尿失禁（stress urinary incontinence，SUI）轻中度需物理治疗，中重度需手术治疗；盆腔脏器脱垂（pelvic organ prolapse，POP）轻度需物理治疗，中重度需手术治疗；而女性性功能障碍、粪失禁、慢性盆腔疼痛绝大部分需进行物理康复治疗，只有少数需要手术治疗，故其与手术治疗之间的关系相辅相成，物理治疗为基础，手术治疗是后盾；手术解决解剖问题，康复解决功能问题。

目前，康复治疗的主要措施有对盆底肌主动训练的行为训练（Kegel 运动），Kegel 运动以锻炼耻骨尾骨肌为主盆底肌训练，患者通过自主的、反复的盆底肌肉群收缩和舒张，增强支持尿道、膀胱、子宫和直肠的盆底肌张力，增加尿道阻力，恢复松弛的盆底肌，达到预防和治疗女性尿失禁和生殖器官脱垂的目的；对盆底横纹肌和支配神经的被动收缩及主动训练的电刺激联合生物反馈，即通过不同频率电刺激提高神经肌肉的兴奋性，唤醒本体感受器，促进神经细胞功能恢复，增强盆底肌收缩，同时阴道内的测压装置使患者根据反馈信号学习调整阴道收缩力，指导患者识别特定肌群，提高盆底肌（特别是肛提肌）的收缩能力，以治疗和修复患者受损的肛提肌，使患者提高肌力、收缩阴道，防止及治疗盆腔脏器脱垂，提高性生活质量；对疼痛进行局部治疗的按摩，刺激血管表面平滑肌以加强盆腔及盆底血运的循环治疗，作用于成纤维细胞、内皮细胞、脂肪细胞，以刺激其产生胶原蛋白及弹性蛋白，改善皮肤的弹性和血管淋巴通透性，促进循环及促进脂肪细胞的活动，减少脂肪储存的负压机械按摩。在治疗过程中，我们需要注意的是 Kegel 运动和徒手阴道痛点按摩有一定的局限性，但更有其积极有效之处，不可抛弃，需在医生或康复师长期指导下完成；而电刺激联合生物反馈是一项针对盆底肌异常的常规训练治疗技术，其中个体化治疗是基础，阴道哑铃的长期正确使用才是维持效果的最有效方法，需极其重视；子宫托的使用，在盆底疾病的非手术治疗中也有其不可替代的作用，对于年老不能手术的重度患者，这是唯一的治疗方法。

（二）非手术疗法展望

对于非手术治疗未来的展望，我们应致力于以下几方面的研究。

通过对盆底康复大数据的收集、分析及研究，得到计算机处理后的人体完美设计及疾病精准治疗方案。

神经微电刺激技术的开发和开展。目前，高频针状电极用于手术中切割精细部位已是成熟的技术并广泛使用于耳鼻喉科、皮肤科、整形科等；而在运动康复科，已有学者进行了"基于透皮穴位电刺激的肢体运动功能重建"，结论为以体表肌电探测电极采集健康肢体不同动作时的肌电信号，经"微电子肌电桥"系统进行信号处理后，将刺激信号施加到刺入人体特定穴位的针状电极上，从而实现瘫痪肢体运动功能重建和功能恢复的长期效果。但低频针状电极用于神经损伤的物理康复还在研究中，其前景不可低估，因为如果这一技术问世，不仅可使手术中损伤的神经得到即时开放性功能修复不是梦，也有望使经皮针状电极联合 3D 神经解剖精准治疗神经肌肉损伤再创新。

阈下电刺激的进一步深层次应用。所谓阈下电刺激是指刺激对感受器来说，有一个可觉水平，即极限水平或阈限水平，超过该水平是阈上刺激，低于该水平是阈下刺激。将阈下电刺激采用不同的方式使用于特定的患者，可将电刺激的作用推向更高水平，能最大限度地唤醒本体感受器，扩大电刺激被动收缩强度，从而通过生物反馈获得人体主动收缩力。

未来的盆底康复治疗，将在保证质量的基础上致力于更加简单易学的家庭化管理，为此，远程监控下的治疗模式将呼之欲出。

肉毒杆素现已成功应用于膀胱不稳定性尿失禁（overactive bladder，OAB）患者的治疗中并取得明显效果，其作用机理是抑制神经肌肉接头处乙酰胆碱释放，但它是否可以使用在盆底其他疾病的治疗中，需要我们去探索、去研究。

基因治疗是利用分子生物学方法将目的基因导入患者体内，产生基因产物从而治疗疾病，盆底疾病可采用基因治疗，希望是展望而不是幻想。

盆底仅是人体整体的一部分，未来将通过对人体整体的健康完美设计，采用多部位、多功能、多方法的序贯、精准、定位训练和治疗，达到盆底功能的最佳效果，这也是我们今后研究的重点所在。

女性盆底功能障碍性疾病的非手术治疗，尤其是物理康复治疗，在国内的起步和发展走过了从认识到实践再认识的过程。在这个过程中，我们不断完善治疗方案，力求达到更好的效果，同时也获得了属于中国人的数据，对我们的研究和进一步发展提供了有力的依据。

我们有幻想，也有展望。未来，我们希望通过脚踏实地的工作和研究，将幻想化为可能，将展望变为现实。

四、激素替代治疗在 PFD 中的应用

PFD 好发于中老年妇女，年龄是众所周知的影响盆底及下尿路解剖及功能的高危因素。雌激素的降低会影响泌尿生殖系统组织，包括阴道、尿道、膀胱三角、盆底肌肉，这些组织都含有雌激素受体，提示该病发病可能与雌激素水平低下有关。

激素替代治疗（hormone replacement therapy，HRT）在缓解围绝经期、绝经期妇女由于雌激素水平低下导致骨质疏松等一系列疾病中均已证明有效。多数临床医生肯定 HRT 改善盆底组织的血供及影响作用，认为 HRT 是 PFD 手术和物理治疗的重要辅助手段。阴道给药比口服见效快，且长期口服雌孕激素会增加心脏病发作、卵巢癌、乳腺癌、脑血管意外的风险。因此，文献报道及临床使用中多用局部雌激素用药治疗盆底功能障碍性疾病。

（一）局部雌激素治疗在 PFD 患者中的临床应用

外源性雌激素对组织器官的影响包括血液流动流动量增加、阴道上皮增厚、阴道上皮分泌物增加、阴道 pH 降低。此外，局部雌激素治疗可减轻瘙痒及刺激症状，并且可增加性生活满意度。从生理及心理角度出发，局部雌激素治疗的报道均为积极作用，包括改善性功能、提高生活质量、有更高的自尊及更好的社交。

1. 阴道干涩

外阴阴道萎缩的治疗重点在于解决因雌激素水平降低导致的症状、解剖及生理的变化。鉴于雌激素水平低与外阴阴道萎缩的直接因果关系，可选择全身或者局部雌激素治疗（除非有用药禁忌）。局部雌激素疗法比全身雌激素治疗更能有效地改善阴道干燥症状，因此一般情况下以阴道局部用药为主。如果存在潮热出汗，则优先选择全身雌激素治疗。

2. 性功能障碍

随着年龄的增加，性功能障碍患者数明显增加，尤其是绝经后妇女。除心理因素及男方因素外，性功能障碍与雌激素水平低下引发的阴道黏膜薄、阴道干涩、性交疼痛及老年性阴道炎明显相关。阴道雌激素治疗可以通过增加泌尿生殖区域的血液循环、阴道润滑及氧含量从而增加性欲、提高性唤醒及性高潮的功能。治疗需要使用最小的有效剂量，一旦泌尿生殖功能得到改善，局部雌激素治疗的剂量就可以逐渐降低并长期维持治疗。

3. 复发性下尿路感染

雌激素在复发性下尿路感染（urinary tract infections，UTI）的病理生理学发展中起一定的作用。局部用雌激素治疗 UTI 的作用尚未被完全阐明。据估计，60 岁及以上妇女患复发性 UTI 的概率为 5%～15%。2008 年的一篇文献回顾报道了阴道用雌激素与安慰剂比较，结果显示阴道雌激素可以减少女性 UTI 的发病率，但这只是基于两篇小规模的不同方法的研究。Raz 的研究结果表明绝经后妇女阴道用雌激素治疗可以恢复阴道菌群中乳酸杆菌的数量，降低阴道的 pH，从而使大肠杆菌的阴道定植程度降低。

阴道用雌激素可以减少下尿路感染的发生，但是不能替代抗生素的使用。需要大量前瞻性研究来阐明阴道雌激素对复发性尿路感染的影响。基于雌激素的作用和安全性，局部辅助应用可以作为绝经后女性复发性 UTIs 的一种治疗选择。

4. 压力性尿失禁（stress urinary incontinence，SUI）

压力性尿失禁的治疗方式主要为手术，但是在很多情况下患者都愿意寻求非手术疗法。2012 年的一个系统性文献回顾纳入了 34 项研究，研究对象超过 19000 名妇女，其中 9000 余名患者接受雌激素治疗。结果显示，对比安慰剂，接受局部雌激素治疗的妇女的 SUI 症状缓解更明显。口服雌激素治疗则对患者的漏尿症状无明显改善。

北京大学女性 SUI 诊疗指南指出，口服雌激素有诱发和加重尿失禁的风险，阴道局部使用雌激素对 SUI 有益。多数研究支持局部雌激素可应用于治疗急迫性尿失禁、高张性膀胱及减少尿道感染概率，不建议应用系统性雌激素治疗。压力性尿失禁患者绝经后伴尿道萎缩者如无使用性激素禁忌证，性激素补充治疗可以提高肾上腺素 α 受体药物的治疗效果。

5. 膀胱过度活动症（overactive bladder，OAB）

对于老年 OAB 症状的研究，流行病学数据相对较少，两个大型流行病学调查研究发现 OAB 的患病率为 11.8%～16.0%，且随着年龄的增加逐渐上升。

多年来，学者们认为全身及局部雌激素的应用有利于下尿路及生殖道症状的改善。但是近期的一项大规模流行病学研究不支持这一结论。雌激素在绝经后女性的 OAB 治疗中作用仍然不确定。目前，多数文献研究结果不支持口服雌激素用于 OAB 的治疗，推荐使用阴道雌激素软膏治疗阴道萎缩及 OAB 相关症状。Geoffrion 等认为局部雌激素治疗可以改善 OAB 患者的主观症状，日间及夜间排尿频率、排尿急迫性、尿失禁次数、首次排尿感觉及膀胱容量会随着局部阴道雌激素应用而得到明显改善。

6. 盆腔脏器脱垂（pelvic organ prolapse，POP）

雌激素制剂可用于改善阴道萎缩及阴道壁变薄。雌激素单独使用或与其他方式联合使用，可增强盆底支持组织及结构的力量，因此可以作为盆腔脏器脱垂的辅助治疗。雌激素对于盆腔脏器脱垂患者预防及治疗的影响，特别是作为妇女应用子宫托或者手术前后的辅助应用，需要一个严格设计的随机对照研究，经过长期随访去评估雌激素的效果。

（二）盆底手术围手术期阴道雌激素的应用

文献报道，术前 6 周阴道用雌激素可以增加成熟胶原的合成，降低降解酶的活性，增加阴道壁的厚度，提高手术缝合位置的组织营养以及维持盆底结缔组织的完整性。因多数 POP 患者为绝经后妇女，阴道黏膜薄，因此 POP 手术前后应用局部雌激素软膏在临床上较常用，尤其是经阴道网片植入的手术。阴道用雌激素软膏可以降低网片的侵蚀率，对于小面积的网片侵蚀，也可通过局部涂抹雌激素软膏得到治愈。

盆底手术术后下尿路症状是临床中值得关注的问题。一项双盲 RCT 研究证明，术前使用阴道雌激素可以降低术后 1 个月内菌尿的发生率，但是对于膀胱炎无统计学差异。Ismail 等的荟萃分析表明，POP 修复手术术前局部应用雌激素联合盆底肌肉锻炼可以减少术后 4 周内膀胱炎的发生率。

总之，外源性雌激素使用可以增加局部血流量、增厚阴道上皮及增多上皮分泌物，并可以降低阴道 pH。这些改变均可以减少瘙痒、刺激及性交痛。从社会心理学角度来说，女性使用局部雌激素治疗可以提高生活质量。围手术期使用雌激素可以增加阴道的成熟指数及减少术后的并发症。局部雌激素使用相对安全，不增加子宫内膜癌的风险。雌激素对于盆底功能障碍性疾病患者预防及治疗的影响，特别是妇女应用子宫托或者手术前后的辅助应用，需要一个严格设计的随机对照研究，经过长期随访去评估其效果。

五、超声在盆底功能障碍性疾病中的应用及展望

（一）临床应用

女性盆底功能障碍性疾病（pelvic floor dysfunction，PFD）的临床研究是近年来国内外妇产科领域的热点问题之一，临床迫切需要全面评估盆底结构及功能的改变。泌尿系造影、直肠排粪造影、MRI 等影像学技术被认为是较成熟的检查手段，但仍存在不足和局限。盆底超声因其能提供较高质量的盆底结构和动态的图像，同时具有无辐射、操作简便、费用低廉、重复性好等优势而备受关注。盆底超声在 20 世纪 80 年代初首次被 White 等报道用于评价盆底功能障碍性疾病，随后在欧美国家被广泛应用，近 10

年国内超声及妇产科医生开始认识和开展盆底超声，从此盆底超声得到迅速发展。

盆底是一个有机整体，是由多层肌肉、筋膜组成的三维立体结构，不同平面和方向的肌肉、结缔组织、神经的损伤可相互影响。因此，了解盆底解剖结构和生物力学特点十分必要。DeLancey 提出了盆底的三水平理论和吊床假说理论，Petors 等提出"整体理论"，将盆底解剖结构分为水平方向的 3 个水平（1、2、3）和垂直方向的 3 个腔室（前、中、后），由此可将盆底支持功能异常定位到各个水平，脱垂量化到各个腔室。这些理论为盆底超声的发展奠定了基础，特别是以耻骨联合后下缘作为解剖定位点以后，使盆底超声可以对三个腔室脏器进行定位、量化，为 PFD 寻找病因、协助临床诊断、协助选择手术方式及术后疗效的评价提供帮助。

盆底超声检查方法主要包括经会阴、经阴道以及经肛管检查，使用经腹部或腔内二维探头或三维容积探头。目前，临床上多采用的是经会阴超声。二维超声是基础，在矢状平面，以耻骨联合后下缘为观察参考点，由腹侧到背侧依次显示耻骨联合、耻骨后间隙、尿道、膀胱颈、膀胱后壁、阴道、宫颈或阴道穹隆最低点、直肠阴道间隙、直肠壶腹部、肛管、会阴体。肛直肠连接处后方的中高回声区为肛提肌板，是肛提肌的中心部分。在静息、缩肛及 Valsalva 动作下进行动态检查，观察盆底解剖形态并测量一些数据，并且对典型的 PFD 做出诊断。与二维超声比较，三维超声通过容积数据处理和显示，不仅可获得高分辨率的二维图像，同时可获得具有更多解剖信息的三个正交平面（正中矢状面、冠状面、横切面）图像，经过三维重建后得到立体渲染的轴平面图像。根据临床需求，调节图像的 X、Y、Z 轴，获取感兴趣的区域，通过多平面模式、三平面模式、超声断层成像模式（tomographic ultrasound imaging，TUI）、自由解剖模式（omni view）获取更多的解剖功能信息。特别是 TUI 成像，其与 CT、MRI 不同之处在于可任意调节图像的位置、数目、间距及切面的倾斜度来观察盆底结构。盆底超声的最大优势是动态观察，四维超声获取的动态容积数据可以多平面或容积成像的模式显示，增加更多的解剖结构信息，弥补了二维图像的不足，与 MRI 相比，四维超声成像对盆底结构评价更具优势。

经会阴二维超声，以耻骨联合后下缘水平线为参考线，在静息状态下观察及测量残余尿量、逼尿肌厚度、尿道倾斜角、膀胱尿道后角、膀胱颈位置、宫颈或阴道穹隆位置、直肠壶腹部位置；Valsalva 动作下观察及测量膀胱颈下降距离、膀胱尿道后角、尿道旋转角、膀胱后壁最低点、宫颈或阴道穹隆最低点、直肠壶腹部最低点；在静息及 Valsalva 动作下观察尿道内口是否开大呈漏斗形。Sendag 等认为在 Valsalva 动作时，膀胱颈与耻骨联合下缘的距离明显增大，该距离反映了膀胱颈的移动程度，且与压力性尿失禁的严重程度呈正相关。国内张新玲等报道在最大 Valsalva 状态下用膀胱颈位置及膀胱颈移动度诊断压力性尿失禁的截断值分别为 3mm、24mm，曲线下面积分别为 0.855、0.866，灵敏度分别为 68.1%、70.0%，特异度分别为 95.0%、95.0%；尿道旋转角度 45° 作为诊断 SUI 的截断值，其曲线下面积为 0.771，敏感度为 66.8%，特异度为 85.0%；尿道内口漏斗形成诊断 SUI 的曲线下面积为 0.725，其诊断 SUI 的灵敏度、特异度、阳性预测值、阴性预测值、准确度分别为 55.6%、89.5%、66.7%、84.3%、80.2%。结论认为膀胱颈移动度、尿道旋转角及尿道内口开大呈漏斗形在女性压力性尿失禁诊断中具有较高的价值。另外有研究认为压力性尿失禁的发生不仅与膀胱颈的移动性有关，与整个尿道的移动性也有极大的关系。经会阴盆底超声描绘的尿道运动轮廓曲线（urethral motion profile，UMP）是国外开展的一项通过盆底超声描述节段性尿道移动性的新方法，该方法把尿道用 6 个点平均分为 5 份，第 1 个点在膀胱颈处，第 6 个点在尿道外口处，经盆底超声获取这 6 个点的移动度，即分别获取这 6 个点在静息状态（以 R 表示）和 Valsalva 动作（以 V 表示）时距耻骨联合后下缘的水平距离（以 x 表示）和垂直距离（以 y 表示），而每个点的移动度则根据以下公式计算：$22（V_y － R_y）+（V_x － R_x）$；Shek 等认为，虽然压力性尿失禁患者的整个尿道的移动性均增加，但压力性尿失禁的发生与中段尿道移动性关系最大，经会阴盆底超声定量评估尿道移动性有助于对压力性尿失禁进行诊断。对于盆腔脏器脱垂（pelvic organ prolapse，POP），目前临床多采用 1995 年美国妇产科学会制定的 POP 的评价系统 POP-Q 标准来评估阴道前壁膨出、子宫或阴道穹隆脱垂以及阴道后壁膨出，但该评价体系有主观性强、缺乏客观依据、仅根据外部情况评价解剖结构，易忽略内部解剖学结构是否存在缺陷等缺点。二维盆底超声可通过观察测量 Valsalva

动作时膀胱最低点、宫颈或阴道穹隆最低点以及直肠壶腹部形态及最低点与耻骨联合后下缘水平线之间的垂直距离来评估膀胱膨出、子宫或阴道穹隆脱垂以及直肠膨出。当膀胱后壁最低点在参考线下方 ≥ 10 mm、宫颈外口最低点在参考线下方 ≥ 15 mm 或直肠壶腹部膨出高度 ≥ 15 mm 时，即可诊断为重度 POP。有学者发现超声测量结果与 POP-Q 评估子宫脱垂的相关性好（$r = 0.77$），阴道前壁膨出相关性较好（$r = 0.72$，0.69），阴道后壁膨出相关性稍差（$r = 0.53$）。经会阴超声对后腔室可通过最大 Valsalva动作时评估直肠前壁的运动度来判断直肠是否膨出，可鉴别"真性""假性"膨出。在最大 Valsalva 运动时，观察到阴道直肠膈的连续性中断，且形成深度 ≥ 10mm 的疝囊，可诊断真性直肠膨出，壶腹部下移以耻骨联合后下缘的水平线作为参考线，直肠前壁膨出高度是沿腹侧的肛门内括约肌长轴向头侧延伸的直线为基线来测量；如果仅仅是壶腹部内容物下移至耻骨联合下缘，而没有筋膜连续性的中断，则为会阴体的运动过度所致。多项研究表明，当直肠壶腹部下移距离 > 15 mm 或膨出高度 > 15 mm 时，可产生明显的临床症状，但直肠膨出的分度标准尚未统一。直肠肠套叠是女性盆底器官脱垂的一种形式，多次经阴道生产的女性的发病率较高，却常被临床诊断为脱肛或者阴道直肠疝。最大 Valsalva 运动时，观察到直肠壁和小肠陷入肛管内，使近端肛管呈"箭头"形状扩张，是确诊直肠肠套叠的有力依据。Rodrigo 等研究认为，通过动态经会阴超声肠套叠能得到正确的诊断，与排粪造影诊断直肠肠套叠的一致性较高。如果在最大 Valsalva 动作时，腹腔内容物通过肛门直肠连接部前面向下移动，使壶腹部与阴道分离，可诊断为肠疝。肠疝方面经会阴超声与排粪造影表现出较高的相关一致性，有学者认为经会阴超声可以代替排粪造影。此外，经会阴超声还可诊断尿道周围病变，发现尿道憩室、尿道钙化、中肾管囊肿、阴唇囊肿、阴道纤维瘤等。

经会阴三维超声能观察盆膈裂孔的大小、形态，观察裂孔内盆腔脏器排列有无偏移、脱垂，了解肛提肌有无撕脱、断裂；肛门内外括约肌有无损伤等。国内外有多个团队对盆膈裂孔进行研究。其中，我国未育女性盆膈裂孔面积为（9.0 ~ 13.8）cm^2，生育后无 PFD 的女性盆膈裂孔面积为（14.5 ~ 20.0）cm^2。Dietz 等将最大 Valsalva 动作时盆膈裂孔面积 ≥ 25 cm^2 认为裂孔扩张。

Volloyhaug 等指出最大 Valsalva 运动时，盆膈裂孔的扩张和会阴体的过度运动能提示肛提肌撕裂，预测脱垂复发的风险，并以生殖裂孔大小＋会阴体大小≥8.5 cm 作为标准，提示女性肛提肌撕裂，盆腔脏器脱垂复发的风险增加。Dietz 等提出肛提肌损伤与 POP 显著相关，肛提肌裂孔大小与 POP 的严重程度呈正相关，对于评估 POP 具有重要的临床意义。经会阴三维超声也可多平面观察肛管结构，既可显示肛门括约肌纵轴，亦可显示肛门括约肌冠状面，能 360° 观察肛门括约肌的完整性。通过 TUI 成像可更好量化肛门括约肌，静态和动态相结合研究 PFD 所致的便失禁和便秘。Roos 等报道经会阴超声诊断肛门括约肌损伤的敏感度和特异度分别为 64％和 85％。盆底三维超声对肛提肌及肛门括约肌损伤的诊断很有帮助。

PFD 术后评估，人工合成植入材料，如吊带、网片，在 MRI、CT 中难以成像，经会阴超声检查可以显示，大多表现为高回声，不同吊带、网片回声不同。二维正中矢状切面可定位吊带在尿道下的位置以及网片在阴道前后壁的大小位置，收缩状态及 Valsalva 动作时的移动情况，特别是 Valsalva 状态下有无脱垂复发；三维超声可以观察吊带的位置和功能，甚至可以评估术后体内吊带的生物力学特点，以及植入材料有无断裂、移位、暴露、侵蚀、弯曲折叠等并发症的出现。Rautenberg 应用三维容积腔内探头经会阴超声检查 SUI 无张力阴道吊带术术后患者，发现 62/1501 例（4.1％）因吊带太紧而出现排尿功能障碍。诊断标准是吊带和尿道的纵向平滑肌层之间的垂直距离＜3 mm，残余尿量＞100 mL。发现在术后 1～4 天内行吊带松动术，58/61 例（95.1％）排尿功能障碍解除且尿失禁治愈。国外研究表明，经闭孔内肌无张力阴道吊带手术后未治愈患者的耻骨尿道之间的距离与耻骨尿道的角度均大于治愈患者。因此，术后通过盆底超声检测这两个指标的变化进行比较，可评估手术是否成功。Shek 等指出网片植入术后平均 1.8 年约 38％患者出现前腔室及中腔室器官脱垂复发现象，而且这种复发与 Valsalva 动作时的肛提肌裂孔面积大小显著相关。Wong 等发现肛提肌撕裂患者，网片置入与减少膀胱膨出复发有关。因此，术后应用盆底超声定期复诊可对手术疗效进行客观评价，经会阴三维超声是仅有的可对手术植入材料的位置和功效进行实时动态显像的影像技术。

目前，高分辨力可实时动态观察的四维超声已经成为研究盆底解剖与功能的主要手段，可以为临床提供更加重要详细的信息，有利于对 PFD 进行诊断和制定更加有效的治疗方案，以及术后随访评估手术疗效。但盆底的解剖功能复杂，不能仅靠超声检查，应结合其他成像技术，如 MRI，通过不同途径、不同角度来观察盆底的解剖及功能改变，才能更准确评价 PFD。

（二）展　望

盆底超声能够对女性盆底解剖进行影像学评估，为预防和减少早期 PFD 的发生，应对高危人群进行盆底超声筛查，主要包括分娩后人群、围绝经期有轻微症状人群等，指导临床及早进行盆底肌肉训练，改善盆底肌力，为早期诊断盆底功能障碍、早期治疗以及尽早控制疾病的发展和演变提供新思路。另外，盆底超声尚处于发展阶段，应逐步规范操作技术，形成中国女性的 PFD 的各种量化指标，并统一标准，为女性 PFD 的研究发展提供更加精准的帮助。

六、磁共振检查在盆腔脏器脱垂病情评估中的临床价值及展望

目前应用于临床的评估 POP 的方法绝大多数是基于妇科检查，盆腔支持结构不能被全面、准确地评估，从而导致治疗失败、复发、手术后并发症的风险增加。磁共振成像（MRI）作为无辐射、非侵入性的检查方法，对软组织的显像清晰，可以多角度、多平面对精细结构和解剖细节进行显示成像、重复使用，并进行精确测量和量化分析。近年来，随着 MRI 及图像后处理技术的发展，盆腔 MRI 对盆底支持结构的研究与病情评估迅速发展。

（一）MRI 二维图像的研究

1. MRI 二维平扫图像

（1）骨性结构。

骨性结构在 MRI 图像中清晰可见，可以作为肌肉、韧带起止点的标志，部分学者认为骨盆经线的差异可能导致 POP 发生，但观点不一。更宽的骨盆入口横径和更短的骨盆入口前后径与分娩时间延长、产钳助产相关，可能导致严重肛提肌损伤，从而使神经肌肉及韧带机械损伤或去神经损伤从而导致 POP 发生。而 Stein 等对盆底肌肉附着部位的骨盆经线进行测量，

发现上述经线在正常女性和 POP 患者中并不存在差异。

（2）顶端支持结构。

MRI 平扫二维图像可以显示活体状态顶端支持结构，即骶 – 主韧带复合体：骶韧带全程在轴位图像中可见，与传统的解剖学观点不同，MRI 图像见其起止点变异很大，右侧骶韧带长度大于左侧，POP 患者骶韧带位置整体下移，长度及角度与健康对照存在显著差异。术后盆底 MRI 可以评估骶韧带形态改变及植入材料位置，并认为 MRI 中骶韧带区域信号强度可能成为评估骶韧带损伤程度的新方法。

（3）肛提肌群

肛提肌群是盆底支持的另一主要结构，测量肛提肌相关经线（裂孔长度、宽度、周长、面积、肛提肌板角度、宽度等）可评价肛提肌的完整性及缺损程度。Rohna Kearney 等建立了 MRI 二维图像中评价肛提肌（耻骨内脏肌）损伤的分级方法，即选择耻骨弓状韧带上方 1 cm 轴位平面为标准平面，将双侧耻骨内脏肌正常、小于 50% 缺损、大于 50% 缺损、完全断裂分别评为 0、1、2、3 分，将双侧得分相加并分类：①无缺损，无可见缺损并且评分为 0；②轻微缺损，单 / 双侧损伤，1 ~ 3 分，并且除外单侧评分 3 分；③严重缺损，双侧评分 6 分，或单侧 3 分。此评价系统与测量肛提肌厚度不同，可以更完善地评估 POP 患者肛提肌的缺损状态。肛提肌的缺损状态与 POP 术后阴道前壁支持状态相关，可以作为盆腔脏器脱垂评估患者手术预后的一个重要指标。

2. 动态 MRI 图像

动态 MRI 成像可以准确再现活体状态下盆腔脏器脱垂部位动态系列图像，其目前在妇科泌尿学得到较为普遍的应用。动态 MRI 对盆腔脏器脱垂的评价指标多种多样，学者们对不同指标与 POP-Q 分期的一致性及评价效能观点不尽相同。苗娅莉等发现 PCL（耻尾线）可以更好地反映子宫脱垂的程度，优于 POP-Q 分度法，对阴道前壁脱垂有一定的价值，而对后壁脱垂存在相对局限性。Boyadzhyan 等总结了 HMO 分类系统，该系统利用 H 线（Hiatus 线，即肛提肌裂孔前后径，为耻骨联合下缘至耻骨直肠肌后下缘连线距离）和 M 线（耻骨直肠肌后下缘至 PCL 线垂线距离）的测量值将 POP 进行分级，认为 H 线更接近于处女膜缘，与临床的 POP-Q 分度参考线接近，比 PCL 更有临床意义。

（二）基于盆腔 MRI 的三维重建模型的研究

基于 MRI 的三维重建是基于 MRI 二维图像基础上，运用计算机图形学和图像处理技术，提取感兴趣区域的边界信息，将二维平面图像通过软件计算重建成三维几何模型，并在屏幕上显示人体器官的立体视图。通过人机交互，可以对重建的器官图像进行各种操控，诸如不同方位的立体视图、病灶的各种几何尺寸的测量和空间定位、不同组织单元的单独显示或多种组织的重叠显示，甚至可以运用人机交互工具在计算机屏幕上模拟外科手术。基于盆腔 MRI 的三维重建几何模型，可以立体直观地观察盆腔各支持结构的走形方向、经线及与邻近组织的三维空间位置关系，从整体出发综合分析与评估缺损部位及其与 POP 的相互关系，从而有可能指导临床手术方案的个体化选择。但由于需要经验丰富的影像、妇科医生共同协作，技术水平要求高，耗时长，故临床应用尚少。

1. 顶端支持结构

顶端支持结构由于位置深，活体中仅能通过 MRI 二维图像辨认和识别，但空间形态、两者的空间位置关系不明确，对进一步了解其对盆底功能障碍发生、发展造成障碍。Luyun Chen 等利用轴位和冠状位的盆腔 MRI 图像重建的三维几何模型描述了正常女性中骶韧带、主韧带形态与位置的关系特点。骶韧带和主韧带的方向反映了顶端支持结构的两个轴向，由此可以进一步研究活体中顶端支持的相互关系并指导手术，例如骶骨固定术和骶棘韧带悬吊术均可以加固顶端支持，但两个韧带向量不同，骶棘韧带悬吊单纯加固了骶韧带方向的向量，可能对纠正阴道前壁脱垂更有益。

2. 肛提肌

肛提肌是最早开始也是研究得最多的三维重建几何模型。经比较，根据不同脱垂程度的患者的肛提肌形态将肛提肌分为水平方向的支持部分和竖直方向括约肌部分两个功能区，发生支持部分比例减少、括约肌部分松弛导致脱垂、尿失禁等，并且支持部分功能状态与 POP 患者术后复发密切相关。耻骨肛提肌间隙（levator sling Gap，LSG）反映耻骨直肠肌、耻骨内脏肌的括约肌功能，POP 患者 LSG 大于正常女性，并且随脱垂程度的增加而增加；肛提肌翼间体积（levatorani subtended volume，LASV），即耻骨联合内侧面、肛提肌内侧面、经 PCL 线的面、经 M 线的面共同围成的区域，边界固定且易提取，与脱垂程度及 POP-Q 分期测量值呈正相关，有望成为评估肛提肌松弛程度的新指标。

3. 阴道前后壁及旁侧支持

研究发现，阴道壁厚度与脱垂无关，而 POP 患者的阴道周长、横断面积较健康女性增加，阴道前壁下移，下移部分的阴道支持结构缺失，并沿耻骨联合下缘弓状韧带为轴向下旋转；阴道后壁出现"折叠屈膝状改变"，上 2/3 阴道下移，下 1/3 阴道变宽；通过阴道壁边缘位置的改变来量化评价阴道壁旁侧缺陷，认为旁侧缺陷与顶端下降密切相关。

（三）三维模型的生物力学分析

"整体理论"认为：结构决定功能，功能障碍源于结构异常。因此，只有对盆底支持结构和生物力学性能进行全面、综合的分析和评估，才能制定出优化完善的诊治方案。近年来对盆腔脏器脱垂的研究大多集中于病因学、发病机制以及基于盆底组织结构特征等方面，基于 MRI 的三维重建几何模型更真实地反映了人体活体中盆底各韧带结构、器官的空间位置关系，更加精准，在此基础上进行生物力学分析有助于我们更好理解分析并评估盆底复杂的支持系统，定制更佳的修复手术方案，从而最大限度减少复发并最大限度达到解剖复位。基于 MRI 的妇科泌尿学领域的生物力学研究才刚刚起步，未应用于临床。

（四）结　语

综上所述，磁共振检查为 POP 病情的研究和评估提供了新路径：盆腔 MRI 二维图像对盆底支持结构有良好的分辨率并可以确切识别；基于 MRI 图像的三维重建几何模型有助于直观理解各支持结构的空间解剖、位置关系、结构特征参数；在以上基础上，突破以尸体标本为基础的解剖模型和不能在活体进行的多种研究的伦理学限制，基于盆腔 MRI 的三维有限元力学模型可以更真实、更全面地评估盆腔脏器脱垂患者支持结构损伤的方法，并有可能定量分析、精确定位缺损位置及种类，从而制定个体化手术方案，提高手术成功率，达到微创、解剖复位和功能恢复的效果，尽可能降低并发症的发生率。相信随着 MRI 图像后处理技术及生物力学的发展，磁共振检查在妇科泌尿学将会有更加广阔的应用前景。

（李　环　周灿坤　耿　京　谢　冰　王世言　孙秀丽）

参考文献

Cibe，Simon JA.Vulvovaginal atrophy：current and future therapies（CME）. Journal of Sexual Medicine，2010，7（3）：1042–1050.

Rahn DD， Ward RM，Sanses TV， et al. Vaginal estrogen use in postmenopausal women with pelvic floor disorders： systematic review and practice guidelines.International Urogynecology Journal，2015，26（1）：3–13.

Lindahl SH.Reviewing the options for local estrogen treatment of vaginal atrophy. International Journal ofWomens Health，2014，6：307–312.

Tan O，Bradshaw K，Carr BR. Management of vulvovaginal atrophy–related sexual dysfunction in postmenopausal women：an up–to–date review.Menopause， 2012，19（1）：109–117.

Mody L，Juthani–Mehta M.Urinary tract infections in older women： a clinical review. JAMA，2014，311（8）：844–854.

Perrotta C，Aznar M，Mejia R，et al.Oestrogens for preventing recurrent urinary tract infection in postmenopausal women.Obstetrics and Gynecology，2008，112（3）：689–690.

Raz R， Colodner R， Rohana Y，et al. Effectiveness of estriolcontaining vaginal pessaries and nitrofurantoinmacrocrystal therapy in the prevention of recurrent urinary tract infection in postmenopausal women.Clinical Infectious Diseases，2003，36（11）：1362–1368.

Lüthje P，Hirschberg AL，Brauner A.Estrogenic action on innate defense mechanisms in the urinary tract.Maturitas，2014，77（1）：32–36.

Cody JD，Richardson K， Moehrer B，et al.Oestrogen therapy for urinary incontinence in postmenopausal women.Cochrane Database of Systematic Reviews，2012，10：CD001405.

王建六.北京大学女性压力性尿失禁诊疗指南（草案）.中国妇产科临床杂志，2012，13（2）：158–160.

Smith AL，Wein AJ.Estrogen replacement therapy for the treatment of postmenopausal genitourinary tract dysfunction. Discovery Medicine，2010，10（55）：500–510.

Irwin DE，Milsom I，Hunskaar S，et al.Population–based survey of urinary incontinence， overactive bladder， and other lower urinary tract symptoms in five countries：results of the EPIC study.European Urology，2006，50（6）：1306–1314.

Stewart WF， Van Rooyen WF，Cundiff GW，et al. Prevalence and burden of overactive bladder in the United States.World Journal of Urology，2003，20（6）：327–336.

Robinson D，Cardozo D，Milsom I，et al.Oestrogens and overactive bladder. Neurourol Urodyn，2014，33（7）：1086–1091.

Geoffrion R.Treatments for overactive bladder：focus on pharmacotherapy.Journal of ObstetricsGynaecology Canada，2012，34（11）：1092–1101.

Ismail SI，Bain C，Hagen S.Oestrogens for treatment or prevention of pelvic organ prolapse in postmenopausal women.Cochrane Database of Systematic Reviews，2010，9（9）：1399–1400.

Rahn DD，Good MM，Roshanravan SM，et al.Effects of preoperative local estrogen in postmenopausal women with prolapse：a randomized trial. J ClinEndocrinol Metab，2014，99（10）：3728–3736.

Mikkelsen AL，Felding C，Clausen HV.Clinical effects of preoperative oestradiol treatment before vaginal repair operation. A double–blind，randomized trial.Gynecologic and Obstetric Investigation，1995，40（2）：125–128.

Valsky DV，Simcha Y. Three–dimensional transperinealuItrasonography of the pelvic floor：improving visualization for new clinical applications and better functionaI assessment. Ultrasound Med，2007，26（10）：1373–1387.

Dietz HP. PelvicfIoor ultrasound：a review. Am J ObstetGynecol，2010，202（4）：321–334.

Dietz HP，Nazemian K，Shek KL，et aI. Can urodynamic stress incontinence be diagnosed by uItrasound?IntUrogynecol J，2013，24（8）：1399–1403.

Dietz HP，Haylen BT，Broome J.Ultrasound in the quantification of female pelvic organ proIapse. Ultrasound ObstetGynecol，2001，18（5）：511– 514.

丁克，崔勇，李静，等.磁共振对排粪造影对盆底功能障碍的诊断价值.中国中西医结合影像学杂志，2013，11（2）：152–154.

叶培香，宋岩峰.女性盆底脱垂MRI诊断进展.实用放射学杂志，2008，24（9）：1281–1283.

White RD，Mcquown D，Mccarthy TA，Obstergard DR. Real–time ultrasonography in the evaluation of urinary stress incontinence. American Journal of Obstetrics and Gynecology，1980，138（2）：235–237.

Petros PE，Woodman PJ.The integral theory of continence.IntUrogynecol J Pelvic Floor Dysfunct，2008，19（1）：35–40.

Delancey JO.Structural support of the urethra as it relates to stress urinary incontinence：The hammock hypothesis.Am J ObstetGynecol，1994，170（6）：1713–1720；discussion 1720–1723.

Petros P.The female pelvic floor：function，dysfunction and management according to the integral theory.City：Springer，2010：1–100.

Sendag F，Vidinli H，Kazandi M，et al.Role of perinealsonography in the evaluation of patients with stress urinary incontinence. Aust N Z J ObstetGynaecol，2003，43（1）：54–57.

肖汀，张新玲，杨丽新，等.超声观察尿道旋转角在女性压力性尿失禁中的应用.中国临床医学影像杂志，2017，28（5）：374-375.

肖汀，张新玲，杨丽新，等.超声观察膀胱颈在压力性尿失禁诊断中的研究.中国超声医学杂志，
　　2016，32（9）：822-825.

徐净，张新玲，毛永江，等.尿道内口漏斗形成对女性压力性尿失禁患者的诊断价值.中国
　　超声医学杂志，2016，32（3）：252-255.

Shek KL， Dietz HP. The urethral motion profile：a novel method to evaluate urethral support
　　and mobility. Aust N Z J ObstetGynaecol，2008，48（3）：337-342.

Shek KL，Dietz HP.What is abnormal uterine descent on translabial ultrasound? IntUrogynecol J，
　　2015，26（12）：1783-1787.

Lone FW，Thakar R，Sultan AH，et al.Accuracy of assessing pelvic organ prolapse quantification
　　points using dynamic 2D transperineal ultrasound in women with pelvic organ prolapse.
　　IntUrogynecol J，2012，23（11）：1555-1560.

张新玲.盆底超声的临床应用.广州：暨南大学出版社，2013：91.

Rodrigo N，Shek KL，Dietz Hp.Rectal intussusception is associated with abnormal levator ani
　　muscle structure and morphometry.Tech Coloproctol，2011，15（1）：39- 43.

Beer-Gabel M，Teshler M，Barzilai N，et al.Dynamic transperinealUtrasound in the diagnosis
　　of pelvic floor disorders：pilot study.Dis colon Rectum，2002，45（2）：239-245.

应涛，胡兵，李勤，等.未育女性盆膈裂孔的三维超声影像学观察.中国超声医学杂志，
　　2007，23（11）：849-852.

宋梅，朱建平，江丽.会阴三维超声观察生育后无盆底功能障碍女性盆膈裂孔的形态结构.中
　　华医学超声杂志（电子版），2011，8（1）：117-122.

Dietz HP，Shek C，De Leon J，et al.Ballooning of the levator hiatus. Ultrasound
　　ObstetGynecol，2008，31（6）：676-680.

Volloyhaug I，Wong V，Shek KL，et al.Does levator avulsion cause distension of the genital
　　hiatus and perineal body?.IntUrogynecol J，2013，24（7）：1161-1165.

Dietz HP，Simpson JM.Levator trauma is associated with pelvic organ prolapse.BJOG，2008，15
　　（8）：979-984.

Yagel S，Valsky DV.Three-dimensional transperineal ultrasonography for evaluation of the
　　anal sphincter complex：another dimension in understanding peripartum sphincter trauma.
　　Ultrasound Obstet Gynecol，2006，27（2）：119-123.

Oom DM，west RL，Schouten WR，et al.Detection of anal sphincter defects in female patients
　　with fecal incontinence：A comparison of 3-dimensional transperineal ultrasound and
　　2-dimension endoanaI ultrasound.Dis Colon Rectum，2012，55（6）：646-652.

Fleischer AC，Harvey SM，Kurita SC，et al.Two/three dimenslonaltransperinealsonography of
　　compllcated tape and mesh implants.Ultrasound Q，2012，28（4）：243-249.

Rautenberg O，Kociszewski J，Welter J，et al.Ultrasound and earIy tape mobilization a practical
　　solution for treating postperativevoiding dysfunction.Neurourology and Urodynamics，

2014，33（7）：1147-1151.

Torella M，Franciscis P De，Russo C，et al. Stress urinary incontinence：usefulness of perinealultrasound.Radiol Med，2014，119（3）：189-194.

Shek KL，Wong V，Lee J，et al.Anterior compartment mesh：a descriptive study of mesh anchoring failure.Ultrasound ObstetGynecol，2013，42（6）：699-704.

Wong V，Shek KL，Goh J，et al.Cystocele recurrence after anterior colporrhaphy with and without mesh use.Eur J ObstetGynecolReprodBiol，2014，172（1）：131-135.

Persu C，Chapple CR，Cauni V，et al. Pelvic Organ Prolapse Quantification System（POP-Q）-a new era in pelvic prolapse staging. J Med Life，2011，4（1）：75-81.

孙秀丽 . POP-Q 分期系统临床应用体会及思考 . 中国实用妇科与产科杂志，2017，33（10）：999-1002.

Auwad W，Freeman RM，Swift S. Is the pelvic organ prolapse quantification system（POPQ）being used? A survey of members of the International Continence Society（ICS）and the American Urogynecologic Society（AUGS）. Int Urogynecol J Pelvic Floor Dysfunct，2004，15（5）：324-327.

罗新，朱亚飞 . 如何应用和评价 POP-Q 评估体系 . 实用妇产科杂志，2005，（03）：132-135.

Harmanli OZ. POP-Q 2.0：its time has come! Int Urogynecol J，2014，25（4）：447-449.

Paul R，Peter LD. The POP-Q classification system：looking back and looking forward. Int Urogynecol J，2014，25（4）：439-440.

Wang YT，Jiang JY，Han JS. A review of the pelvic organ prolapse quantification system in China. Int Urogynecol J，2016，27（2）：287-290.

Ingrid MG，Paul AR，Engebert H，et al. A simple teaching tool for training the pelvic organ prolapse quantification system. Int Urogynecol J Pelvic Floor Dysfunct，2007，18（9）：1003-1005.

Scotti RJ，Flora R，Greston WM，et al. Characterizing and reporting pelvic floor defects：the revised New York classification system. Int Urogynecol J Pelvic Floor Dysfunct，2000，11（1）：48-60.

Kathiane LA，Leonardo RP，Sobreira B，et al. Defecatory dysfunction and fecal incontinence in women with or without posterior vaginal wall prolapse as measured by pelvic organ prolapse quantification（POP-Q）. Eur J Obstet Gynecol Reprod Biol，2017，214：50-55.

Jean ML，Emily SL，Charles WN，et al. Prevalence and co-occurrence of pelvic floor disorders in community-dwelling women. Obstetrics and Gynecology，2008（3），111（3）：678-685.

Steven S，Patrick W，Amy OB，et al. Pelvic Organ Support Study（POSST）：the distribution，clinical definition，and epidemiologic condition of pelvic organ support defects. Am J Obstet Gynecol，2005，192（3）：795-806.

Richard CB，Anders M，Kari B，et al. The standardization of terminology of female pelvic organ prolapse and pelvic floor dysfunction. Am J Obstet Gynecol，1996，175（1）：10-17.

Jittima M, Lone M, Paulo P, et al. The inter-system association between the simplified pelvic organ prolapse quantification system (S-POP) and the standard pelvic organ prolapse quantification system (POPQ) in describing pelvic organ prolapse. Int Urogynecol J, 2011, 22 (3): 347-352.

Mitesh P, Steven S, Nucelio L, et al. Multicenter inter-examiner agreement trial for the validation of simplified POPQ system. Int Urogynecol J, 2011, 22 (6): 645-650.

Zhang H, Zhu L, Xu T, et al. Utilize the simplified POP-Q system in the clinical practice of staging for pelvic organ prolapse: comparative analysis with standard POP-Q system]. Zhonghua Fu Chan Ke Za Zhi, 2016, 51 (7): 510-514.

Steven S, Sarah M, Vikki M, et al. Validation of a simplified technique for using the POPQ pelvic organ prolapse classification system. Int Urogynecol J Pelvic Floor Dysfunct, 2006, 17 (6): 615-620.

张桓, 朱兰, 徐涛, 等. 简化POP-Q分度系统与标准POP-Q分度法用于盆腔脏器脱垂的对比研究. 中华妇产科杂志, 2016 (7): 510-514.

Raizada N, Mittal P, Suri J, et al. Comparative study to evaluate the intersystem association and reliability between standard pelvic organ prolapse quantification system and simplified pelvic organ prolapse scoring system. J Obstet Gynaecol India, 2014, 64 (6): 421-424.

Paul T. Practice bulletin No. 185 summary: Pelvic Organ Prolapse. Obstet Gynecol, 2017, 130 (5): 1170-1172.

Cynthia AB, Stergios KD, Dee EF. Skill acquisition, credentialing, and maintenance of skills in surgical treatment of pelvic organ prolapse and urinary incontinence. Clin Obstet Gynecol, 2013, 56 (2): 238-246.

Mari B, Soren G, Gunnar L. Tissue engineering as a potential alternative or adjunct to surgical reconstruction in treating pelvic organ prolapse. Int Urogynecol J, 2013, 24 (5): 741-747.

Mari B, Soren G, Gunnar L. Tissue engineering as a potential alternative or adjunct to surgical reconstruction in treating pelvic organ prolapse: reply to Osman et al. Int Urogynecol J, 2013, 24 (5): 883.

Soren G, Gunnar L. The clinical relevance of cell-based therapy for the treatment of stress urinary incontinence. Acta Obstet Gynecol Scand, 2011, 90 (8): 815-24.

Wang HJ, Chuang YC. Michael B. Chancellor. Development of cellular therapy for the treatment of stress urinary incontinence. Int Urogynecol J, 2011, 22 (9): 1075-1083.

Christopher RC, Nadir IO, Altaf M, et al. Application of Tissue Engineering to Pelvic Organ Prolapse and Stress Urinary Incontinence. Low Urin Tract Symptoms, 2015, 7 (2): 63-70.

Paholo GB, Andrew JWT, Veronica T. Robotic sacrocolpopexy for the management of pelvic organ prolapse: a review of midterm surgical and quality of life outcomes. Female Pelvic Med Reconstr Surg, 2014, 20 (1): 38-43.

Ke P, Zhang Y, Wang YZ, et al. A systematic review and meta-analysis of conventional laparoscopic sacrocolpopexy versus robot–assisted laparoscopic sacrocolpopexy. Int J Gynaecol Obstet，2016，132（3）：284–291.

刘海元，孙大为，张俊吉，等.《妇科单孔腔镜手术技术专家共识》解读.中华腔镜外科杂志(电子版)，2017，10（1）：1–6.

Marie CML，June DC，Atefeh M. Open retropubic colposuspension for urinary incontinence in women. Cochrane Database Syst Rev，2017，7：p. Cd002912.

Arjun N，June DC，Stephen TJ，et al. Single–incision sling operations for urinary incontinence in women. Cochrane Database Syst Rev，2017，7：Cd008709.

Ilias G，Dudley R. Prevention and management of pelvic organ prolapse. F1000Prime Rep，2014，6：77.

Christopher M，Benjamin F，Kaven B，et al. Surgical management of pelvic organ prolapse in women. Cochrane Database Syst Rev，2013（4）：Cd004014.

Margarita MA，Nirit R. Repair of pelvic organ prolapse：what is the goal? Curr Urol Rep，2014，15（2）：385.

Diez–Itza I，Aizpitarte I，Becerro A. Risk factors for the recurrence of pelvic organ prolapse after vaginal surgery：a review at 5 years after surgery. Int Urogynecol J Pelvic Floor Dysfunct，2007，18（11）：1317–24.

范水秀，王凤玫，林丽莎.盆底修复手术后复发81例的再治疗方法及疗效分析.中华妇产科杂志，2017，（6）：374–378.

宋岩峰，庄蓉蓉.盆底功能障碍性疾病诊治的整体观念.中国妇产科临床杂志，2012，13(2)：140–142.

姚远洋，张晓红，王建六，等.改良的阴道闭合术治疗老年严重盆腔脏器脱垂患者临床分析.中华妇产科杂志，2008，43（10）：778–780.

姚志芹.两种手术方式治疗盆腔脏器脱垂Ⅲ期的临床比较.中国医药科学，2016，6（18）：69–72.

蔡月红，赵霞，郑丽琴，等.盆底功能障碍性疾病的现状与治疗进展.现代生物医学进展，2013，13（8）：1575–1578.

姜卫国，洪淑惠.女性盆底功能障碍性疾病的诊治进展.山东医药，2015，55（45）：26–29.

Fiona S，Bary B，Kari B，et al. Electrical stimulation with non–implanted devices for stress urinary incontinence in women. Cochrane Database Syst Rev，2017，12：Cd012390.

Alex A，Elise D，Alexandra R，et al. Physical，complementary，and alternative medicine in the treatment of pelvic floor disorders. Curr Urol Rep，2017，18（6）：47.

Reuben OA，Hay–Smith EJC，Muhammad IO. Pelvic floor muscle training added to another active treatment versus the same active treatment alone for urinary incontinence in women. Cochrane Database Syst Rev，2015（11）：Cd010551.

Cadeddu F，Salis F，De Luca E，et al. Efficacy of biofeedback plus transanal stimulation in the management of pelvic floor dyssynergia：a randomized trial. Tech Coloproctol，2015，19(6)：

333–338.

Bacci，Pier A. 13 Endermologie–LPG Systems® after 15 Years. 2010，91–98.

Carol B，Elisabeth A，Deepa Gopinath，et al. Pessaries（mechanical devices）for pelvic organ prolapse in women. Cochrane Database Syst Rev，2013（2）：Cd004010.

王芳瞰，谢臻蔚，徐键，等 . 产后盆底康复流程的信息化应用 . 中国卫生信息管理杂志，2017，14（1）：74–77.

朱兰 . 中国女性盆底康复发展和方向 . 实用妇产科杂志，2017，33（7）：481–482.

崔昕燕，陈峰，钱晓云，等 . 微型高频针状电极在鼻内镜下泪前隐窝入路手术中的应用 . 临床耳鼻咽喉头颈外科杂志，2017（23）：1844–1847.

Valeri SC，Michelle AM，Rueben E, et al. Angiogenesis in the latissimus dorsi muscle using different regimens of electrical stimulation and pharmaceutical support. Asaio J, 2000, 46（3）：305–312.

Barbara ON，Donna G. Approach to urinary incontinence in women. Diagnosis and management by family physicians. Canadian Family Physician，2003，49（5）：611–618.

夏浩,李婧. A 型肉毒素注射治疗女性膀胱过度活动症的临床研究 . 中国社区医生(医学专业)，2012，（15）：81.

Sun Y，Luo D，Cai Tang，et al. The safety and efficiency of onabotulinumtoxinA for the treatment of overactive bladder：a systematic review and meta–analysis. Int Urol Nephrol，2015，47（11）：1779–1188.

Marcus JD. Mechanisms of action of intravesical botulinum treatment in refractory detrusor overactivity. BJU Int，2008，102 Suppl 1：11–16.

司琪,蔡奥捷,程晓寒,等 . 基因治疗的发展及其伦理反思 . 中国医学伦理学，2017,30(12)：1496–1499.

郑昕烨，宋岩峰 . 基因多态性在盆底器官脱垂中的研究进展 . 现代生物医学进展，2011，11（15）：2983–2985.

宋岩峰,庄蓉蓉 . 盆底功能障碍性疾病诊治的整体观念 . 中国妇产科临床杂志，2012,13(2)：140–142.

Handa VL，Pannu HK，Siddique S，et al.Architectural differences in the bony pelvis of women with and without pelvic floor disorders.Obstet Gynecol，2003，102（6）：1283–1290.

Stein TA，Kaur G，Summers A，et al. Comparison of bony dimensions at the level of the pelvic floor in women with and without pelvic organ prolapse.Am J Obstet Gynecol，2009，200（3）：241.e1–5.

谢冰，尚诗瑶，武靖，等 . 磁共振成像对盆腔脏器脱垂患子宫骶韧带形态学评估的初步探讨 . 中国妇产科临床杂志，2013，14（3）：245–248.

Kearney R，Miller JM，Ashton–Miller JA，et al.Obstetric factors associated with levatorani muscle injury after vaginal birth.Obstet Gynecol，2006，107（1）：144–149.

Morgan DM，Larson K，Lewicky–Gaupp C，et al. Vaginal support as determined by levatorani defect status 6 weeks after primary surgery for pelvic organ prolapse.Int J Gynaecol Obstet，

2011，114（2）：141-144.

苗娅莉，张晓红，武靖，等 . 动态磁共振成像测量骨盆耻尾线评估盆腔脏器脱垂程度的临床价值 . 中华妇产科杂志，2010，45（12）：900-903.

Boyadzhyan L，Raman SS，Raz S.Role of static and dynamic MR imaging in surgical pelvic floor dysfunction.Radiographics，2008，28（4）：949-67.

Ramanah R，Berger MB，Chen L，et al.See it in 3D!：researchers examined structural links between the cardinal and uterosacral ligaments.Am J Obstet Gynecol，2012，207（5）：437. e1-7.

Singh K，Jakab M，Reid WM，et al.Three-dimensional magnetic resonance imaging assessment of levatorani morphologic features in different grades of prolapse.Am J Obstet Gynecol，2003，188（4）：910-915.

Rodrigues AA，Bassaly R，McCullough M，et al.Epub 2011 Oct 12.Levatorani subtended volume：a novel parameter to evaluate levatorani muscle laxity in pelvic organ prolapse.Am J Obstet Gynecol，2012，206（3）：244.e1-9.

Larson KA，Luo J，Guire KE，et al.3D analysis of cystoceles using magnetic resonance imaging assessing midline，paravaginal，and apical defects.IntUrogynecol J，2012，23（3）：285-293.

Petros P，Ulmsten U. An integral theory of female urinary incontinence. Experimental and clinical considerations.Acta Obstet Gynecol Scand1990-，69（S153）：7-51.

Petros P，Ulmsten U. Integral theory and its method for the diagnosis and management of female urinary incontinence.Scand J Urol Nephrol，1993，153：1-93.

Petros P，Ulmsten U. Urethral pressure increase on effort originates from within theurethra，and continence from musculovaginalclosure.NeurourolUrodyn，1995，14：337-346.

DeLancey JOL. Structural support of the urethra as it relates to stress urinary incontinence：the hammock hypothesis.Am J Obstet Gynecol，1994，170：1713-1720.

DeLancey JOL. Stress urinary incontinence：where are we now，where should we go? Am J ObstetGynecol，1996，175：311-319.

Bump R，Mattiasson A，Bo K，et al.The standardization of terminology of female pelvic organ prolapse and pelvic floor dysfunction.Am J ObstetGynecol，1996，175：10-17.

Altman D.，Forsman M.，Falconer C.，et al. Genetic influence on stress urinary incontinence and pelvic organ prolapse. European Urology，2008，54（4）：918.

Cartwright R，Kirby AC，Tikkinen KAO，et al. Systematic review and metaanalysis of genetic association studies of urinary symptoms and prolapse in women. American Journal of Obstetrics & Gynecology，2015，212（2）：1-24.

Chen H，Chung Y，Lin W，et al. Collagen type 3 alpha 1 polymorphism and risk of pelvic organ prolapse. International Journal of Gynaecology & Obstetrics the Official Organ of the International Federation of Gynaecology & Obstetrics，2008，103（1）：55-58.

Drewes PG，Yanagisawa H，Starcher B，et al. Pelvic Organ Prolapse in Fibulin-5 Knockout

Mice. American Journal of Pathology，2007，170（2）：578-589.

Ruiz-Zapata M.，Kerkhof H.，Zandieh-Doulabi B.，et al. Functional characteristics of vaginal fibroblastic cells from premenopausal women with pelvic organ prolapse. Molecular Human Reproduction，2014，20（11）：1135-1143.

Han L，Wang L，Wang Q，et al. Association between pelvic organ prolapse and stress urinary incontinence with collagen. Experimental & Therapeutic Medicine，2014，7（5）：1337-1341.

Honda K.，Yamaguchi O.，Nomiya M. Association between polymorphism of beta3-adrenoceptor gene and overactive bladder.Neurourol Urodyn，2014；33：400-402.

Jackson SR，Avery NC，Tarlton JF，et al. Changes in metabolism of collagen in genitourinary prolapse. Lancet，1996，347（9016）：1658.

Lin G，Ning H，Wang G，et al. Effects of Birth Trauma and Estrogen on Urethral Elastic Fibers and Elastin Expression. Urology，2010，76（4）：1018.e8-1018.e13.

Mckenzie P，Rohozinski J，Badlani G. Genetic influences on stress urinary incontinence. Current Opinion in Urology，2010，20（4）：291-295.

Oliphant S，Canavan T，Palcsey S，et al. Pregnancy and parturition negatively impact vaginal angle and alter expression of vaginal MMP-9. American Journal of Obstetrics & Gynecology，2018，218（2）：242.e1-242.e7.

Rahn DD，Acevedo JF，Roshanravan S，et al. Failure of pelvic organ support in mice deficient in fibulin-3. American Journal of Pathology，2009，174（1）：206-215.

Wang X，Li Y，Chen J，et al. Differential expression profiling of matrix metalloproteinases and tissue inhibitors of metalloproteinases in females with or without pelvic organ prolapse. Molecular Medicine Reports，2014，10（4）：2004.

Yang SF，Wu TF，Tsai HT，et al. New markers in pelvic inflammatory disease. Clinica Chimica Acta，2014，431（3）：118-124.

陈娟，郎景和，朱兰，等.压力性尿失禁及盆底组织膨出患者肛提肌形态学的观察.中华妇产科杂志，2004，39（8）：519-521.

蒋励，苗娅莉，张立芳，等.盆腔脏器脱垂患者阴道壁成纤维细胞受力后变化特征初步研究.中国妇产科临床杂志，2010，11（1）：37-40.

金玲，张晓红，王建六，等.盆腔脏器脱垂患者盆底支持组织超微结构特征的研究.现代妇产科进展，2006，15（8）：592-595.

金玲，张晓红，王建六，等.阴道前壁膨出患者阴道组织中雌激素受体 α 和 β 亚型的表达.中华妇产科杂志，2007，42（1）：18-21.

周全，宋岩峰.女性盆底功能障碍基因研究现状及展望.现代妇产科进展，2012，21（6）：490-492.

索 引

（按拼音字母顺序排序）

图书在版编目（CIP）数据

盆底功能障碍性疾病诊治与康复．妇产分册 / 张广美等
主编．— 杭州：浙江大学出版社，2019.9（2024.7重印）
ISBN 978-7-308-19483-9

Ⅰ．①盆⋯ Ⅱ．①张⋯ Ⅲ．①骨盆底－功能性疾病－
诊疗②骨盆底－功能性疾病－康复③妇产科病－诊疗④妇产
科病－康复 Ⅳ．①R323.5②R71

中国版本图书馆CIP数据核字（2019）第185630号

盆底功能障碍性疾病诊治与康复——妇产分册

主编　张广美　谢臻蔚　孙秀丽　李香娟

策划编辑	张　鸽
责任编辑	金　蕾（jinlei1215@zju.edu.cn）
责任校对	王安安
封面设计	黄晓意
排　　版	杭州兴邦电子印务有限公司
出版发行	浙江大学出版社
	（杭州市天目山路 148 号邮政编码 310007）
	（网址：http://www.zjupress.com）
印　　刷	绍兴市越生彩印有限公司
开　　本	710 mm×1000mm　1/16
印　　张	26.75
字　　数	463 千
版 印 次	2019 年 9 月第 1 版　2024 年 7 月第 4 次印刷
书　　号	ISBN 978-7-308-19483-9
定　　价	278.00 元